# 皮肤病实用手册
# Handbook of Dermatology
## A Practical Manual

原　著　Margaret W. Mann　　David R. Berk
　　　　Daniel L. Popkin　　Susan J. Bayliss
主　译　艾　华
副主译　蒋　献
译　者　（按姓氏笔画排序）
　　　　方　明　艾　华　艾儒棣　刘宏杰
　　　　陈小玫　蒋　献　薛　丽

人民卫生出版社

图字：01-2012-4371

图书在版编目（CIP）数据

皮肤病实用手册 /（美）玛格丽特·M. 曼恩
（Margaret W. Mann）原著；艾华主译. —北京：人民
卫生出版社，2020
ISBN 978-7-117-29311-2

Ⅰ.①皮… Ⅱ.①玛…②艾… Ⅲ.①皮肤病–诊疗
–手册 Ⅳ.①R751-62

中国版本图书馆 CIP 数据核字（2019）第 274074 号

| 人卫智网 | www.ipmph.com | 医学教育、学术、考试、健康、购书智慧智能综合服务平台 |
| --- | --- | --- |
| 人卫官网 | www.pmph.com | 人卫官方资讯发布平台 |

**版权所有，侵权必究！**

皮肤病实用手册

主　　译：艾　华
出版发行：人民卫生出版社（中继线 010-59780011）
地　　址：北京市朝阳区潘家园南里 19 号
邮　　编：100021
E - mail：pmph @ pmph.com
购书热线：010-59787592　010-59787584　010-65264830
印　　刷：北京盛通印刷股份有限公司
经　　销：新华书店
开　　本：787×1092　1/32　印张：12　插页：3
字　　数：379 千字
版　　次：2020 年 3 月第 1 版　2022 年 12 月第 1 版第 3 次印刷
标准书号：ISBN 978-7-117-29311-2
定　　价：90.00 元

打击盗版举报电话：010-59787491　E-mail：WQ @ pmph.com
质量问题联系电话：010-59787234　E-mail：zhiliang @ pmph.com

# 序

近年来,皮肤病学领域有不少专著和图谱问世,这些书虽然病种齐全,内容详尽,印刷精美,但多数又大又重,不便于随身携带。对临床医生,特别是住院医及低年资医生,当面对患者时,需要一本内容简明、实用,条理清楚,能快速查阅的工具书。手册、口袋书则应运而生,其内容的实用性、篇幅把控及是否便于查找是评价一本工具书的关键。

《皮肤病实用手册》由美国圣路易斯华盛顿大学医学院皮肤科医生编写而成,内容基于该院住院医师手册,有很强的实用性和针对性。主要包含三个部分:皮肤病学、皮肤外科学及药物和治疗。特点是整合了皮肤科的诊断要点、治疗方案、指导原则、分级和评分体系。每一部分包括很多不错的表格,知识要点一目了然,便于查询。除核心内容以外,还整合了美国执业医师考试皮肤科科目的重点信息。

本书主译艾华出身于医学世家,父亲艾儒棣教授是我国著名的中医皮肤科专家。艾华曾在美国路易斯安那理工大学生物医学工程专业获得博士学位,美国凯斯西储大学从事博士后研究工作。现在是四川大学教授、博士生导师。

相信本书译本的出版,将有助于皮肤科临床医生、全科医生等在工作中及时查询关键知识点,并提高工作效率。

在此表示由衷的祝贺,是为序。

朱学骏

教授,主任医师

北京大学第一医院

2019 年 10 月于北京

# 译者前言

与大部头的皮肤病专著相比,小手册便于携带,有助于临床医生及时查阅文献,第一时间获取关键知识点。

《皮肤病实用手册》是一本适合于皮肤科临床医生、医学生的便携式工作小手册;对于其他专业的医生来讲,也可以是放在案头便于查阅的参考书。该书分为三大部分,第一部分是皮肤病学,第二部分是皮肤外科学,第三部分是药物和治疗。本手册的特点是整合了皮肤科的分诊要点、治疗方案、指导原则、分级和评分体系,并多以表格的形式体现出来,可帮助您实现快速查阅。该书是由美国圣路易斯华盛顿大学医学院皮肤科的住院医师手册演变而来。因此,与其他手册相比,本书最为突出的特点是实用性强。值得一提的是,该书还包含了美国执业医师考试皮肤科科目的重点信息。

在该书的翻译过程中,得到了四川大学华西医院皮肤科专家团队的大力支持,是大家在繁忙的临床工作之余全心投入,本书才得以最终成稿。在这里要特别感谢皮肤科主任蒋献教授,以及刘宏杰、薛丽、陈小玫医师的翻译工作。同时,也非常感谢成都中医药大学附属医院皮肤科艾儒棣教授的悉心指导,他丰富的临床经验对翻译工作起到了很大的帮助。感谢第四军医大学西京皮肤医院石琼医师、四川省人民医院皮肤科何迅医师分别对黑素瘤、秃发部分的指导。特别感谢北京大学第一医院皮肤科朱学骏教授对翻译工作的肯定并作序。

最后,衷心希望这本小册子对您的临床工作有所帮助。

艾华
四川大学
2019 年 10 月于成都

# 原著前言

欢迎使用《皮肤病实用手册》。这是一本袖珍参考手册，适用于临床皮肤科医生、住院医师、医学院学生和其他专业领域对皮肤病学感兴趣的医生。本手册以美国圣路易斯华盛顿大学医学院皮肤科在过去五年使用的住院医师手册为基础，由该科的医生和住院医师共同编写而成。

目前，有不少皮肤病学的教科书和图谱问世，但绝大多数都因体积过大而无法随身携带。本手册通过要点、重点符号以及表格形式将数据精确呈现，从而便于读者管理和获取有用的信息。书中的内容编排紧凑、简便，有利于在临床工作中以最短时间找到所需的信息。我们力求在短篇幅和信息充分性中做到平衡。

本手册包含三个主要部分：皮肤病学、皮肤外科学及药物和治疗。每一部分旨在提供最新、详尽但精确的信息。除核心内容以外，我们还整合了经常查找的、患者经常询问的及执业医师考试皮肤科科目的重点信息。本手册的关键是整合了皮肤科的分诊要点、治疗方案、指导原则、分级和评分体系。每一部分包括表格和图片信息，便于查询。所涉及的疾病是我们在门诊、值班、教学会议，以及执业医师考试中的常见病。

我们希望这本手册对您的诊疗工作有所帮助。我们欢迎您提宝贵建议，可使这本手册更加完善。

Margaret W. Mann
David R. Berk
Daniel L. Popkin
Susan J. Bayliss

# 致谢

我们感谢那些鼓励和支持我们编写这本书的人。特别感谢对本书有贡献的医生：Paul Klekotka，Alison Klenk，Neel Patel，是他们的帮助使得初稿成形。如果没有你们，这本书将不会问世；感谢 Milan Anadkat，Grace Bandow，Amy Cheng，Michael Heffernan，Yadira Hurley 及 David Smith 对本书的重要贡献；感谢 Stacey Tull 和 Quan Vu 的精美图画；感谢 Senait Dyson，Kristen Kelly 及 Anne Lind 的校对和建议；最后感谢 Lynn Cornelius，Arthur Eisen 及圣路易斯华盛顿大学皮肤科所有老师的支持和鼓励。

Margaret Mann 感谢她的父母和她耐心的丈夫 Daniel 这些年来的关爱和支持。

David Beck 感谢他的家庭，特别是他的妻子 Melissa 和他的父母，谢谢他们一直以来的支持和耐心。

Daniel Popkin 感谢他的父母以及他的妻子 Margaret。

Susan Bayliss 感谢她的孙子 Cai 和 Eli Kenemore，还有她的女儿 Elizabeth Kenemore 和 Meredith Mallory，谢谢他们一直带给她快乐。

# 缩写词

| | | |
|---|---|---|
| ACD | allergic contact dermatitis | 变应性接触性皮炎 |
| AD | autosomal dominant | 常染色体显性 |
| AFB | acid fast bacilli | 耐酸杆菌 |
| AK | actinic keratoses | 光化性角化病 |
| ANA | anti-nuclear antibody | 抗核抗体 |
| ANCA | anti-neutrophilic cytoplasmic antibody | 抗中性粒细胞胞浆抗体 |
| APS | antiphospholipid syndrome | 抗磷脂综合征 |
| AR | autosomal recessive | 常染色体隐性 |
| ASO | antistreptolysin O titer | 抗链球菌溶血素 O 滴度 |
| asx | asymptomatic | 无临床症状的 |
| BCC | basal cell carcinoma | 基底细胞癌 |
| BID | twice daily | 每天 2 次 |
| BM | bone marrow | 骨髓 |
| BMP | basic metabolic panel | 基础代谢检测 |
| BMZ | basement membrane zone | 基底膜带 |
| BP | bullous pemphigoid | 大疱类天疱疮 |
| BP | blood pressure | 血压 |
| Bx | biopsy | 活检 |
| $Ca^{2+}$ | calcium | 钙离子 |
| CAD | coronary artery disease | 冠心病 |
| CBC | complete blood count | 全血细胞计数 |
| CCB | calcium channel blocker | 钙通道阻滞剂 |
| CF | cystic fibrosis | 囊性纤维化 |
| cGVHD | chronic graft-versus-host disease | 慢性移植物抗宿主病 |
| CH50 | total hemolytic component | 总溶血补体 |
| CMP | complete metabolic panel | 全套代谢检测 |
| CMV | cytomegalovirus | 巨细胞病毒 |
| CN | cranial nerve | 脑神经 |
| CNS | central nervous system | 中枢神经系统 |
| CP | cicatricial pemphigoid | 瘢痕性类天疱疮 |
| CR | creatinine | 肌酐 |

| CRF | chronic renal failure | 慢性肾衰竭 |
| CRP | C-reactive protein | C-反应蛋白 |
| Cryo | cryoglobulinemia | 冷球蛋白血症 |
| CT | computed tomography | 计算机断层成像 |
| CTCL | cutaneous T-cell lymphoma | 皮肤T细胞淋巴瘤 |
| CTD | connective tissue disease | 结缔组织病 |
| CVA | cerebral vascular accident | 脑血管意外 |
| Cx | culture | 微生物培养 |
| CXR | chest X-ray | 胸部X线 |
| DCN | doxycycline | 强力霉素 |
| DEJ | dermal-epidermal junction | 真皮表皮接合部 |
| DF | dermatofibroma | 皮肤纤维瘤 |
| DFA | direct fluorescent antibody | 直接荧光抗体 |
| DFSP | dermatofibrosarcoma protuberans | 隆凸性皮肤纤维肉瘤 |
| DH | dermatitis herpetiformis | 疱疹样皮炎 |
| DHEA-S | dehydroepiandrosterone sulfate | 硫酸脱氢表雄酮 |
| DI | diabetes insipidus | 尿崩症 |
| DIF | direct immunofluorescence | 直接免疫荧光 |
| DM | dermatomyositis | 皮肌炎 |
| DM2 | diabetes mellitus type II | 2型糖尿病 |
| Dsg | desmoglein | 桥粒芯糖蛋白 |
| Dz | disease | 疾病 |
| EBA | epidermolysis bullosa acquisita | 获得性大疱性表皮松解症 |
| EBV | Epstein-Barr virus | EB病毒 |
| EDS | Ehlers-Danlos syndrome | Ehlers-Danlos综合征 |
| EED | erythema elevatum diutinum | 持久性隆起性红斑 |
| EKG | electrocardiogram | 心电图 |
| EM | erythema multiforme | 多形红斑 |
| EMG | electromyogram | 肌电图 |
| ENA | extractable nuclear antigen | 可提取核抗原 |
| eos | eosinophils | 嗜酸性粒细胞 |
| ESR | erythrocyte sedimentation rate | 血沉 |
| ETOH | alcohol | 乙醇 |
| F | fever | 发热 |
| FLP | fasting lipid panel | 空腹血脂 |

| | | |
|---|---|---|
| FMF | Familial Mediterranean fever | 家族性地中海热 |
| G6PD | glucose-6-phosphate dehydrogenase | 葡萄糖-6-磷酸脱氢酶 |
| GA | granuloma annulare | 环状肉芽肿 |
| GF | granuloma faciale | 颜面肉芽肿 |
| GI | gastroenterology | 胃肠病学 |
| GVHD | graft-versus-host disease | 移植物抗宿主病 |
| h/o | history of | 病史 |
| HA | headache | 头疼 |
| HBV | hepatitis B virus | 乙型肝炎病毒 |
| HCV | hepatitis C virus | 丙型肝炎病毒 |
| HDL | high density lipoprotein | 高密度脂蛋白 |
| Hep | hepatitis | 肝炎 |
| HSM | hepatosplenomegaly | 肝脾肿大 |
| HSV | herpes simplex virus | 单纯疱疹病毒 |
| HTN | hypertension | 高血压 |
| IBD | inflammatory bowel disease | 炎症性肠病 |
| IIF | indirect immunofluorescence | 间接免疫荧光法 |
| IL | intralesional | 病灶内的 |
| IM | intramuscular | 肌内注射 |
| IV | intravenous | 静脉注射 |
| IVIG | intravenous immunoglobulin | 静脉注射免疫球蛋白 |
| KOH | potassium hydroxide | 氢氧化钾 |
| LAN | lymphadenopathy | 淋巴结病 |
| LCH | Langerhans Cell Histiocytosis | 朗格汉斯细胞组织细胞增生症 |
| LCV | leukocytoclastic vasculitis | 白细胞破裂性脉管炎 |
| LDH | lactate dehydrogenase | 乳酸脱氢酶 |
| LDL | low density lipoprotein | 低密度脂蛋白 |
| LE | lupus erythematosus | 红斑狼疮 |
| LFT | liver function test | 肝功能检查 |
| LN | lymph nodes | 淋巴结 |
| LP | lichen planus | 扁平苔藓 |
| MCN | minocycline | 米诺环素 |
| MCTD | mixed connective tissue disease | 混合性结缔组织病 |
| MEN | multiple endocrine neoplasia | 多发性内分泌肿瘤 |
| MF | mycosis fungoides | 蕈样肉芽肿 |
| MM | malignant melanoma | 恶性黑色素瘤 |

| MR | mental retardation | 智力迟钝 |
| MRI | magnetic resonance imaging | 磁共振成像 |
| MTX | metrotrexate | 甲氨蝶呤 |
| nl | normal | 正常 |
| NLD | necrobiosis lipoidica diabeticorum | 糖尿病脂性渐进性坏死 |
| NSAIDs | non-steroidal anti-inflammatory drugs | 非类固醇抗炎药 |
| NXG | necrobiosis xanthogranuloma | 渐进性坏死性黄色肉芽肿 |
| OCP | oral contraceptive pill | 口服避孕药 |
| OTC | over the counter | 非处方药 |
| PAN | polyarteritis nodosa | 结节性多动脉炎 |
| PCN | penicillin | 青霉素 |
| PCR | polymerase chain reaction | 聚合酶链反应 |
| PCT | porphyria cutaneous tarde | 迟发性皮肤卟啉症 |
| PET | positron emission tomography | 正电子发射计算机断层扫描 |
| PFTs | pulmonary function tests | 肺功能检查 |
| PIH | post inflammatory hyperpigmentation | 皮肤炎症后色素沉着 |
| PMLE | polymorphous light eruption | 多形性日光疹 |
| PMNs | polymorphonuclear leukocytes | 多形核白细胞 |
| po | per oral | 口服 |
| PPD | tuberculosis skin test | 结核菌素试验 |
| PT/PTT | prothrombin time/partial thromboplastin time | 凝血酶原时间/活化部分凝血酶时间 |
| PUVA | psoralen+ultraviolet A | 补骨脂素加紫外线A照射 |
| PV | pemphigus vulgaris | 寻常型天疱疮 |
| QD | once a day | 每天1次 |
| QHS | every night | 每晚 |
| QOD | every other day | 每隔1天 |
| RA | rheumatoid arthritis | 类风湿性关节炎 |
| RF | rheumatoid factor | 类风湿因子 |
| ROS | review of systems | 系统复查 |
| RPR | rapid plasma reagin（screening test for syphilis） | 快速血浆反应素（梅毒筛查检查） |

| Rxn | reaction | 反应 |
| --- | --- | --- |
| SCC | squamous cell carcinoma | 鳞状细胞癌 |
| SCM | sternocleidomastoid | 胸锁乳突的 |
| SJS | Stevens-Johnson syndrome | Stevens-Johnson 综合征 |
| SLN | sentinal lymph node | 前哨淋巴结 |
| SPEP | serum protein electrophoresis | 血清蛋白电泳 |
| SQ | subcutaneous | 皮下 |
| SS | systemic sclerosis | 系统性硬皮病 |
| SSRI | selective serotonin reuptake inhibitor | 选择性 5- 羟色胺再摄取抑制剂 |
| SSSS | staphylococcal scalded skin syndrome | 葡萄球菌性烫伤样皮肤综合征 |
| Sxs | symptoms | 症状 |
| szs | seizures | 癫痫发作 |
| TB | tuberculosis | 结核病 |
| TBSA | total body surface area | 体表总面积 |
| TCA | tricyclic antidepressant | 三环类抗抑郁药 |
| TCN | tetracycline | 四环素 |
| TEN | toxic epidermal necrolysis | 中毒性表皮坏死松解症 |
| TG | triglycerides | 甘油三酯 |
| TIBC | total iron binding capacity | 总铁结合力 |
| TID | three times a day | 每天 3 次 |
| TNF | tumor necrosis factor | 肿瘤坏死因子 |
| TSH | thyroid stimulating hormone | 促甲状腺激素 |
| Tx | treatment | 治疗 |
| UA | urinalysis | 尿分析 |
| UPEP | urine protein electrophoresis | 尿蛋白电泳 |
| VLDL | very low density lipoprotein | 极低密度脂蛋白 |
| WBC | white blood cell count | 白血球计数 |
| WLE | wide local excision | 广泛性局部切除术 |
| XD | x-linked dominant | X 连锁显性遗传 |
| XR | x-linked recessive | X 连锁隐性遗传 |
| X-RXN | cross reaction | 交叉反应 |
| XP | xeroderma pigmentosa | 着色性干皮病 |
| yo | year old | 年龄 |

# 目录

彩图

# 第一部分
## 皮肤病学

# 快速处理指南

| | |
|---|---|
| 皮肤 T 细胞淋巴瘤 | CBC,LDH,Sézary 综合征病理检查,流式细胞,CXR |
| 血管炎 | CBC,ESR,BMP,UA,考虑药物诱发性血管炎,进一步系统检查并估计血管炎的类型(CRP,SPEP,UPEP,cryo,LFT,HBV,HCV,RF,C3,C4,CH50,ANA,ANCA,ASO,CXR,guaiac 法(检查隐血),癌症筛查,HIV,ENA,超声波心动图,电泳分析法,神经传导,活检(神经,呼吸道,肾脏)) |
| 荨麻疹 | 儿童发病,多由于链球菌,考虑 ASO,快速链球菌检查 |
| 荨麻疹样血管炎 | CBC,UA,ANA,C1,C3,C4,CH50,anti-C1q,ESR |
| 狼疮 | ANA,ENA(Ro/La),CBC,BMP,ESR,C3,C4,UA,G6PD |
| 肉瘤 | BMP,$Ca^{2+}$,CXR,PFTs,G6PD,EKG,眼科会诊 |
| 血管性水肿 | CBC,C1 酯酶抑制剂缺乏,C1,C2,C4 水平异常;遗传性:C1 正常;C2,C4 和 C1 酯酶抑制剂↓(C1 酯酶抑制剂可为零但无意义);获得性:C1-↓;C2,C4 和 C1 酯酶抑制剂↓ |
| 光敏感 | ENA(Ro 抗体 /La 抗体) |
| 高凝血症 | CBC,PT/PTT,凝血因子 V Leiden 突变,抗心磷脂抗体,蛋白 C&S 缺乏,凝血酶 G20210A 突变,抗凝血酶Ⅲ活性,同型胱氨酸 |
| 中毒性表皮坏死松解症(TEN) | 治疗:静脉注射免疫球蛋白 2~4g/kg(为总剂量,分 2~5 天给药),可用 GammaGard®(Baxter)免疫球蛋白注射液(低 IgA)<br>检查 IgA 缺乏,可参考第三部分的 TEN 治疗方案 |

## 直接免疫荧光法——何处活检?

| 疾病 | 何处活检 |
|---|---|
| LE,MCTD,PCT,扁平苔藓,血管炎 | 活跃皮损 / 受累皮损的红斑边缘(避免旧伤,面部皮损、溃疡) |

续表

| 疾病 | 何处活检 |
| --- | --- |
| 天疱疮、类天疱疮、线性 IgA | 红斑皮损周围皮肤(避免大疱、溃疡、糜烂处) |
| DH | 皮损周围看似正常的皮肤(0.5~1cm 之外) |
| 狼疮带 | 未受累的非曝露部位皮肤(臀部) |

Source:http://www.mayoclinic.org/dermatology-rst/immunofaqs.html

## 直接免疫荧光法的假阳 / 阴性结果

类天疱疮的假阴性结果:①肢端活检样品量低(尤其是腿部)(有争议);②自身抗体中 IgG4 亚群为主(DIF 难以识别)。

红斑狼疮的假阳性结果:青年患者长期太阳曝晒后的皮肤。

为增加 DIF 的诊断效率可以:样品移入生理盐水中(减少皮肤的背景吸收),不可用福尔马林处理的样本来做 DIF 检测。

## 移植物抗宿主病的活检

GVHD 与淋巴细胞修复及药疹的活检对比:

● 通常,除了高度表达 GVHD 以外,这三者之间的路径不易区别。

● 淋巴细胞修复发生在移植体植入后的两周内。

● 急性 GVHD 发生在移植后 3 周至 100 天以内(在持续、复发、或迟发的形式下持续时间会更长)。

● 慢性 GVHD 主要发生在移植 40 天以后,但没有时间限制。

● 嗜酸性粒细胞在药疹和急性 GVHD 中都可找到。

Marra DE *et al.* Tissue eosinophils and the perils of using skin biopsy specimens distinguish between drug hypersensitivity and cutaneous graft-versus-host disease. *JAAD*. 2004;51(4):543-545.

Zhou Y *et al.* Clinical significance of skin biopsies in the diagnosis and management of graft vs host disease in early postallogeneic bone marrow transplantation. *Arch Derm*. 2000;136(6):717-721.

# 皮肤病鉴别诊断方法

1. 先判断是皮疹还是增生?

2. 若是皮疹,是在表皮、真皮还是皮下? 或混合?

3. 若皮疹在表皮或混合,则归纳皮疹的特征。主要为鳞屑? 脓疱? 还是水疱?

4. 得出皮疹特征后,可考虑该类皮疹的起因(简写为 CITES MVA PITA):

C:先天;I:感染;T:肿瘤;E:内分泌;S:光敏感;M:代谢;V:血管;A:过敏;P:心理;L:医源性;T:外伤;A:自身免疫。鉴别诊断需要考虑皮疹的发病史和部位。

5. 若皮疹位于真皮层或皮下,则考虑受累细胞及基底层,及其相关疾病(组织细胞、淋巴细胞、网织细胞、中性粒细胞、肿瘤转移、黏蛋白、淀粉样变、免疫球蛋白等)。

6. 如果皮损属于增生,从表现判断是良性或恶性? 考虑皮肤细胞及其相关疾病(角化细胞、成纤维细胞、神经元细胞、脂肪细胞、黑色素细胞、组织细胞、周皮细胞、内皮细胞、平滑肌细胞、毛囊细胞、皮脂细胞、分泌腺细胞、顶泌细胞等)。

# 秃发的检查分级标准

| 头发生长阶段 | 持续时间 | 头发比率% | 显微镜检/拔发检查 |
|---|---|---|---|
| 生长期 | 2~6 年 | 85~90 | 毛根鞘黏附于发根 |
| 退行期 | 2~3 周 | <1 | 呈中间状态(过渡期) |
| 休止期 | 3 个月 | 10~15 | 毛囊小而无毛根鞘,"杵状"根 |
| 外生期 | 毛干脱落 | | |
| 休眠期 | 静止期后的休息期间;空毛囊 | | |

## 相关因素

1. 药物? 与休止期脱发有关的药物:抗惊厥药、抗凝血药、化疗药、精神病类药、抗痛风药、抗生素、β 受体-阻滞剂。

2. 激素水平(妊娠、月经、口服避孕药)?

3. 头发护理方法或用品不当?

4. 饮食(铁或蛋白质缺乏)?

5. 系统性疾病或压力?

## 瘢痕性或非瘢痕性?

1. 非瘢痕性:头发是断发还是毛根脱落?是局限性还是弥漫性?

| 断发 | 毛根脱落 |
|------|----------|
| 毛干缺陷、结节性脆发病、头发护理(产品、牵拉、摩擦)、头癣、拔发癣、头发生长期停止/化疗 | 休止期脱发、斑秃、雄激素性脱发、梅毒、生长期头发松动综合征、口服避孕药 |

| 局限性脱发 | 弥漫性脱发 |
|------------|------------|
| 头发护理(牵拉)、头癣、拔发癣、斑秃、梅毒、毛干缺陷 | 休止期脱发、生长期脱发、雄激素性脱发、毛干缺陷 |

2. 瘢痕性:病理检查以淋巴细胞、中性粒细胞或混合细胞为主?

### 瘢痕型脱发区分

| 淋巴细胞 | 中性粒细胞 | 混合型 |
|----------|------------|--------|
| ● LPP(包括经典的,前额纤维化性秃发,Graham-Little综合征)<br>● 中央离心性瘢痕性脱发<br>● 黏蛋白性脱发<br>● 毛囊角化病<br>● 脱发性小棘毛囊角化病<br>● 慢性皮肤性红斑狼疮<br>● 假性斑秃 | ● 穿掘性毛囊炎<br>● 穿掘性蜂窝组织炎/毛囊炎 | ● 毛囊炎/瘢痕疙瘩性痤疮<br>● 毛囊炎/坏死性痤疮<br>● 糜烂性脓疱性皮肤病 |

LPP,毛发扁平苔藓

Adapted from Olsen EA et al. North American hair research Society Summary of sponsored Workshop on Cicatricial Alopecia. *J Am Acad Dermatol* 2003;48:103-10.

## 根据头发脆性将头发结构异常分类

| 进行性脆发 | 非进行性脆发 |
|---|---|
| 套叠性脆发症（竹节状） | 生长期头发松动综合征 |
| 念珠状发 | 环纹发 |
| 结节性脆发症 | 蓬发（玻璃丝状） |
| 毛发硫营养不良 | 羊毛状发 |
| 扭曲发 | 叉状发 |
| | 多生发 |
| | 获得性进行性卷发 |

Adapted from Hordinsky MK. Alopecias. In: Bolognia JL, Jorizzo JL, Rapini RP. *Dermatology* Vol. 1, Mosby; London. 2003, p. 1042.

## 拉发试验及头发镜检

1. 拉力测试——可以反映出休止期脱发，以及毛发生长初期松发综合征的生长初期毛发。对于确定瘢痕性脱发或斑秃的活动区域有帮助。

2. 头发镜检

| 头发异常 | 镜检发现 |
|---|---|
| 念珠状发 | 珠状、链珠状、结节 |
| 结节性脆发症 | 断裂、笔刷状 |
| 套叠性脆发症 | 竹节状/高尔夫球座状发 |
| 毛发硫营养不良 | 裂发，在偏振光下如"虎尾"状 |
| 生长期头发松动综合征 | 生长期毛发角质层皱折，发梢卷曲，缺乏根鞘 |
| 扭曲发 | 扁平，180度不规则空间扭曲 |
| 蓬发 | 三角形小管发，横截面呈三角形 |
| 环状发 | 偏振光下异常的深色带，皮质中有气泡 |
| Elejalde 综合征 | 色素内含物 |
| Griscelli 综合征 | 色素团块 |
| Menkes 综合征 | 多个-扭曲发、结节性脆发，毛发纵裂病 |

**头发计数**——有助于确定脱发数量

1. 每日头发计数:洗发前收集所有头发(正常 <100 根)。

2. 60 秒头发计数:梳头发 60 秒(正常 10~15 根)。

**活检**——利于分析持久性脱发,并有助于判断脱发是否为瘢痕性的。

1. 4mm 钻孔活检(横向切片)

a. 头发计数:白种人应有约 40 根头发(20~35 根终毛,5~10 根毳毛),黑种人的稍少(18 根终毛,3 根毳毛)- 在峡部水平评估退行期和休止期,在漏斗部水平评估终毛和毳毛。

b. 观察终毛和毳毛*比例:

正常    >4(~7~10T:1V)

雄激素性  <2~4T:1V

c. 寻找特征表现:

斑秃:生长期毛球周围有淋巴细胞聚集

拔毛癖:色素性管型,毛发软化,退行期头发,皮肤出血

雄激素性脱发:毛囊微型化

**实验室检查**——TSH、CBC、铁、TIBC、铁蛋白;考虑 RPR、ANA;如果伴有月经不规律,不育,多毛症,严重痤疮,乳漏,或男性化,检查激素水平(睾酮,DHEA-S,催乳素)。

|  | 毛干结构 | 毛干横截面 | 其他 |
|---|---|---|---|
| 美国黑人 | 卷曲的 | 椭圆形的、扁平的 | 含水量最低,生长较慢,短轴上的角化层更薄(只有 1~2 层而不是 6~8 层),较长的长轴,密度较低,大的毛囊 |
| 亚洲人 | 直的 | 圆形的 | 毛囊直径最大,睫毛抬起和卷曲角度较低,直径较大 |
| 白种人 | 介于卷曲与直之间 | 介于上面两者之间,卵圆形的 | 较多的真皮弹性纤维锚定头发 |

*毳毛——真正的毳毛(小而缺少黑色素)和微型化终毛在组织学上是完全相同的。

# 痤疮的管理

如果是女性患者，痤疮发病急或者严重，并伴有多毛症，月经不调或量少，应考虑激素的影响；雄激素性脱发、黑棘皮病、库欣样特征，阴蒂增大，声音深沉，性欲增高

无论何种亚型，在开始治疗或评估治疗不理想时，都需考虑激素的异常

| 粉刺性 | 丘疹脓疱 | 混合型：粉刺及丘疹/脓疱 | 囊性瘢痕 |

外用制剂：维A酸，水杨酸，杜鹃花酸，过氧化苯甲酰，抗生素

如果症状顽固
外用制剂逐步增量至最大并采取治疗方案

口服抗生素（根据粉刺治疗方案）或激素治疗包含口服避孕药+/-安体舒通

如果症状顽固
上述治疗方案联用

异维A酸+/-（激素治疗包括口服避孕药+/-安体舒通），如果患者有用药禁忌。可考虑使用有光动力治疗和激光治疗

如果症状顽固，反复发作，可考虑激素治疗方案

考虑内分泌

如果症状加重

临床痤疮愈后用统一的护理方法考虑
外用维A酸，用于痤疮预防，以及减轻光老化

外用维A酸，用于痤疮预防，皮肤癌预防，以及减轻光老化

✓ DHEA-S：肾上腺源的雄激素
✓ 游离和总睾酮：性腺源的雄激素
✓ LH/FSH比>2：与多囊性卵巢综合征一致
在排卵期外做所有实验室检查，即在月经前或经期，或停服避孕药4周后

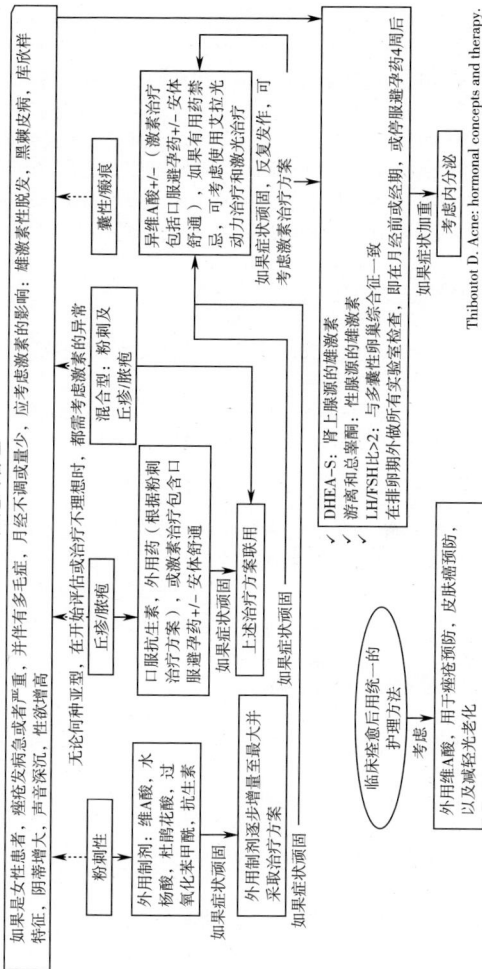

Thiboutot D. Acne: hormonal concepts and therapy. *Clin Dermatol* 2004; 22(5):419-28

# 阿弗他口炎的分类与检查

## 形态学分类

● **小阿弗他口炎**：单个到多个浅表溃疡（<1cm），可在 1~2 周内自愈。

● **大阿弗他口炎**（Sutton 病，即复发性坏死性黏膜腺周围炎）：单个到多个深溃疡（>1cm），需要数周到数月愈合，伴瘢痕。

● **疱疹样阿弗他口炎**：10~100 个，团簇状小溃疡（<3mm），数天到数周愈合，可有瘢痕（与单纯疱疹病毒无关）。

## 病因分类

● **单纯阿弗他口炎**：复发性轻微、严重或疱疹样阿弗他，通常见于年轻健康人群。

● **复杂阿弗他口炎**：数量大于 3 个，几乎一直发作的阿弗他，或复发性生殖器及阿弗他溃疡，并排除白塞综合征和 MAGIC 综合征。

● 原发：原发性的。

● 继发：IBD，HIV，周期性中性白细胞减少，FAPA（发热，阿弗他口炎，咽炎，腺炎），谷蛋白过敏，急性外阴溃疡，维生素缺乏（$B_1$，$B_2$，$B_6$，$B_{12}$，叶酸），铁锌缺乏，药物（NSAIDS，阿伦膦酸盐，beta 受体阻断剂，尼可地尔）。

## 复杂阿弗他口炎的检查

● HSV PCR/Cx

● CBC

● 铁，叶酸，维生素 $B_{12}$，锌

● 考虑尿检

● 考虑 HIV，HLA-B27，抗麦胶 / 抗肌内膜抗体

● 考虑活检

● 考虑消化道，风湿病，眼科，神经科问题

● 如果考虑氨苯砜，检查 G6PD

#### 诱发复杂阿弗他口炎的局部因素

化学/机械损坏,含月桂硫酸酯钠的牙科产品,唾液不足,戒烟。

## 治疗

- 局部:麻醉剂,皮质激素(或损害部位内给药),他克莫司,类视黄醇,清洗(洗必泰,聚烯吡酮磺,盐水,双氧水,四环素)。
- 全身给药:秋水仙碱,氨苯砜,反应停(HIV)。

Adapted form Letsinger JA *et al.* Complex aphthosis:a large case series with evalu-ation algorithm and therapeutic ladder from topicals to thalidomide. *J Am Acad Dermatol* 2005;52(3 Pt 1):500-508.

## 淀粉样变

**染色:**PAS 染色 +/淀粉酶耐受。与硫磺素 T 发荧光。与结晶紫呈紫色。与刚果红呈双折射(在 AA 亚型中,高锰酸钾处理后消失)。

| 分型 | 类型 | 症状/亚型 |
|---|---|---|
| 原发性系统性 | AL>>AH | 40%的患者有有皮损;蜡样丘疹;紫癜(鼻部,眼睛,口,肽发,腕管综合征,扣指性紫癜,肩垫征。也可沉积在心脏,消化道,舌头 |
| 继发性/反应性系统性 | AA | 没有皮损。沉淀物见于肝脏,脾脏,肾上腺,和肾脏。与慢性疾病相关(特别是结核,麻风病,霍杰金淋巴瘤,类风湿关节病,肾细胞癌) |
| 原发性皮损型 | AL | 结节性淀粉样变:结节见于四肢和躯干 |
|  | 角蛋白 | 斑疹性淀粉样变:肩胛部位见鳞屑样斑点,伴陈旧性疼痛 |
|  | 角蛋白 | 苔藓性淀粉样变:胫前皮肤上孤立的丘疹 |
| 继发皮损型/与肿瘤相关的家族综合征 | 角蛋白 | 补骨脂素加紫外线A照射后肿瘤患者 |
|  | AA | 遗传性周期性发热综合征:家族性地中海热和TNF相关的周期性症状(但无高IgD综合征) |
|  | AA | 冷吡啉相关周期性综合征:家族性寒冷性自身炎症综合征,Muckle-Wells综合征,慢性婴症性神经,皮肤,关节综合征(CINCA)/新生儿期起病的多系统疾病(NOMID) |

| 淀粉样亚型 | 前体蛋白 | 相关性 |
| --- | --- | --- |
| AL | Ig 轻链 | 原发性系统性淀粉样变,骨髓瘤,浆细胞瘤,原发性皮肤结节性淀粉样变 |
| AH | Ig 重链 | 原发性系统性淀粉样变,骨髓瘤 |
| AA | (载脂蛋白)血清 AA | 继发性系统性淀粉样变,肿瘤坏死因子受体相关周期热综合征(TRAPS),FMF,Muckle-Wells 综合征,家族性寒冷性自身炎症综合征 |
| ATTR | 转甲状腺素蛋白(前白蛋白) | 家族性淀粉样变性多神经病 1 型和 2 型,家族性淀粉样心肌病,老年系统性淀粉样变 |
| $A\beta_2M$ | $\beta_2$-微球蛋白 | 血液透析 |
| $A\beta$ | 淀粉样肽前体蛋白(AbPP) | 阿尔茨海默病,Down 综合征,遗传性脑出血性淀粉样变(Dutch) |
| 角化细胞张力丝 | | 斑块和苔藓样,MEN IIa,继发性皮肤淀粉样变(PUVA,肿瘤) |
| 载脂蛋白 I | | 家族性淀粉样变性多神经病 3 |
| 心钠素 | | 累及心房 |
| 降钙素 | | 与甲状腺髓样癌相关 |

| 淀粉样亚型 | 前体蛋白 | 相关性 |
| --- | --- | --- |
| 胱抑素 | | 遗传性脑出血（冰岛状） |
| 纤维蛋白原 α 链 | | 家族性纤维蛋白原相关 |
| 胶溶蛋白 | | 家族性淀粉样变性多神经病 4（芬兰） |
| 胰岛淀粉样多肽 | | 糖尿病 II / 胰岛素瘤相关 |
| 乳铁蛋白 | | 与角膜乳铁蛋白相关 |
| 溶菌酶 | | 家族性溶菌酶相关 |
| Medin 蛋白 / 乳凝素 | | 主动脉壁中层 |
| 朊病毒蛋白 / 羊瘙病 | | Creutzfeld-Jacob 病 |

# 黄瘤

| 类型 | 分布/表现 | 关联 |
|------|-----------|------|
| 睑黄瘤 | 多角黄色丘疹,特别是近眼内眦 | 50% 可与高脂血症相关,包括任何原发性高脂蛋白血症或继发性高脂血症如胆汁淤积 |
| 结节性黄瘤 | 多结节,受压区域,伸肌侧 | 高胆固醇血症(特别是 LDL 升高),家族性异常 β 脂蛋白血症(Ⅲ型/宽 β 病),家族性高胆固醇血症(Ⅱ型),继发性高脂血症(肾病综合征,甲减) |
| 腱黄瘤 | 皮下结节特别是手、足的伸肌腱,跟腱,有缺陷或创伤 | 严重的高胆固醇血症(特别是 LDL 升高),特别是 Ⅱa 型,载脂蛋白 B-100 的继发性高脂血症(特别是胆汁淤积),脑腱黄瘤病,β-谷甾醇血症 |
| 发疹性黄瘤 | 臀部,肩部,伸侧肌,口腔有密集小丘疹 | 高甘油三酯血症(特别是 Ⅰ、Ⅳ、Ⅴ型高脂血症),继发性高脂血症(esp. DM2) |
| 扁平黄瘤 | 手掌皱褶部位 | 家族性异常 β 脂蛋白血症(Ⅲ型),继发性高脂血症(特别是胆汁淤积) |
| 泛发性扁平黄瘤 | 泛发,常见于头颈、胸部、弯曲部位 | 单克隆 γ- 球蛋白病,高脂血症(特别是高甘油三酯血症) |
| 播散性黄瘤 | 上呼吸消化道黏膜的丘疹、结节 | 血脂正常 |
| 疣状黄瘤 | 单发,口腔或生殖器区,成年人 | 血脂正常 |

## 高脂蛋白血症:Frederickson 分型

| 类型 | 名称 | 缺陷,AR/AD | 脂肪参数 | 黄瘤种类 | 其他临床表现 |
|---|---|---|---|---|---|
| I | 高脂蛋白血症 | 脂蛋白脂肪酶,AR | ↑乳糜微粒,胆固醇,甘油三酯,↓LDL,HDL | 发疹性黄瘤(2/3),视网膜脂血症 | ↑CAD,HSM,胰腺炎 |
| I B | 载脂蛋白 C-Ⅱ 缺乏 | APOC2 AR | 类似于脂蛋白脂肪酶缺失 | | |
| ⅡA* | 家族性高胆固醇血症,LDL受体异常 | LDL受体,AD | ↑LDL,chol,TG | 结节性黄瘤,皱褶部位,腱黄瘤,扁平黄瘤,黄斑瘤,角膜老年环 | ↑CAD |
| | 家族性高胆固醇血症,B型 | APOB,AR | 同ⅡA | | |
| ⅡB | 复合性高脂蛋白血症 | 不均一 | ↑LDL,VLDL,chol,TG | 罕见黄瘤 | ↑CAD |
| Ⅲ | 家族性异常 β 脂蛋白血症,宽 β 病 | APOE,AR | ↑乳糜微粒残基 /VLDL,chol,TG | 扁平黄瘤皱褶,结节性黄瘤,黄斑瘤 | ↑CAD,DM2 |
| Ⅳ | 碳水化合物诱导的脂血症 | AD | ↑vLDL,TG↓HDL | 结节发疹性黄瘤 | ↑CAD,DM2,肥胖,酒精,甲减,胰腺炎,尿毒症,骨髓瘤,肾病,糖原累积病Ⅰ型,垂体机能减退 |

| 类型 | 名称 | 缺陷,AR/AD | 脂肪参数 | 黄瘤种类 | 其他临床表现 |
|---|---|---|---|---|---|
| V | 混合型的高β脂蛋白血症和乳糜微粒血症 | APOA5,AR/AD | ↑乳糜微粒,VLDL,TG,chol;↓LDL,HDL | 发疹性黄瘤,视网膜脂血症 | 腹痛,胰腺炎,DM2,HTN,高尿酸血症,口服避孕药,酒精,糖原累积病Ⅰ型 |

*其他家族性高胆固醇血症症状-AR高胆固醇血症(ARH/LDLR衔接蛋白变异),AD高胆固醇血症Ⅲ型(PCSK9,前蛋白转化酶枯草溶菌素9变异)。

Mallory SB. *An Illustrated Dictionary of Dermatologic Syndromes*, 2nd edition, Taylor & Francis; New York, London; 2006.

## 组织细胞增生症

| 组织细胞增生症 | 好发年龄 | 临床特征 | 关联 | 病理 |
|---|---|---|---|---|
| 朗格汉斯细胞组织增生(LCH)2/3为儿童,1-3岁;1/3为成人——通常累及肺部,吸烟者常见。根据器官累及情况的新分类: | | | | |
| 局限性 LCH:a. 只累及皮肤 | | | | |
| b. 单发病变±尿崩症(DI),淋巴结,皮疹 | | | | |
| c. 多发性骨病变±DI,淋巴结,皮疹 | | | | |
| 系统性 LCH:a. 累及脏器但无功能失常±DI,淋巴结,皮疹 | | | | |
| b. 累及脏器伴功能失常±DI,淋巴结,皮疹 | | | | |

| 组织细胞增生症 | 好发年龄 | 临床特征 | 关联 | 病理 |
|---|---|---|---|---|
| 勒雪病 (Letterer-Siwe) | 0~2岁 | • 急性、播散性、多形式<br>• 类似于脂溢性皮炎<br>• 发热、贫血、淋巴结病、溶骨性病变、肝脾肿大 | 所有实体瘤 | • CD1a+, S100+, 胎盘碱性磷酸酶+<br>• 肾形、咖啡豆样细胞核<br>• Birbeck 颗粒 |
| 韩-薛-科病 (Hand-Schüller-Christian) | 2~6岁 | • 慢性、多系统 (皮损占 1/3)<br>• 经典三联征: 骨损害 (80%, 好发颅骨), DI, 突眼 | | |
| 嗜酸细胞肉芽肿 | 年龄更大的儿童/成人 | • 局限、良性的<br>• 可出现自发性骨折或耳痛 | | |
| 先天性自愈性网状组织细胞增生症 (Hashimoto-Pritzker) | 先天发生 | 先天自愈性网状细胞过多症, 广泛分布, 红棕色丘疹或皮疹 | | |
| 非朗格汉斯细胞组织细胞增生症 | 无恶性体征 | | | |
| 幼年黄色肉芽肿 | 童年早期 | • 最常见的组织细胞增生症, 自限性 | • 1型神经纤维瘤 | • 小的组织细胞, Touton 巨细胞和异物巨细胞, 泡沫细胞 |

| 组织细胞增生症 | 好发年龄 | 临床特征 | 关联 | 病理 |
|---|---|---|---|---|
| | | | | • CD68+、XIIIa因子+、波形蛋白+ |
| 良性头部组织细胞增生症 | 0~3岁 | • 25%~60%的病例是单一皮损<br>• 头颈部 > 躯干 > 四肢<br>• 可以是系统性（CNS、肝脾、肺、眼睛、口咽）<br>• 眼睛 = 真皮外最易被累及的部位，单侧 | • 白血病<br>• 神经纤维瘤和少年慢性粒细胞白血病 | |
| | | • 2~5mm、黄红丘疹在婴儿面颈部<br>• 自限性<br>• 不累及黏膜和内脏 | 与幼年性黄色肉芽肿差不多 | 又称为组织细胞增生症伴胞浆内端虫样小体（电镜下） |
| 泛发性发疹性组织细胞瘤 | 成人 > 儿童 | • 密集、小的红棕色丘疹，沿体轴广泛分布<br>• 自发消退 | | |
| 未定类组织细胞增生症 | 成人 > 儿童 | • 临床表现与泛发性发疹性组织细胞瘤一致 | | 同时具备LCH和非LCH的抗原标志物 |

续表

| 组织细胞增生症 | 好发年龄 | 临床特征 | 关联 | 病理 |
|---|---|---|---|---|
| 多中心网状组织细胞增生症 | 成人(女性>男性) 30~50岁 | • 关节、皮肤、黏膜(50%)<br>• 丘疹/结节-头、手、肘、甲周的"珊瑚珠"<br>• 常误诊为类风湿关节炎<br>• 病程反复,5~10年后复发<br>• 组织性网状组织细胞瘤=多中心网状组织细胞增生症的分散的皮肤肿瘤 | • 25%内脏恶性病变(胃、乳房、支气管、宫颈)<br>• 6%~17%自身免疫疾病<br>• 30%~60%高脂血症 | • 组织细胞伴毛玻璃样表现,嗜酸细胞性组织细胞<br>• 多核巨细胞<br>• CD45+,CD68+,CD11b+,HAM56+,波形蛋白<br>• 通常S100-,Factor XIIIa-,CD34- |
| 坏死性黄色肉芽肿 | 60岁以内 | • 常见于头颈部或躯干;特别是眶周<br>• 巩膜炎、巩膜外层炎-可导致失明<br>• 可出现贫血、白细胞减少症,ESR升高,20%HSM<br>• 通常慢性、渐近性 | • 90% IgG副球蛋白血症<br>• 40%冷球蛋白血症 | • 透明性渐进性坏死、栅栏状肉芽肿(胆固醇裂隙)<br>• Touton巨细胞和异物巨细胞<br>• Touton细胞脂膜炎<br>• CD15+,CD4+<br>• CD1a-,S100- |

| 组织细胞增生症 | 好发年龄 | 临床特征 | 关联 | 病理 |
|---|---|---|---|---|
| 播散性黄瘤 | 任何年龄 | • 血脂正常,但泡沫组织细胞增生<br>• 屈肌,皮肤皱褶,黏膜(眼睛,URT,脑膜→导致 DI)<br>• 通常良性,自限性 | | • 早期皮损中有独特的扁形组织细胞<br>• 组织细胞,泡沫细胞,慢性炎症细胞,Touton 及异物巨细胞<br>• CD68+,XIIIa 因子 +<br>• CD1a-,S100- |
| Rosai-Dorfman 病(即:窦组织细胞增生伴巨大淋巴结病) | 10-30 岁,男性 > 女性 | • 通常良性,自限性<br>• 无痛的宫颈淋巴结病<br>• 40% 累及淋巴结外组织(预后差)<br>• 皮肤是淋巴结外最易累及的部位 | | • 由于大的泡沫组织细胞,浆细胞,多核巨细胞引起的淋巴结窦性组织增大<br>• 伸入运动<br>• S100+,XIIa 因子 +<br>• CD1a- |
| 脂质肉芽肿病(Erdheim-Chester 病) | 中年 | • 于 XD 相似,但有 50% 的死亡率<br>• 长骨的干骺端/骨干对称性硬化(几乎特有)→慢性骨痛 | | • 组织细胞,泡沫细胞<br>• CD68+,Factor XIIIa+<br>• CD1a-<br>• Usu S100- |

| 组织细胞增生症 | 好发年龄 | 临床特征 | 关联 | 病理 |
|---|---|---|---|---|
| | | ● DI，肾脏和脑膜后浸润，黄瘤样皮肤损害（特别是眼睑），肺纤维化，CNS | | |
| 嗜血细胞淋巴组织增生症 | 儿童 | ● 罕见，有生命危险，发展迅速<br>● 诊断要点：发热，脾大，血细胞减少，高甘油三酯血症，低纤维蛋白原血症，组织活检可见嗜血细胞表现<br>● 约 60% 的非特定性发疹<br>● 平均存活时间：2~3 个月（骨髓衰竭，脓毒症）<br>● 两种类型 - 被感染，特别是EB 病毒诱发的原发和家族性噬血细胞性淋巴组织细胞增生症（HLH）（两种情况都有） | ● CTD，恶性肿瘤，HIV<br>家族性噬血细胞性淋巴组织增生症：<br>● FHL1-HPLH1<br>● FHL2-PRF1（溶细胞颗粒成分）<br>● FHL3-UNC13D（溶细胞颗粒分泌）<br>● FHL4-syntaxin-11（膜相关的，SNARE家族，对接/融合） | |

| 组织细胞增生症 | 好发年龄 | 临床特征 | 关联 | 病理 |
|---|---|---|---|---|
| 海蓝组织细胞增生症 | 遗传 | • 罕见<br>• 骨髓，肝脾肿大—可累及肺、CNS、眼睛；皮肤<br>• 淋巴结损害；浸润眼睑 | • APOE 突变<br>• B 型 Niemann-Pick 征的表现之一<br>• Common (<1/3) in BM bx's of MDS | May-Gruenwald 染色出大的、蔚蓝的胞浆颗粒(H&E 染色表现出黄棕色，toluidine 或 Giemsa 染色为深蓝色) |
| **非朗格汉斯细胞组织细胞增生症** | | | | |
| 恶性组织细胞增生症 伴恶性体征 | 男性>女性，比例：2:1 | • 非常罕见，有生命危险<br>• 累及肝脾、淋巴结、骨髓<br>• 伴疼痛的淋巴结结病，肝脾肿大、发热、盗汗<br>• 全血细胞减少症、DIC、淋巴结外侵犯<br>• 10%~15%皮肤受损(特别是下肢、臀部) | | 可变的 |

# 红斑狼疮

## 系统性红斑狼疮诊断标准（11 项中符合 4 项）

采用美国风湿病学会 1982 年重新修订的标准

### 皮肤黏膜症状

1. 颧部蝶形红斑（一般不会累及鼻唇沟）
2. 盘状红斑
3. 光敏感
4. 口腔溃疡（必须由医生观察到）

### 系统症状

5. 关节炎——2 个以上关节非侵蚀性关节炎
6. 浆膜炎——胸膜炎、心包炎
7. 肾脏损害——蛋白尿 >0.5g/d 或显示为 3+
8. 神经系统——癫痫或精神病
9. 血液学：
a. 溶血性贫血伴网织红细胞增多症
b. 两次检测到白细胞减少（<4k）
c. 两次检测到淋巴细胞减少（<1.5k）
d. 血小板减少症（<100k）
10. 免疫学——抗 dsDNA（抗双链 DNA），抗 Sm 抗体阳性，RPR 假阳性
11. 抗核抗体阳性

## 急性皮肤型红斑狼疮

临床可见：暂时颧部蝶形红斑，光敏感，伴 / 或在面部、颈部、上半身有大疱样皮损。
与 HLA-DR2、HLA-DR3 相关
DIF（直接免疫荧光法）：颗粒型 IgG/IgM（少见 IgA）+ 真皮表皮交界部存在补体。

## 亚急性皮肤型红斑狼疮

临床可见：光曝露处有银屑病样型或环形非瘢痕性斑块。

相关因素：
- HLA-B8、HLA-DR3、HLA-DRw52、HLA-DQ1
- SLE、SS、RA、补体 C2 缺失
- 药物：双氢氯噻嗪、钙离子通道阻断剂、ACE 血管紧张素转化酶抑制剂、灰黄霉素、特比萘芬、抗肿瘤坏死因子、青霉胺、优降糖、安体舒通、吡罗昔康

DIF：仅在表皮见颗粒型 IgG/IgM（变化的）。

## 慢性皮肤型红斑狼疮

### 盘状狼疮

临床可见：红斑可发展为萎缩性斑块，伴毛囊角栓、瘢痕以及阳光曝露皮肤处的脱毛。

发展为 SLE 的发生率：5% 皮损在颈部以上的患者；20% 颈部上下均有皮损的患者。

DIF：颗粒型 IgG/IgM（少见 IgA）+ 真皮表皮交界部补体，6~8 周内皮损一直处于红肿炎性状态则结果易为阳性。

### 狼疮性脂膜炎

临床可见：四肢近端及躯干有红斑、结节及溃疡伴剧烈疼痛，上面覆盖的皮肤有 DLE（盘状狼疮）变化。

发展为 SLE 的几率：50%。

DIF：少见颗粒型沉积于真皮表皮交界部。可在皮肤血管周围有沉积物。

### 肿胀性狼疮

临床可见：脂性红斑硬结伴无鳞屑或毛囊角栓。

DIF：非特异性。

狼疮带：在无损害的皮肤上可见连续的明显的抗体沉积；见于约 75% 的 SLE 患者的阳光曝露皮肤及 50% 的 SLE 患者的非阳光曝露皮肤。

## 自身抗体敏感度和特异性

| 条件 | 自身抗体或靶标 | 敏感度（%） | 特异性（%） |
|------|----------------|-------------|-------------|
| SLE | ANA | 93~99 | 57 |
| | 组蛋白 | 60~80 | 50 |

续表

| 条件 | 自身抗体或靶标 | 敏感度（%） | 特异性（%） |
| --- | --- | --- | --- |
| | ds-DNA* | 50~70 | 97 |
| | U1-RNP | 30~50 | 99 |
| | Ribosomal-P | 15~35 | 99 |
| | Sm | 10~40 | >95 |
| | SS-A | 10~50 | >85 |
| | SS-B | 10~15 | |
| SCLE | ANA | 67 | |
| | SS-A | 60~80 | |
| | SS-B | 25~50 | |
| DLE | ANA | 5~25 | |
| | SS-A | <<10 | |
| 药物诱发的 LE | ANA | >95 | |
| | 组蛋白 | >95 | |
| | ds-DNA | | 1~5 |
| | Sm | 1 | |
| 新生儿狼疮 | SS-A** | 95 | |
| | SS-B | 60~80 | |
| MCTD | ANA | 100 | |
| | U1-RNP | >95 | |
| 局限性硬皮病 | 核小体 | 80 | |
| （硬斑病） | 拓扑异构酶Ⅱ | 75 | |
| | 组蛋白 | 50 | |
| | ssDNA | 50 | |
| | ANA | 45~80 | |
| 局限性 SSc | ANA | 90 | |
| | 着丝点 | 50~90 | |
| | Scl-70 | 10~15 | |
| | RNA pol Ⅲ | 2 | |
| 全身性 SSc | ANA | 90 | |
| | Scl-70 | 20~40 | |

| 条件 | 自身抗体或靶标 | 敏感度（%） | 特异性（%） |
|---|---|---|---|
| | RNA pol Ⅲ | 25 | |
| | 着丝点 | ≤5 | |
| SS | ANA | 50~75 | 50 |
| | SS-A | 50~90 | >80 |
| | SS-B | 40 | >90 |
| | RF | 50 | |
| 多发性肌炎 | ANA | 85 | 60（DM/PM） |
| | Jo-1 | 25~37 | |
| 皮肌炎 | ANA | 40~80 | 60（DM/PM） |
| 类风湿性关节炎 | CCP | 65~70 | 90~98 |
| | RF | 50~90 | >80 |
| | ANA | 20~50 | 55 |
| | 组蛋白 | 15~20 | |
| 继发性雷诺征 | ANA | 65 | 40 |

不同抗体的灵敏度与特异性可因所使用的试剂盒而不同。上表中的数据是从以下参考文献中得来的估算平均值。

\* 与 SLE 活动程度和肾脏疾病有关。

\*\*SS-A 阳性的母亲诞下婴儿患新生儿狼疮的风险为 2%~6%。

健康成年人群中 ANA 滴度为 1∶80,1∶160,1∶320 的比例分别为 13%,5% 以及 3%。健康老年人群中 ANA 滴度为 1∶160 的比例是 15%。

译者注:SLE= 系统性红斑狼疮,SCLE= 亚急性红斑狼疮,DLE= 盘状红斑狼疮,LE= 红斑狼疮,MCTD= 混合型结缔组织病,SSc= 系统性硬化症,SS= 干燥综合征,CCP= 抗环瓜氨酸肽抗体,DM/PM= 皮肌炎 / 多发性肌炎。

Sheldon J. Laboratory testing in autoimmune rheumatic disease. *Best Pract Res Clin Rheumatol.* 2004 Jun;18（3）:249-269.

Lyons *et al.* Effective use of autoantibody tests in the diagnosis of systemic autoimmune disease. *Ann N Y Acad Sci.* 2005 Jun;1050:217-228.

Kurien BT, Scofield RH. Autoantibody determination in the diagnosis of systemic lupus erythematosus. *Scand J Immunol.* 2006 Sep;64（3）: 227-235.

Habash-Bseiso *et al.* Serologic testing in connective tissue diseases. *Clin Med Res.* 2005 Aug;3（3）:190-193.

## 抗核抗体 (S:灵敏度 SP:特异性)

| 类型 | 抗体靶 | 疾病 | 备注 |
|------|--------|------|------|
| 均质 | 组蛋白<br>dsDNA | **药物诱发 LE\*** (>90% S),<br>SLE (>60% S), 慢性疾病,<br>**SLE** (60% SP), **狼疮肾** | 肾小球中的免疫复合<br>物=肾炎,疾病活动<br>程度,做绿蝇短膜虫<br>间接免疫荧光检查 |
| 周围核<br>(边) | 核纤层蛋白<br>核孔 | SLE,线性硬斑病<br>多发性肌炎 | |
| 着丝粒 /<br>真斑点<br>型 | 着丝粒 | CREST 综合征 (50%~<br>90% S), SSc, 原发性胆汁<br>性肝硬化 (50% S), 自发<br>性雷诺征, PSS | |
| 斑点 /<br>微粒状<br>细胞核<br>(ENA) | U1-RNP | MCTD (接近 100% S)<br>SLE (30% S) DM/PM,<br>SSc, SS, RA | 95%~100% MCTD 中<br>的滴度 ><br>1:1600 |
| | Smith (snRNP) | SLE (99% SP 但 20%S) | |
| | Ro/SS-A (E3<br>泛素连接酶,<br>TROVE2) | SCLE (75%~90% S),<br>SS, 新生儿 LE, 先天性心<br>脏阻滞, C2/C4 缺陷性 LE | 光敏感诊断方案 |
| | La/SS-B (结合<br>由 RNA Pol Ⅲ<br>新转录的 RNA) | SS, SCLE | |
| 核仁 | Scl-70 (拓扑异<br>构酶 I) | SSc (弥散性 > 局限性) | 预后差 |
| | 纤维蛋白 (U3-<br>RNP) | SSc (弥散性 > 局限性) | |
| | PM-Scl | PM/SSc 重叠征 | 机械手,关节炎,雷<br>诺征,皮肤钙质沉着<br>征 |
| | RNA Pol I | SSc | 预后差,肾衰竭 |

\* **药物诱发** ("Dusting Pattern"):别嘌呤醇、爱道美、ACE-I、盐酸氯
丙嗪、氯压定、达那唑、地仑汀、乙琥胺、灰黄霉素、肼苯哒嗪、异烟肼、锂、
洛伐他汀、美芬妥因、美沙拉嗪、甲基多巴、米诺环素、口服避孕药、对氨
基水杨酸、青霉胺、青霉素、吩噻嗪、苯基丁氮酮、吡罗昔康、醋氨心安、普
鲁卡因胺、丙基硫尿嘧啶、奎纳定、链霉素、柳氮磺胺吡啶、磺胺药物、卡
马西平、四环素。

# 结缔组织疾病中的自身抗体

| 自身抗体或靶点 | 活性 | 临床相关因素 |
|---|---|---|
| LAC,β2-糖蛋白Ⅰ,凝血酶原,心磷脂,S蛋白,膜联蛋白 AV | 磷脂 | 抗磷脂抗体综合征 * |
| 类风湿子 | IgG 的 Fc 部分 | 低水平—非特异性(SLE,SSc,MCTD,肿瘤、慢性病)<br>高水平—侵蚀性类风湿关节炎 |
| Ku | DNA 末端结合修复蛋白复合物 | DM/PM,SSc,LE 重叠征 |
| U2-RNP | | DM/PM,SSc 重叠征 |
| α-胞衬蛋白 | 肌动蛋白结合蛋白 | SS 特异 |
| Jo-1/PL-1 | 组氨酰-tRNA 合成酶 | DM/PM**(20%~40% 敏感)—间质性肺病风险,但恶化风险不会增加 |
| Mi-2 | 核解旋酶 | 恶性 DM,较抗合成酶预后好 |
| PDGF | | SSc,cGVHD |
| SRP | 信号识别蛋白质 | 抗 SRP 综合征(快速发展的坏死性肌病),与未确诊的心血管疾病有关 |
| 155 K-EB 抗原 | 转录中介因子-1 | DM(成人发病的经典类型中20% 敏感),可能与恶性内脏疾病有关 |

**\* 抗磷脂抗体(APA)综合征**—原发性(50%),SLE(35%);皮肤:网状青斑、溃疡、坏疽、甲下裂片性出血。

确诊需要满足以下的至少一个条件:

● 血栓临床症状

● 妊娠并发症:10 周后的非计划流产、34 周或更早期早产、或 10 周前 3 次非计划性的、间歇性的窦房传导阻滞

同时满足至少一个实验室检查条件:抗心磷脂、狼疮抗凝血因子或抗 β2-糖蛋白 I Abs 分裂。

译者注:SLE= 系统性红斑狼疮,SCLE= 亚急性红斑狼疮,DLE= 盘状红斑狼疮,LE= 红斑狼疮,MCTD= 混合型结缔组织病,SSc= 系统性硬化症,SS= 干燥综合征,PSS= 原发性干燥综合征,DM/PM= 皮肌炎 / 多发

性肌炎,LAC=狼疮抗凝血因子,cGVHD=慢性移植物抗原宿主病,SRP=信号识别颗粒。

Adapted from Jacobe H *et al*. Autoantibodies encountered in patients with autoimmune connective diseases. In:Bolognia J,Jorizzo JL,Rapini RP. *Dermatology*, Vol. 1. London:Mosby,2003. pp. 589-599.

\*\* 多发性肌炎/皮肌炎=≥40% ANA+,90% auto-Ab. 抗合成酶综合征(tRNA)临床表现:间质性肺病、发热、关节炎、雷诺病、机械手。

# 血管炎

**初步检查:**详细病史、查体、ROS,皮肤活检 ± CBC,ESR,BMP,UA,考虑药物诱发血管炎。

**进一步根据 ROS 以及血管炎类型的检查:**CRP,SPEP,UPEP,cryo,LFT,HBV,HCV,RF,C3,C4,CH50,ANA,ANCA,ASO,CXR,guaiac 法,癌症筛查,HIV,ENA,超声、肌电图、神经传导,活检(神经、呼吸道、肾脏)

## 抗中性粒细胞胞浆抗体相关性血管炎的治疗方案

● **诱导:**环磷酰胺 2mg/(kg·d),泼尼松 1mg/(kg·d),12 周内降至 0.25mg/(kg·d)。

● **维持:**硫唑嘌呤 2mg/(kg·d),泼尼松 7.5~10mg/(kg·d)。

### 环磷酰胺、氮芥、烷化剂的严重毒副作用:

1. 出血性膀胱炎(10%)以及膀胱癌风险(10 年内 5%,15 年内 16%):可以大量补充水剂、巯乙磺酸钠、乙酰半胱氨酸来降低风险,临睡前不给药。

2. 骨髓抑制:7 天发病、14 天达最低点、21 天恢复。

3. 感染。

4. 不育。

## 抗中性粒细胞胞浆抗体（ANCA）

| | Wegener 综合征 | 显微镜下 多血管炎 | Churg-Strauss 综合征 |
|---|---|---|---|
| ANCA（% 敏感度） | C-ANCA（85%）> P-ANCA（10%） | P-ANCA（45%~70%）>C-ANCA（45%） | P-ANCA（60%）>C-ANCA（10%） |
| 典型特征 | 上呼吸道（鼻窦炎、口腔溃疡、流鼻涕），肾小球肾炎（GN），鞍鼻、草莓状龈、眼睛受累 | 坏死性 GN（局灶性和新月体性），肺出血（特别是肺下部），神经病变 | 哮喘、过敏性血管炎、鼻息肉、嗜酸粒细胞增多、肺炎、胃肠炎、充血性心力衰竭、多发性单神经炎 |
| 皮肤 | 可触及的紫癜、SQ 结节，坏疽样脓皮病性损害 | 可触及的紫癜 | 可触及的紫癜、SQ 结节 |
| 病理 | 血管周围的坏死性肉芽肿，LCV | 无肉芽肿、LCV 伴少量／无免疫沉积物 | 嗜酸粒细胞增多、血管外肉芽肿、LCV |
| 呼吸道 | 上、下呼吸道、固定的小节密度 | 下呼吸道，肺泡出血 | 片状、暂时性渗出 |
| 治疗 | 高剂量质皮激素，严重的话可用细胞毒制剂（无对比的临床试验证明其益处） | 高剂量质皮激素；严重的话可用细胞毒制剂 | 高剂量质皮激素联合细胞毒制剂（环磷酰胺），已证明可提高存活率 |

C-ANCA= 细胞质（IIF）= 蛋白酶 3

P-ANCA= 核周（IIF）= 髓过氧物酶

可能出现 ANCA 阳性的其他情况：SLE、RA、慢性感染（TB，HIV）、消化异常（肠炎、硬化性胆管炎、原发性胆汁性肝硬化、自身免疫性肝炎）、药物（丙基硫尿嘧啶、肼苯哒嗪、甲巯基咪唑、二甲胺四环素、甲亢平、青霉胺）、二氧化硅／职业性的溶剂。

滴度可提示疾病活性，复发。

译者注：CHF= 充血性心力衰竭，LCV= 白细胞碎裂性血管炎，SLE= 系统性红斑狼疮，RA= 类风湿性关节炎，TB= 肺结核，HIV= 人类免疫缺陷病毒。

小血管炎

| 疾病 | 症状 | 病因学/相关因素 | 治疗 |
|---|---|---|---|
| 皮肤性小血管炎 | 可触及的紫癜,小腿/脚踝/相关部位,±网状青斑等麻疹、水肿、溃疡,±瘙痒/烧灼感、发热,关节疼痛 | 药物、感染、CTD、肿瘤 | 通常具有自限性、休息、抬高患处、抗组胺、皮质激素、秋水仙碱、氨苯砜、免疫抑制剂 |
| Henoch-Schönlein紫癜 | 肌肉伸侧及臀部出现可触及的紫癜。患者多为4~7岁左右,多关节疼痛(75%),消化道出血、发热、血尿,水肿、肾功能失常、肺出血、头痛 | 呼吸道感染1~2周后出现,过敏物/食物、药物;通常未知 | 主要支持疗法。皮质激素,其他免疫抑制剂、氨苯砜、XII因子 |
| 婴儿急性出血性水肿 | 2岁以内,在您、耳、四肢出现较大的环形紫癜性皮疹和水肿 | 感染(尤其是呼吸道)、药物、疫苗;通常未知 | 自愈 |
| 荨麻疹样血管炎 | 疼痛(>瘙痒),持续>24h,炎性色素沉着过度、±大疱、系统性疾病见低补体血症。(抗-C1q沉淀素,女>男,眼部、血管性水肿,COPD),女>男 | 自身免疫(CTD(SS30%,SLE20%),药物(血浆病变)、感染(HBV、HCV、EBV)、肿瘤、Schnitzler综合征 | 口服皮质激素、抗疟疾药、氨苯砜、秋水仙碱、抗组胺、NSAIDs |
| 高免疫球蛋白D血症 | 周期性发热,关节疼痛、胃肠道症状、LAN,四肢红斑/丘疹/结节/风疹,IgD和IgA水平↑ | AR;甲羟戊酸激酶不足 | NSAIDs,抗IL-1Ab,皮质激素 |

续表

| 疾病 | 症状 | 病因学/相关因素 | 治疗 |
| --- | --- | --- | --- |
| 家族性地中海热 | 周期性发热、关节炎、浆膜炎、腿部丹毒样红斑、肌痛、AA型淀粉样变、肾脏损害、PID症状、不同于高IgD血症、无LAN、IgD水平正常 | AR：脓素不足 | 秋水仙碱、抗IL-1 |
| 持久性隆起性红斑 | 关节处黄色/棕色/红色丘疹、斑块和结节 | 血液疾病、HIV、IBD、CTD、链球菌感染 | 氨苯砜、烟酰胺、经皮/局部皮损内给皮质激素 |
| 面部肉芽肿 | 面部棕色/红色斑块、中年多发、男>女、白种人 | 未知 | 耐药、病灶内给皮质激素、烟酰胺、手术 |
| 血清病 | 发热、LAN、关节疼痛、荨麻疹、斑丘疹、猩红热样紫癜、肌痛 | Ⅲ型超敏反应、通常伴链激酶、IVIG、抗生素（氯氢卡青素、多氯化萘、MCN、利福平、头孢罗齐） | 避免接触过敏原、抗组胺、解热、皮质激素 |

## 中（或合并小）血管炎

| | | | |
|---|---|---|---|
| 结节性多动脉炎（系统性） | 腿部皮下结节，网状青斑，穿凿性溃疡，手指坏疽，系统性受累：多系统神经炎，中枢神经系统，多发神经血管瘤，睾丸炎，心肌/胃肠道/肾脏梗塞，关节痛，体重减轻，高血压（肾脏/微血管炎/肌肉，特别是伴有乙肝） | 不同原因引起的感染或炎症：链球菌，HBV，HCV，CMV，HIV，SLE，IBD，毛细胞白血病 | 皮质激素，环磷酰胺 |
| 结节性多动脉炎（皮肤型） | 皮下结节，星芒图案状网状青斑，肌肉 | 同上（cPAN 代表 10% 的情况但是在儿童中最常见，一般与链球菌感染有关） | 皮肤/皮质内激素，青霉素 |
| 显微镜下多发性血管炎 | 可触及的紫癜，溃疡，片状出血，新月体性坏死性肾段性肾小球肾炎，发热，体重减轻，神经痛，肌痛，神经病变，HTN，p-ANCA（60%）；c-ANCA（40%） | | 皮质激素，环磷酰胺 |
| 韦氏（Wegener）肉芽肿 | 呼吸系统，肾脏，鼻窦，眼睛，耳科，神经系统，心脏，关节，鼻部结节/溃疡/肺浸润，结节，皮下结节，c-ANCA（85%） | 未知-不同于淋巴瘤样肉芽肿病（严重的 EB 病毒感染 + 皮肤及肺部的血管侵入性 B 细胞淋巴瘤） | 皮质激素，环磷酰胺（治疗葡萄球菌感染和鼻部带菌以降低复发） |
| Churg-Strauss 综合征（变应性肉芽肿病） | 哮喘，鼻窦炎，过敏性鼻炎，嗜酸性粒细胞增多症，关节炎，肌炎，CHF，肾炎/HTN，多神经炎，可触及性紫癜，皮下结节，P-ANCA（60%） | 注射疫苗，使用白三烯阻滞剂，脱敏治疗，或激素减量过快 | 皮质激素，环磷酰胺 |

# 大血管炎

| | | | | |
|---|---|---|---|---|
| 巨细胞性动脉炎（颞动脉） | 疼痛，累及颞动脉，风湿性多肌痛，单侧头痛，颌跛行，失明，女 > 男，北欧人易发 | 未知 | 皮质激素 | |
| Takayasu 动脉炎 | 全身症状，无脉，缺血的征兆 / 症状，结节性红斑样结节，坏疽性脓皮症样损害 | 相关疾病：类风湿性关节炎、其他结缔组织疾病 | 皮质激素、环磷酰胺，血管重建手术 | |

**其他引起血管炎的因素**：感染（细菌性的 - 脑膜炎球菌血症、淋球菌血症、链球菌、分枝杆菌；病毒性的 - 单纯疱疹病毒；真菌性的），类风湿性关节炎，药源性的，狼疮，癌旁的，Buerger 病（血栓闭塞性脉管炎），Mondor 综合征。

**淋巴细胞性脉管炎**：苔藓样糠疹、色素性紫癜、环状红斑、胶原血管疾病、恶性丘疹病、冻疮病、立克体疾病、TRAPS（tumour necrosis factor receptor-associated periodic syndrome，肿瘤坏死因子受体相关周期性综合征）。

**中性粒细胞性皮肤病**：Sweet 综合征（急性发热性嗜中性皮病）、Marshall 综合征（+ 获得性皮肤松弛症）、白塞病、类风湿、肠病相关性皮病 - 关节炎综合征。

**血管壁栓塞 / 微血管病**：冷球蛋白血症、抗磷脂综合征、白色萎缩 / 青斑、DIC（disseminated intravascular coagulation，弥散性血管内凝血）、暴发性紫癜、香豆素坏死、TTP（thrombotic thrombocytopenic purpura，血栓性血小板减少性紫癜）、Sneddon 综合征（网状青斑 + 脑血管缺血）、胆固醇栓子、CADASIL 病（遗传性多发梗死痴呆病）、钙过敏、淀粉样物。

# 冷球蛋白血症

| 分型 | 单克隆或多克隆 | 免疫球蛋白 | 疾病 |
|---|---|---|---|
| 1（简单 / 单一） | 单一单抗 | IgM>IgG> IgA 或轻链 | **相关疾病**：淋巴增生性障碍：淋巴瘤、CLL、骨髓瘤、Waldenstrom 巨球蛋白血症 <br> **表现**：网状坏死性病变、手足发绀征、雷诺综合征、寒冷型荨麻疹、网状青斑、视网膜出血、动脉血栓 |

续表

| 分型 | 单克隆或多克隆 | 免疫球蛋白 | 疾病 |
|---|---|---|---|
| 2<br>(混合) | 单抗和多抗 | IgM 单抗<br>(类风湿因子)复合到<br>IgG 多抗 | **相关疾病:**丙型肝炎的概率＞其他自身免疫疾病(干燥综合征、系统性红斑狼疮、类风湿关节炎),感染(CMV、EBV、HIV、HBV、HAV)、淋巴增生性障碍<br>**表现:**白细胞破裂性脉管炎伴可触及性紫癜、关节痛／关节炎累及 PIP、MCP、膝关节和踝关节,弥漫性肾小球肾炎 |
| 3<br>(混合) | 多抗 | IgG 和(或)<br>IgM | **相关疾病:**丙型肝炎,其他自身免疫疾病(干燥综合征、系统性红斑狼疮、类风湿关节炎),感染(CMV、EBV、HIV、HBV、HAV),淋巴增生性障碍<br>**表现:**白细胞破碎性血管炎伴可触及性紫癜、关节痛／关节炎累及 PIP、MCP、膝关节和踝关节,弥漫性肾小球肾炎 |

　　类风湿因子 = 对 IgG 的 Fc 段的抗体 =2 型(类风湿因子单抗)和 3 型(类风湿因子多抗)冷球蛋白血症

　　Meltzer 三联征 = 紫癜、关节痛、乏力

　　病情检查:必须用暖和的试管收集血清样品;免疫球蛋白在低温下会沉淀;I 型蛋白 24 小时沉淀,Ⅲ型蛋白需 7 天沉淀。

　　**冷球蛋白血症:**免疫球蛋白在低温下出现可逆性沉淀

　　**冷沉淀纤维蛋白原:**纤维蛋白原、纤维蛋白及纤维连接蛋白在低温下沉淀

　　**冷凝集素:**IgM 抗体可在低温下促进红细胞的聚集,诱发补体激活并引起红细胞裂解

　　三组病症可在低温下引起皮肤的阻塞性症状。

## 皮肤 T 细胞淋巴瘤的分类

| | 相对发病频率(%) | 5 年存活率(%) |
|---|---|---|
| 惰性皮肤 T 细胞和 NK 细胞淋巴瘤 | | |
| 蕈样肉芽肿 | 44 | 88 |
| 毛囊性蕈样肉芽肿 | 4 | 80 |
| Paget 样网状细胞增生症 | ＜1 | 100 |

续表

| | 相对发病频率(%) | 5 年存活率(%) |
|---|---|---|
| 肉芽肿性皮肤松弛 | <1 | 100 |
| CD30 阳性的皮肤间变性大细胞淋巴瘤 | 8 | 95 |
| 淋巴瘤样丘疹病 | 12 | 100 |
| 皮下脂膜炎样 T 细胞淋巴瘤 | 1 | 82 |
| 皮肤 CD4+ 多形性小 / 中 T 细胞淋巴瘤 | 2 | 75 |
| 恶性皮肤 T 细胞和 NK 细胞淋巴瘤 | | |
| Sézary 综合征 | 3 | 24 |
| 皮肤恶性 CD8+T 细胞淋巴瘤 | <1 | 18 |
| 皮肤 γ/δ T 细胞淋巴瘤 | <1 | - |
| 非特指型皮肤外周 T 细胞淋巴瘤 | 2 | 16 |
| 皮肤鼻型 NK/T 细胞淋巴瘤 | <1 | - |

Modified from Willemze R et al. WHO-EORTC classification for cutaneous lymphoma. Blood 2005;105,3798. Based on 1905 patients with primary cutaneous lymphoma registered at the Dutch and Austrian Cutaneous Lymphoma Group 1986-2002.

## 蕈样肉芽肿病变异型

**Alibert-Bazin 综合征**——MF 的经典型

**亲毛囊性蕈样肉芽肿**——可占到蕈样肉芽肿的 10%,亲毛囊性浸润,毛囊黏蛋白病,好发于头颈部(特别是眉毛),脱发,毛囊口黏液外流,瘙痒,可归类为肿瘤期。由于蕈样肉芽肿浸润到深部毛囊周围,对皮肤直接治疗效果不理想。* 毛囊性黏蛋白病(黏蛋白性脱发)分类:

- 原发局限型——儿童,H/N,躯干上部,通常需数月或数年才能缓解
- 原发慢性广泛型——成人,考虑可向恶性病变发展
- 继发型——良性(狼疮,LSC,ALHE,药物 - 阿达木单抗,伊马替尼),恶性(MF,KS,霍奇金病)

**Woringer-Kolopp 病 /Paget 样网状细胞增生症**——发病率不足 CTCL 的 1%,局限,单发性高度角化性斑片 / 斑块,生长缓慢。预后好——由该病累及其他器官或死亡目前尚无

报道。

**Ketron-Goodmann 病**——泛发性 Paget 样网状细胞增生症,恶性

**肉芽肿性皮肤松弛症**——萎缩下垂松弛的皮肤,好发于腋窝和腹股沟。1/3 患者与 MF 或霍奇金病有关。该病罕见,通常临床进展隐匿。

**Sézary 综合征**——占 MF 的 5%,红皮病,淋巴结病,和非典型的外周血中有恶性 T 细胞的三联征("Sézary 细胞","Lutzner 细胞"或"mycosis")。与 MF 相似的免疫表型,但标志性的 CD26- 和 CD3+ 减少了。Th1 向 Th2 的改变会促进向 Sézary 综合征进展。

## 克隆分析

● 疑似 B 细胞淋巴瘤:流式细胞(提供 κ:λ 比,要求用新鲜组织进行细胞培养),免疫球蛋白重链基因重排分析(可用石蜡包埋的组织),免疫组化对 kappa 或 lambda 轻链限制性的敏感性低(通常 κ:λ 比值为 3)

● 疑似 T 细胞淋巴瘤:αβ TCR 基因重排分析(比 γδ TCR 基因重排分析灵敏,可用石蜡包埋的组织),流式细胞(对疑似 T 细胞淋巴瘤用处不大)

● 检测 CTCL 时,在活检组织上取≥2 处的样本,进行 TCR 基因重排分析共同的克隆,有助于提高检测特异性。

## 蕈样肉芽肿病分级(TNMB 分级)

| T(皮肤) | N(淋巴结) | M(内脏) | B(血液) |
|---|---|---|---|
| T1(斑片/斑块)<10% | N0= 无 | M0= 无内脏受累 | B0≤5% Sézary 细胞 |
| T2(斑片/斑块)>10% | N1= 淋巴结可触及,病理(−) | M1= 内脏受累 | B1≥5% Sézary 细胞 |
| T3= 肿瘤 | N2= 淋巴结可触及,病理(+) | | |
| T4= 皮肤红斑 | N3= 淋巴结可触及,病理(+) | | |

| 临床分期 | 临床累及 | 触及的淋巴结 | 组织学+淋巴结 | TNMB 分级 | 5 年存活率(%)* |
|---|---|---|---|---|---|
| ⅠA | 斑点/斑块<10% | | | T1 N0 M0 | 96 |
| ⅠB | 斑点/斑块>10% | | | T2 N0 M0 | 73 |
| ⅡA | 斑点/斑块 | +结节 | 病理- | T1~2 N1 M0 | 73 |
| ⅡB | 肿瘤 | ±结节 | 病理- | T3 N0~1 M0 | 44 |
| ⅢA | 皮肤红斑 | ±结节 | 病理- | T4 N0 M0 | 44 |
| ⅢB | 皮肤红斑 | +结节 | 病理- | T4 N1 M0 | |
| ⅣA | | +结节 | 病理+ | T1~4 N2~3 M0 | 27 |
| ⅣB | 内脏受累 | | | T1~4 N0~3 M1 | |

Kim YH. Mycosis Fungoides and the sezary syndrome. *Semin Oncol.* 1999;26:276-289.

*Adapted from Kim YH et al. Long-term outcome of 525 patients with mycosis fungoides and Sezary syndrome. *Arch Dermatol.* 2003;139: 857-866.

## 蕈样肉芽肿的治疗方案

| 分期 | 一线 | 二线 | 实验 |
|---|---|---|---|
| ⅠA | SDT 或不治疗 | | |
| ⅠB, ⅡA | SDT PUVA, NB/BB-UVB | TSEB 放疗 干扰素 -α PUVA ± IFN-α, 维 A 酸类, 或贝沙罗汀 低剂量 MTX | 细胞活素 (如 II-2, IL-12, IFN-γ) 聚乙二醇磷脂 多柔比星 2- 氯脱氧腺苷 |
| ⅡB | TSEB+ 浅层放疗 联合 (3 选 2)tx w/IFN-α, PUVA, 或维 A 酸类 | Denileukin diftitox 贝沙罗汀 IFN-α 化疗 Vorinostat | 自体 PBSCT 小型同种异体移植 Zanolimumab (抗 CD4 单克隆抗体) |

续表

| 分期 | 一线 | 二线 | 实验 |
|---|---|---|---|
| Ⅲ | PUVA ± IFN-α 或维 A 酸类 ECP ± IFN-α<br>MTX<br>IFN-α | TSEB<br>Denileukin diftitox<br>贝沙罗汀<br>化疗<br>Alemtuzumab<br>Vorinostat | 自体 PBSCT<br>小型同种异体移植<br>Zanolimumab(抗 CD4 单克隆抗体) |
| ⅣA、ⅣB | TSEB 或放疗、化疗 | IFN-α<br>贝沙罗汀<br>Denileukin diftitox<br>低剂量 MTX<br>Alemtuzumab<br>Vorinostat<br>姑息治疗 | 自体 PBSCT<br>小型同种异体移植<br>Zanolimumab(抗 CD4 单克隆抗体) |

SDT:皮肤定向疗法:润肤剂,皮质激素,氮芥(二氯甲基二乙胺/HN₂,卡莫司汀/BCNU),贝沙罗汀凝胶,咪喹莫特,甲氨蝶呤局部给药

ECP:体外光分离置换法

TSEB:全身皮肤电子束照射

PBSCT:外周血干细胞移植

Denileukin diftitox(地尼白介素)=IL-2/ 白喉毒素融合

Bexarotene= 维 A 酸类 X 受体

Vorinostat=N- 羟基 -N'- 苯基辛二酰胺,SAHA(组蛋白去乙酰化酶抑制剂)

Alemtuzumab(阿伦单抗)= 抗 -CD52

Zanolimumab(扎木单抗)=HuMax-CD4

Modified from Whittaker SJ *et al*. Joint British Association of Dermatologists and UK Cutaneous Lymphoma Group guidelines for the management of primary cutaneous T-cell lymphomas. *Br J dermatol*. 2003 Dec;149(6):1095-107 and Trautinger F *et al*. EORTC consensus recommendations for the treatment of mycosis Fungoides/Sezary syndrome. *Eur J Cancer*. 2006;42:1014-1030.

# 皮肤 B 细胞淋巴瘤

| 类型 | 临床症状 | 免疫表型 | 5 年存活率 (%) |
|---|---|---|---|
| 边缘区 B 细胞淋巴瘤 | 常见四肢、躯干部单个皮损,可与包柔螺旋体菌、刺青有关 | BCL2+ BCL6– CD10– IRTA1+ | >95 |
| 原发皮肤滤泡中心型淋巴瘤 | 常见头皮、前额、躯干部单个/数个斑块 | BCL2– BCL6+ CD10 ± * | >95 |
| 弥漫大 B 细胞淋巴瘤 | 80% 在老年患者的腿部,女性 > 男性 | BCL2+ BCL6+ CD10– MUM1/IRF4+ | 50 |

其他 B 细胞淋巴瘤——血管内大 B 细胞淋巴瘤、淋巴瘤样肉芽肿、CLL(ZAP-70+),套细胞淋巴瘤、Burkitt 淋巴瘤、B- 成淋巴细胞淋巴瘤。

\* 继发性皮肤滤泡中心细胞淋巴瘤 -BCL2+BCL6+CD10+ 和易位(14;18)。

流行程度:20%~25% 原发性皮肤淋巴瘤为 B 细胞淋巴瘤,上述三种类型中每种代表≤10% 皮肤淋巴瘤。

# 皮肤白血病

- 儿童 > 成人
- 皮肤受累很少在系统疾病出现前发生
- 除先天性白血病外,皮肤白血病预后较差,尤其是伴有骨髓细胞白血病
- 常与髓外受累相关
- 常见浅红/白色的无临床症状的丘疹和结节
- 其他表现——CLL 和 HTLV-1 相关性白血病可有瘙痒症状;绿色瘤 =chloromas,又称粒细胞肉瘤(由于髓过氧物酶);齿龈增生(AML-M4 型和 AML-M5 型);极少可见狮样面容
- 组织学上,常见境界带(境界带 DDx= 面部肉芽肿、痛型麻风、淋巴瘤/白血病/假性淋巴瘤、慢性萎缩性肢端皮炎、AFX 非典型性纤维黄瘤)

41

- 常见类型：
  - AML——10% 的感染患者发展为皮肤白血病（尤其是 AML-M4 和 -M5）
  - CLL 和毛细胞白血病——5%~10% 感染患者发展为皮肤白血病
  - HTLV-1 相关白血病——十分罕见之白血病（加勒比、日本除外）但 50% 的患者可发展为皮肤白血病（也可是"感染性皮肤病"）

译者注：CLL= 慢性淋巴细胞性白血病，HTLV-1= 人类 T 淋巴细胞白血病病毒 I 型。

## 单克隆丙种球蛋白病

- 以发病频率将单克隆丙球蛋白病分类：意义未明的单克隆免疫球蛋白病（MGUS）（65%）、多发性骨髓瘤（15%）、AL 型淀粉样变（10%）、其他（10%）：浆细胞瘤、瓦尔登斯特伦病（Waldenstrom）、淋巴瘤

- 单克隆丙种球蛋白病产生的 Ig：IgG（60%）、IgM（20%）、IgA（15%）、IgD 和 IgE 极为少见

| 疾病 | Ig 类型 |
|------|---------|
| 引起单克隆丙球蛋白病的细胞直接浸润皮肤或细胞产物沉积 | |
| Waldenstrom | IgM |
| AL 型淀粉样变 | IgG |
| 多发性骨髓瘤 | IgG |
| 浆细胞瘤 | IgA |
| 冷球蛋白血症 | IgM |
| 与单克隆丙球蛋白病相关的异常 | |
| 硬化性黏液水肿 | IgG λ |
| Schnitzler 综合征 | IgM κ |
| POEMS 综合征 | IgA>IgG |
| 硬化病 | IgG κ |
| 扁平黄瘤 | IgG |
| EED | IgA |
| NXG | IgG κ |

续表

| 疾病 | Ig 类型 |
|---|---|
| 坏疽性脓皮病 | IgA |
| Sneddon-Wilkinson 病 | IgA |
| IgA 天疱疮 | IgA |
| Sweet 综合征 | IgG |

Source：Daoud MS *et al*. Monoclonal gammopathies and associated skin disorders. *J Am Acad Dermatol*. 1999；40（4）：507-535.

## 黑色素瘤——分型

| T 分期 | | |
|---|---|---|
| Tx | 1° 肿瘤无法评估 | |
| T0 | 无 1° 肿瘤的证据 | |
| Tis | 原位黑色素瘤 | |
| T1 | ≤1.0mm | a：无溃疡且 Clarks Ⅱ/Ⅲ级<br>b：+ 溃疡或 Clarks Ⅳ/Ⅴ级 |
| T2 | 1.01~2.0mm | a：无溃疡<br>b：+ 溃疡 |
| T3 | 2.01~4.0mm | a：无溃疡<br>b：+ 溃疡 |
| T4 | >4.0mm | a：无溃疡<br>b：+ 溃疡 |

| N 分期 | | |
|---|---|---|
| Nx | 淋巴结无法评估 | |
| N0 | 无局部淋巴结病 | |
| N1 | 1 个淋巴结 | a：微小灶转移<br>b：巨大灶转移 |
| N2 | 2~3 个淋巴结 | a：微小灶转移<br>b：巨大灶转移<br>c：卫星灶或途中转移,不伴淋巴结转移 |

续表

| N 分期 | |
| --- | --- |
| N3 | ≥4 个淋巴结或边界不清的淋巴结,或途中转移 / 卫星灶伴转移淋巴结 |

**微小灶转移:**患者无淋巴结转移灶的临床或放射检查证据,但经前哨或选择性淋巴切除术后的病理切片可见转移淋巴结。

**巨大灶转移:**患者临床可见经治疗性淋巴切除术确诊的转移淋巴结,或明显可见转移淋巴结在结外扩散。

Adapted from Balch CM *et al.* Final version of the AJCC staging system for cutaneous melanoma. *J Clin Oncol.* 2001;19:3635-3648.

| M 分期 | |
| --- | --- |
| Mx | 远处转移无法评估 |
| M0 | 无远处转移 |
| M1a | 远处皮肤、皮下、淋巴结转移 |
| M1b | 肺转移 |
| M1c | 其他内脏转移或任何位置的远端转移伴乳酸脱氢酶升高 |

| Clark 分级 | |
| --- | --- |
| Ⅰ级 | 局限于表皮 |
| Ⅱ级 | 侵入基底膜进入真皮乳头层 |
| Ⅲ级 | 肿瘤充满真皮乳头层,至浅表网状层的交界部 |
| Ⅳ级 | 侵入真皮网状层 |
| Ⅴ级 | 侵入皮下组织 |

# Breslow 深度

Breslow 深度是利用目镜测微尺测量的以毫米为单位的表皮颗粒层的顶端(或溃疡基底层)至肿瘤浸润的最深点之间的距离。

# 黑色素瘤——分期和预后

| | 临床分期 | | | 病理学分期 | | | 存活率(%) | |
|---|---|---|---|---|---|---|---|---|
| | T | N | M | T | N | M | 5年 | 10年 |
| I A | T1a | 0 | 0 | T1a | 0 | 0 | 95 | 88 |
| I B | T1b | 0 | 0 | T1b | 0 | 0 | 91 | 83 |
| | T2a | | | T2a | | | 89 | 79 |
| II A | T2b | 0 | 0 | T2b | 0 | 0 | 77 | 64 |
| | T3a | | | T3a | | | 79 | 64 |
| II B | T3b | 0 | 0 | T3b | 0 | 0 | 63 | 51 |
| | T4a | | | T4a | | | 67 | 54 |
| II C | T4b | 0 | 0 | T4b | 0 | 0 | 45 | 32 |
| III A | 任何T* | N1-3 | 0 | T1-4a | N1a | 0 | 70 | 63 |
| | | | | T1-4a | N2a | | 63 | 57 |
| III B | | | | T1-4b | N1a | 0 | 53 | 38 |
| | | | | T1-4b | N2a | | 50 | 36 |
| | | | | T1-4a | N1b | | 59 | 48 |
| | | | | T1-4a | N2b | | 46 | 39 |
| | | | | T1-4a/b | N2c | | | |
| III C | | | | T1-4b | N1b | 0 | 29 | 24 |
| | | | | T1-4b | N2b | | 24 | 15 |
| | | | | 任何T | N3 | | 27 | 18 |
| IV | 任何T | 任何N | 任何M | 任何T | 任何N | M1a | 19 | 16 |
| | | | | | | M1b | 7 | 3 |
| | | | | | | M1c | 10 | 6 |

* 临床分期中无III级亚型。

Adapted from Balch CM *et al*. Final version of the AJCC staging system for cutaneous melanoma. *J Clin Oncol* 2001;19:3635-3648.

## 黑色素瘤——治疗指南

| Breslow 深度 (mm) | 边界 (cm) | SLN* | 体格检查*** | 病情检查*** | 辅助治疗 |
|---|---|---|---|---|---|
| 原位 | 0.5 | 否 | 第 1 年每 6 个月 1 次，以后每年 1 次 | ● 特异性症状（CT,PET,MRI） | - |
| <1 | 1 | 否 * | 每 3~12 个月 1 次 | ● 特异性症状（CT,PET,MRI） | - |
| 1.01~2.00 | 1~2 | 是 | 前 3 年每 3~6 个月 1 次，后 2 年每 4~12 个月 1 次，以后每年 1 次 | ● CXR,LDH,CBC,LFT 每 3~12 个月 1 次（选择性） | - |
| 2.0~4.00 | 2 | 是 | | ● 特异性症状（CT,PET,MRI） | ● 临床试验<br>● 观察 |
| >4 | 2 | 是 | | | ● 临床试验<br>● 观察<br>● IFN α |
| Ⅲ期,SLN+,临床隐匿淋巴结转移 | WLE（同上） | LND 或临床试验 | 前 3 年每 3~6 个月 1 次，后 2 年每 4~12 个月 1 次，以后每年 1 次 | ● CXR,LDH,CBC,LFT 每 3~12 个月 1 次（选择性）<br>● 特异性症状（CT,PET,MRI） | ● 临床试验<br>● 观察<br>● IFN α |

第一部分 皮肤病学

| Breslow深度(mm) | 边界(cm) | SLN* | 体格检查** | 病情检查*** | 辅助治疗 |
|---|---|---|---|---|---|
| Ⅲ期 + 结节,临床显性淋巴结转移 | WLE | FNA 或 +LN, LND | | | ● 临床试验<br>● 观察<br>● IFN α<br>● 若Ⅲ C期则结节基底 |
| Ⅲ期伴途中转移 | WLE+ 对途中转移处进行 FNA 或者活检 | 是 | 前3年每3~6月1次,后2年每4~12个月1次,以后每年1次 | ● CXR,LDH,CBC,LFT 每 3~12个月1次(选择性)<br>● 特异性症状(CT,PET,MRI) | ● 病灶内 BCG,IL-2注射<br>● $CO_2$ 剥脱<br>● 下肢灌注美法仑<br>● 临床试验<br>● 放射治疗<br>● 体统治疗 |
| Ⅳ期 | FNA 或 bx | 是 | 前3年每3~6个月1次,后2年每4~12个月1次,以后每年1次 | ● 基线 CXR,胸部CT,LDH<br>● 腹部/骨盆CT,脑部MRI,根据提示进行PET | ● 见 NCCN 指南<br>● 临床试验<br>● 达卡巴嗪<br>● 替莫唑胺<br>● 高剂量 IL-2 |

* 进行局部病灶广泛切除术（WLE）的同时应考虑进行前哨淋巴结活检。当肿瘤 <1mm,但首次活检提示皮损 Clark Ⅳ/Ⅴ.有溃疡,切片深部可见瘤细

胞，或广泛消退时也需要考虑进行前哨淋巴结活检。ⅠA 期的 SLNBx 的受益和临床意义目前尚未明晰。

*** 随访：终身至少每年 1 次皮肤检查，告知患者每月皮肤淋巴自查方法。目前尚无证据支持特定的随访间期。AAD 专案组建议头两年每年每 3~12 个月 1 次，以后每 6~12 个月 1 次。(Sober et al. Add Guidelines: Care for primary cutaneous melanoma. J AM Acad Dermatol 2001;579-586.)

*** 评价：已有力证据证实常规 CXR 及血液检查对于 0/ⅠA 期患者的价值有限。(Sober et al. AAD guidelines: Care for primary cutaneous melanoma. J Am Acad Dermatol 2001;579-586.) CT, PET, MRI 可用于评价特定的症状。

Adapted from NCCN Practice Guideline in Oncology-v.2.2007 Melanoma.

译者注：CXR= 胸部 X 线检查，LDH= 乳酸脱氢酶，CBC= 全血细胞计数，LFT 肺功能试验，SLN= 前哨淋巴结，FNA= 细针穿刺。

## 感染性疾病

### 病毒与疾病

| 病毒种 | 举例 | 复制点 | 基因组（+ 正义；- 反义） |
|---|---|---|---|
| DNA 痘病毒科 | 软疣痘病毒属：软疣<br>正痘病毒属：牛痘 天花<br>副痘病毒：羊痘，挤奶人结节（"假牛痘"） | 细胞质 | ds-DNA |
| 乳头瘤病毒科 | 人乳头瘤病毒 | 细胞核 | dsDNA |

| 病毒种 | 举例 | 复制点 | 基因组（+正义;–反义） |
|---|---|---|---|
| **DNA** | | | |
| 疱疹病毒科 | HHV1:HSV1 | 细胞核 | 都为 dsDNA |
| | HHV2:HSV2 | | |
| | HHV3:VZV | | |
| | HHV4:EBV | | |
| | HHV5:CMV | | |
| | HHV6:婴儿玫瑰疹,严重药物超敏反应综合征 | | |
| | HHV7:玫瑰糠疹? | | |
| | HHV8:卡波西肉瘤 | | |
| 嗜肝病毒种 | HBV | 细胞核和/RNA 中间体* | 同源性 dsDNA |
| 腺病毒科 | 人腺病毒 | 细胞核 | dsDNA |
| 细小病毒科 | 传染性红斑 | 细胞核 | –ssDNA |
| **RNA** | | | |
| 副黏病毒科 | 麻疹、腮腺炎 | 细胞质 | –ssRNA |
| 披膜病毒科 | 风疹、切昆贡亚热 | 细胞核 | +ssRNA |
| 弹状病毒科 | 狂犬病 | 细胞核 | –ssRNA |

续表

| | 病毒种 | 举例 | 复制点 | 基因组（＋正义；－反义 dsDNA 中间体） |
|---|---|---|---|---|
| RNA | 反转录病毒科 | HIV，HTLV | 细胞核 | +ssRNA（dsDNA 中间体） |
| | 小核糖核酸病毒科 | 肠道病毒（柯萨奇病毒；HAV） | 细胞核 | +ssRNA |
| | 黄病毒科 | HCV，西尼罗热，黄热病，登革热 | 细胞质 | +ssRNA |
| | 丝状病毒科 | 伊波拉出血热，马尔堡病 | 细胞质 | −ssRNA |
| | 布尼亚病毒科 | 汉坦病毒，裂谷发烧，刚果出血热病毒 | 细胞质 | −ssRNA |
| | 沙粒状病毒科 | 拉沙病毒 | 细胞质 | −ssRNA |

* 因此，HBV 易受抗 HIV 药物的影响。

译者注：HHV＝人类疱疹病毒，HSV＝单纯疱疹病毒，HAV＝甲型肝炎病毒，HCV＝丙型肝炎病毒，HIV＝人类免疫缺陷病毒，HTLV＝人类 T 淋巴细胞白血病病毒，dsDNA＝双链 DNA，ssRNA＝单链 RNA。

# 人乳头瘤病毒（HPV）

| 疾病 | 说明 | 相关 HPV 类型 |
|---|---|---|
| 寻常疣 | 常见疣 | 1,2,4 |
| 蚁丘疣 | 较大的杯状掌跖疣 | 1 |
| 跖疣 / 掌侧 | 足底疣 | 1,2,27,57 |
| 屠宰疣 | 接触生肉所致疣损害 | 2,7 |
| 疣状癌,足部 | 穿掘性上皮瘤 | 2,11,16 |
| 扁平疣 | 扁平状疣损害 | 3,10 |
| 疣状表皮发育不良 | 感染 HPV 和 SCCs（姐妹染色单体粘连和分离）所致遗传性失常 | 3,5,8,12,其他多类 |
| Buschke 和 Löwenstein 肿瘤 | 特大尖锐湿疣 | 6,11 |
| 尖锐湿疣 | 生殖器疣 | 低风险:6,11<br>高风险:16,18,31<br>扁平湿疣:42<br>口腔湿疣:6,11 |
| 口腔菜花样乳头瘤病（Ackermann） | 口腔 / 鼻腔,多损害,烟 / 辐射 / 慢性炎症所致 | 6,11 |
| 复发性呼吸道乳头状瘤病 | 喉乳头状瘤 | 6,11 |
| Heck 病（局灶性上皮增生） | 口腔内白色和淡红色小丘疹 | 13,32 |
| Bowen 病 | SCCIS（原位鳞状细胞癌） | 16,18 |
| Bowen 样丘疹病 | 类似 Bowen 病的生殖器丘疹和斑疹 | 16,18 |
| 宫颈癌 | | 16,18,31,33,35,39<br>Gardasil（宫颈癌疫苗）:6,11,16,18 |
| 灰泥角化病 | 腿部白色角化过度斑块 | 23b,9,16 |
| 脊状疣 | 疣伴有皮纹 | 60 |

## 其他病毒性疾病

| 病毒性疾病 | 病情描述 | 病因 |
|---|---|---|
| 波士顿疹病 | 面部和躯干部爆发玫瑰疹样麻疹,口腔小溃疡 | ECHO 病毒 16 |
| Castleman 病(与POEMS 综合征及副肿瘤性天疱疮相关) | (血管)淋巴错构瘤:玻璃样血管类型,浆细胞及多中心/普遍类型 | HHV-8 |
| 登革热(可能引起登革热的病毒,登革出血热或登革休克综合征) | 50% 患者出现皮疹,发病1~2 天后出现皮肤红斑,3~5天后广泛出现无症状的斑丘疹,伴散在"孤岛"样白色皮肤,1/3 黏膜损害,可有瘀斑/瘀点,潜伏期 3~14 天 | 登革病毒 |
| 发疹性假性血管瘤病 | 发热,暂时性血管瘤样损害,通常多发于儿童,伴晕圈 | ECHO 病毒25&32 |
| 传染性红斑(第五病) | 4~10 岁儿童,面部水肿红斑,四肢出现网状斑丘疹,成人有关节病,胎儿有贫血/积液,持续镰刀形红细胞 | 细小病毒 B19 |
| Gianotti-Crosti 综合征(小儿丘疹性肢端皮炎) | 多发于儿童(≤4 岁),急性发病,面部、四肢出现无症状的苔藓样丘疹,躯干部较少见 | 区别:世界范围常见 HBV美国常见 EBV |
| 手足口病 | 短暂轻微的前期症状,发热,侵蚀性口腔溃疡,肢端及臀部水疱,高度传染性,口损害,无皮肤症状 | 柯萨奇病毒,柯萨奇病毒 A16,肠道病毒 |
| 疱疹性咽峡炎 | 发热,疼痛性口腔水疱/损害,无皮疹 | 柯萨奇病毒群 A及 B,其他 ECHO病毒 |
| 牛痘样水疱病 | 丘疱疹,光敏感,发于儿童期,成年后消退 | EBV(病情较重时,EBV 相关的NK/T- 细胞恶性淋巴组织增生) |

| 病毒性疾病 | 病情描述 | 病因 |
|---|---|---|
| 传染性单核细胞增多症（腺热） | 2个发病高峰年龄：1~6岁及14~20岁；发热，咽炎，（宫颈）淋巴结病，肝脾肿大，眼睑水肿，5%出现红疹，白细胞增多，LFTs增高；90%患者给予氨苄青霉素、阿莫西林后出现斑丘疹 | EBV（也可引起鼻咽癌，移植后恶淋巴组织增生，非洲基特淋巴瘤） |
| 卡波西肉瘤 | 血管肿瘤 | HIV-8 |
| 卡波西水痘样疹（疱疹性湿疹） | 常为泛发性、密集性水疱性皮炎；可为脐窝状 *；发热、不适，淋巴结病 | HSV，可伴柯萨奇病毒，牛痘及其他皮炎芽生菌 |
| 扁平苔藓 | 暗红色、多角形、扁平状、瘙痒丘疹 | HCV |
| 麻疹 | 前驱期 - 咳嗽、鼻炎、结膜炎、Koplik 斑。然后分批出现红色麻疹样斑丘疹。潜伏期 10~14 天 | 副黏病毒 |
| 挤奶人结节病 | 接触感染病牛所致，类似羊痘疮 | 副牛痘疹 / 副痘病毒 |
| 传染性软疣 | 脐窝状丘疹，发于儿童、HIV、或性传染疾病 | 痘病毒；4MCV 亚型：MCV1 最普遍，免疫系统受损伤时可见 MCV2 |
| 猴痘 | 类似天花样，但病情较轻，可在人群中传播，局部淋巴结肿大 | 猴痘 / 正痘病毒（接种天花牛痘可预防） |
| 口腔毛状白斑 | 无痛感，口腔黏膜白色毛绒状病变，HIV 或其他免疫缺陷患者，吸烟史有关 | EBV |
| 羊痘（羊痘疮） | 接触动物后出现脐窝状结节，6 期，绵羊，山羊，驯鹿，5 周内自愈 | 羊痘 / 副痘病毒 |

续表

| 病毒性疾病 | 病情描述 | 病因 |
|---|---|---|
| 丘疹性/紫癜性 Stocking-Glove 综合征 | 青年好发,前期症状轻微,黏膜疹,水肿,红斑,瘀点,紫癜,烧灼感,腕/踝关节瘙痒 | 其他:细小病毒 B19,柯萨奇病毒 B6,HHV-6 |
| 玫瑰糠疹 | 常见无症状的丘疹鳞屑的黏膜疹 | 可能 HHV-7 |
| Ramsey Hunt 综合征 | 膝状神经节疱疹,依次出现外耳部和口腔黏膜疱疹,外耳道和耳廓周围剧痛,患侧周围性面神经麻痹 | VZV 水痘带状疱疹病毒 |
| 婴儿玫瑰疹(幼儿急疹,第六病) | 婴儿高热 3 日,麻疹样皮疹,15% 可伴癫痫 | HHV-6B,少见 HHV-6A 或 HHV-7 |
| 风疹(德国麻疹) | 前期症状轻,淋巴结柔软,眼球上外侧转动疼痛,麻疹样皮疹,分批出现,点状黏膜疹(Forschiemer 点)。潜伏期 16~18 日 | 外衣病毒 |
| 天花 | 7~17 日潜伏期,2~4 日前驱期(发热,头痛,不适),皮肤成批依次出现斑疹、丘疹、疱疹、脓疱,皮疹离心分布,呼吸道传播 | 痘疮/正痘病毒 |
| STAR 综合征 | 喉咙疼痛,体温升高,关节炎,皮疹 | 多种:HBV,细小病毒 B19,风疹 |
| 单侧胸周边皮疹病(ULE) | <4 岁,麻疹或湿疹样皮损,常始于腋窝,单侧分布 | 多种:EBV,HBV,ECHO 病毒 6 |

\* 脐窝状损害:软疣、痘疹病毒、单纯疱疹病毒、组织胞浆菌病、隐球菌病、青霉病、穿通性损伤、麻风病、GA。

Adapted from Benjamin A. Solky, MD and Jennifer L. Jones, MD. Boards' Fodder-Viruses

译者注:HHV= 人类疱疹病毒,HBV= 乙型肝炎病毒,EBV=EB 病毒。

## 真菌病

### 实验室检查

*直接镜检*

KOH 溶液:软化角质,温和加热可促进清理效果

DMSO 二甲基亚砜:无加热条件下比单用 KOH 更快软化角质。

氯唑黑 E:甲壳素特异性,菌丝染绿。

派克黑墨水:菌丝染色,无甲壳素特异性。

卡尔科弗卢尔荧光增白剂:可染色真菌细胞壁(甲壳素),荧光显微镜下可见蓝/白或苹果绿色荧光。

印度墨水:囊壳着色,新型隐球菌效果最佳。

革兰氏染色:蓝

PAS 染色:红

GMS 染色:黑

黏蛋白卡红:粉红色 = 囊壳;红色 = 酶

AFB 染色:+ 若为诺卡菌属

乳酸酚棉蓝:用于固定和真菌群染色

*培养*

沙氏葡萄糖琼脂培养基:真菌生长的标准培养基

+ 氯霉素:抑制细菌

+ 放线菌酮:用于恢复二态真菌和皮肤真菌

抑制隐球菌、念珠菌(非白色)、原壁菌属、帚霉属、曲霉菌

皮肤真菌测试培养基(DTM):用于恢复皮肤真菌

培养基从黄色变为红色(pH 指示剂)

### 表层真菌病

**白色毛结节菌病:**毛孢子菌属。柔软活动结节,面部,腋窝,阴毛部,热带地区。

治疗:剃毛。如复发则给予系统性抗真菌药物。

**黑色毛结节菌病:**霍塔毛孢子菌。坚硬固定结节、面部、头皮、阴部、气候温和地带。

治疗:剃毛。如复发则给予系统性抗真菌药物。

**黑癣:**威尼克外瓶霉。手掌褐斑

治疗:持续外用碘伏、吡咯抗真菌药、特比萘芬 2~4 周以防止复发。对灰黄霉素耐药。

**花斑癣:**糠秕马拉色菌/卵圆皮屑芽胞菌。躯干部或四肢

分布注射样 / 色素斑

    KOH:"通心粉和肉圆" - 菌丝 / 孢子

    Tx:外用酮康唑软膏,硫化硒香波,口服酮康唑

## 浅部细菌感染症型

    红癣:微球棒状杆菌(粪卟啉)

    腋毛癣:细棒状杆菌

    窝状角质松解症:栖息微球菌

## 皮肤真菌病

### 皮真菌的孢子形成特征

|        | 发癣菌       | 小孢子癣菌   | 表皮癣菌     |
| ------ | ---------- | ---------- | ---------- |
| 大分生孢子 | 罕见         | 较多         | 较多、群体     |
| 形状     | 雪茄 / 铅笔状   | 纺锤 / 锥状    | 棒 / 钝角状    |
| 壁      | 薄 / 光滑     | 厚 / 小棘状    | 薄 / 光滑     |
| 小分生孢子  | 较多         | 较少         | 无          |

### 皮肤真菌的传播方式
*亲动物 / 土性皮肤癣菌引发的明显炎症*

| 亲人的   | 人类  | 红色癣菌,断发癣菌,絮状表皮癣菌,同心性癣菌,须发癣菌趾间变种 |
| ----- | --- | -------------------------------------- |
| 亲动物的  | 动物  | 须发癣菌须癣变种,狗小孢子菌,疣状癣菌                    |
| 亲土的   | 土壤  | 石膏状小孢霉                                 |

### 最常见的皮肤真菌

| 体癣,股癣,脱屑型癣,手足癣 | 红色癣菌,须发癣菌,絮状表皮癣菌                                               |
| ------------- | ------------------------------------------------------------- |
| 手足癣           | **脚底**:红色癣菌,絮状表皮癣菌<br>**囊泡**:须发癣菌变种                            |
| 甲癣            | **远端指甲**:红色癣菌<br>**近侧灰白指甲(HIV)**:红色癣菌<br>**白色表皮**:须发癣菌(成人);红色癣菌(儿童)。<br>也有霉菌:曲霉菌,头孢霉,镰刀霉,帚霉属 |

| 须癣 | 常见嗜动物性皮肤真菌(尤其是须发癣菌 var. 癣菌及疣状癣菌)或红色癣菌 |
|---|---|
| 头癣 | **美国:**断发癣菌 > 奥多尼小孢霉,狗小孢菌<br>**欧洲:**狗小孢菌,奥多尼小孢霉<br>**黄癣:**许兰癣菌 > 紫色癣菌,石膏状小孢霉 |
| 叠瓦癣 | 同心性癣菌 |
| 马约基肉芽肿 | 常为红色癣菌 > 紫色癣菌 > 断发癣菌 |

### 皮肤真菌侵犯头发

| 毛外癣菌 | 荧光(蝶啶) | 狗小孢菌,奥多尼小孢霉,扭曲小孢子菌,须发癣菌,石膏状小孢霉 |
|---|---|---|
| | 非荧光 | 须发癣菌,红色癣菌,疣状癣菌,麦格癣菌,石膏状小孢霉,短小锥虫 |
| 毛内癣菌(黑点) | | 红色癣菌,断发癣菌,紫色癣菌,古维尔癣菌,苏丹癣菌,雅温德癣菌,许兰癣菌(荧光) |

石膏状小孢霉可以或不发荧光;红色毛癣菌可以是毛外或毛内
絮状表皮癣菌,同心性毛癣菌不会入侵头皮毛发

**皮下组织真菌病**

| 疾病 | 病因 | 体内 /KOH 溶液 (组织相) | 培养 (霉菌相) | 临床症状 | 治疗 |
|------|------|------------------------|---------------|----------|------|
| 孢子丝菌病 | 申克孢子丝菌 | 雪茄状芽母菌, Splendore-Hoeppli 现象 | 有锥菊状芽孢的单菌丝 | 植物学家,园丁,农夫 (玫瑰刺,碎片),动物传染 (猫)<br>孢子丝菌病变传播 (如果接触前可固定)<br>孢子丝菌病变的鉴别:利什曼病,非典型分枝杆菌,免疫病,诺卡氏菌病,疥病 | 伊曲康唑,SSKI 饱和碘化钾溶液 |
| 着色芽生菌病 | 产色芽生菌 (最常见),分子孢子菌,瓶霉属,喙支孢属 | 铜币 / 枸杞体 / 硬化体 | | 浅红小斑样丘疹缓慢发展为表面黑点的硬块样斑 | 伊曲康唑,外科手术切除 |
| 暗色丝孢霉病 | 甄氏外瓶霉菌,皮炎瓶霉菌,交链孢霉 / 离蠕孢属,弯孢属,瓶霉属 | 类似染色体但有单菌丝 | | 单个皮下脓肿 | 外科手术切除,伊曲康唑 |
| 癣眼疣样芽生菌病 | 罗布芽生菌 | 柠檬状细胞样链样搭桥似的同桥马其他十字偏振光 | 未培养 | 宽吻海豚及巴西原著人<br>融合性丘疹 / 斑块结节,溃疡 / 结痂<br>纤维化形成瘢痕疙瘩 | 外科手术切除 |
| 接合菌病 | 冠状耳霉 | | | 鼻面皮下物质 | |

| 疾病 | 病因 | 体内 (KOH 溶液)(组织相) | 培养 (霉菌相) | 临床症状 | 治疗 |
|---|---|---|---|---|---|
| 鼻孢子虫病 (原生动物) | 西伯勒孢子虫 | 大孢子囊 (覆盆子) 黏蛋白卡红染色 | 未培养 | 浊液 印度及斯里兰卡地方病 鼻咽鲞息肉可阻碍呼吸 | 外科手术切除 |
| 原藻病 (藻类) | 无绿藻 | 桑葚胚(足球状) | | 鹰嘴囊炎 | |
| 放线菌性足分支菌病 (细菌性) | 白乐杰马杜拉放线菌 (红色) 足肿马杜拉放线菌 (白色) 链霉菌 (黄色) 伊色列放线菌 葡萄状菌病 诺卡菌属 (白 - 橙色) | | | 火山样溃疡及窦道 硫磺色各粒物 - 黄色,白色,红色或褐色 组织膨胀 早期侵入骨利肌肉 | 抗菌剂 |
| 真菌性足分支菌病 (真菌性) | 波氏假阿利什菌 (最常见,白 - 黄色) 灰 (色) 马杜拉分支菌 足[肿]分支菌 (褐 - 黑色) 甄氏外瓶霉菌 支顶孢衍生 (白 - 黄色) | | | 小溃疡样窦道 硫磺色各粒物 (白色或褐色) 组织膨胀 骨质增生较晚发生,少见入肌肉 | 抗真菌药物少有效果,外科手术切除 |

# 系统性真菌病

| 疾病 | 病因 | 体内/KOH(组织相) | 培养(霉菌相) | 临床症状 | 治疗 |
|---|---|---|---|---|---|
| 球孢子菌病(溪谷热) | 粗球孢子菌/非加利福尼亚粗球孢子菌 | 大球体,Splendore-Hoeppli征 | 火车货厢状:桶状厚壁孢子与空细胞交替 | 美国西南部,墨西哥,中美洲原发性肺部感染(60%无症状)侵入中枢神经,骨骼 较多坏块皮肤,可发展为结节性红斑,多形性红斑损害 | 伊曲康唑,氟康唑,两性霉素 B |
| 副球孢子菌病(南美芽生菌病) | 巴西副球孢子菌 | 水手轮(薄壁酵母样多芽) | 卵形小分生孢子与芽生菌相似 | 南美,中美洲慢性肉芽肿肺部疾病 侵入肝,脾,肾上腺,消化道,淋巴结 皮肤:口腔/口周肉芽肿损害 *男>>女:雌激素可能有抑制作用 | 酮康唑 |
| 芽生菌病(吉尔克里斯特病,北美芽生菌病) | 皮炎芽生菌 | 宽基出芽厚璧酵母 | 棒糖样孢子 | 美国东南部和五大湖区 原发性肺部感染 侵入中枢神经,肝,脾,泌尿生殖系统,长骨 皮肤:凹槽样疣状损害 | 伊曲康唑,两性霉素 B |
| 组织胞浆菌病(达林病) | 荚膜组织胞浆菌/杜波伊斯组织胞浆菌 | 巨噬细胞内含酵母(为寄生的组织细胞),组织中没有光晕 | 结节状大分生孢子 | 密西西比/俄亥俄河谷与/蝙蝠类便 最常见:肺部感染(80%~95%) 侵入肝,骨髓,脾,中枢神经 皮肤:AIDS 的软疣样皮损 | 伊曲康唑,两性霉素 B |

**条件致病性真菌病**

| 疾病 | 病因 | 体内 /KOH(组织相) | 培养（霉菌相） | 治疗 |
|---|---|---|---|---|
| 念珠菌病 | 白色念珠菌 | 假菌丝或真分隔菌丝 | 部分常见肠道菌群<br>感染致病性因素：上皮屏障损害：烧伤，浸渍，伤口，阻塞，植入体（假牙，导管）；抗生素<br>机体功能紊乱：DM2,多（种）内分泌腺病；营养不良<br>免疫缺陷：细胞毒制剂，嗜中性白血球减少症，粒细胞缺乏，HIV，慢性肉芽肿疾病 | 局部：制霉菌素，达克宁，抗真菌Ⅰ号<br>系统：SAF |
| 隐球菌病 | 新生隐球菌 | 囊包霉菌伴清晰晕环，"泪滴样芽"<br>新蛋白白卡红染色，或印度墨水染色 | 鸟类粪落物——常经过肺部感染再经血传播至肺部，骨髓，内脏。<br>皮肤：鼻咽丘疹/脓胞，皮下溃疡性脓肿 | 两性霉素 B<br>氟康唑 |
| 曲霉病 | 黄曲霉<br>烟曲霉<br>照曲霉 | 瓶梗伴分生孢子链（帚样）<br>有隔菌丝 45° 分支 | 吸入分生孢子而致感染→肺部曲霉病<br>过敏性支气管肺霉病；超敏；无组织侵入<br>侵入性 / 播散性曲霉病；侵入血管 | 过敏性：类固醇<br>侵入性：SAF |
| 接合菌病 /<br>毛霉菌病 | 根霉属菌 /<br>毛霉菌<br>犁头霉菌 | 呈 90° 分叉的宽大飘带状菌丝<br>假根对生孢子囊<br>无根 | 最常见为呼吸道入口→鼻脑感染<br>与糖尿病酮症酸中毒有关 | 两性霉素 B，<br>手术切除 |

续表

| 疾病 | 病因 | 体内/KOH(组织相) | 培养(霉菌相) | 治疗 |
|---|---|---|---|---|
| 青霉菌病 | 马尔尼菲青霉 | 孢子囊同根 胞同霉菌 | 东南亚 脐凹样损害,85%感染的患者有皮损 | 两性霉素B, 氟康唑 |

SAF:系统性抗真菌药;两性霉素B,两性霉素B脂质体,氟康唑,氟康唑,伊曲康唑,伊曲康唑,卡泊芬净。

## 媒介传播疾病

| 疾病 | 病因 | 媒介/传播 | 治疗 |
|---|---|---|---|
| 慢性萎缩性肢端皮炎(Pick-Herxheimer病) | 阿弗西尼疏螺旋体,伽氏疏螺旋体 | 阿莫西林,六角形硬蜱,全沟形硬蜱蜱 | 阿莫西林,强力霉素,氨噻肟头孢菌素,苯基青霉素 |
| 非洲蜱咬热 | 非洲立克次体 | 希伯来钝眼蜱,彩饰钝眼蜱 | 强力霉素 |
| 非洲锥虫病(睡眠病) | 布氏冈比亚锥虫(西非) | 采采蝇(刺舌蝇) | 羟乙基磺酸戊双脒(溶血期) |
| — Winterbottom征(颈后淋巴结肿大) | | | 硫胂蜜胺或二氟甲基鸟氨酸(累及中枢神经) |

| 疾病 | 病因 | 媒介/传播 | 治疗 |
|---|---|---|---|
| - Kerandel 征（感觉过敏） | 布氏罗得西亚锥虫（东非） | 采采蝇（刺舌蝇） | 苏拉明（溶血期）/ 硫胂蜜胺（累及中枢神经） |
| 杆菌性血管瘤病 | 汉塞巴尔通体，昆塔纳巴尔通体 | 猫蚤（人虱） | 红霉素，强力霉素 |
| 巴西颊疮伤寒 | | 卡延钝眼蜱 宿主：水豚 | 强力霉素 |
| 卡里翁病（巴尔通体病，奥罗亚热，罗亚热，秘鲁疣） | 杆菌状巴尔通体 | 白蛉（疣肿罗蛉） | 氯霉素（由于经常感染沙门菌） |
| 尾蚴性皮炎（游泳痒伤） | 动物血吸虫尾蚴 | 蜗牛 | 局部用皮质激素 |
| 查格斯病（美洲锥虫病） | 克氏锥虫 | 猎蝽虫（猎蝽，吸血的有毒昆虫） | 苄硝唑，硝呋噻氧 |
| 皮肤幼虫移行症（匐行疹） | 巴西钩口线虫，犬钩口线虫 | 畜禽粪便 | 局部用阿苯达唑，双氢除菌素，噻苯咪唑 |
| 猪囊虫病 | 猪肉绦虫 | 污染猪肉 | 阿苯达唑，吡喹酮 |
| 登革热 | 黄（热病）病毒 | 埃及伊蚊或白纹伊蚊 | 支持疗法 |

续表

| 疾病 | 病因 | 媒介/传播 | 治疗 |
| --- | --- | --- | --- |
| 麦地那龙线虫病 | 麦地那龙线虫(豚鼠火虫) | 剑水蚤 | 缓慢驱虫+伤口护理 口服灭滴灵有助驱虫 |
| 人单核细胞,埃立克体病(HME) | 查菲埃立克体 | 美洲钝眼蜱 | 强力霉素,利福平(孕期) |
| 人粒细胞,埃立克体病(HGE)和人亲粒细胞无形体病(HGA) | 埃文埃立克体(HGE),噬吞噬细胞无形体(HGA) | 全沟硬蜱及变异革蜱 | 强力霉素,利福平(孕期) |
| 热带象皮病(淋巴丝虫病) | 班氏吴策线虫,马来丝虫,帝汶丝虫 | 库蚊,按蚊 | 乙胺嗪 |
| Rosenbach 类丹毒 | 猪红斑丹毒丝菌 | 鱼,贝类,家禽,肉类 | 苄基青霉素,环丙沙星 红霉素/利福平 |
| 鼻疽病(慢性鼻疽) | 鼻疽伯克霍尔德尔菌 | 马,骡,驴 | 沃格孟汀,强力霉素,TMP-SMX |
| 黑热病(内脏利什曼病) | 杜氏利什曼原虫,婴儿利什曼原虫,查氏利什曼原虫 | 白蛉属沙蝇,沙蜢属沙蝇 | 葡萄糖酸锑钠或两性霉素 |
| 利什曼病,新大陆(黏膜)皮肤利什曼病(糖胶树胶工人溃疡,皮肤利氏曼原虫病,鼻咽黏膜利什曼病,热带疮) | 墨西哥利什曼原虫,巴西利什曼原虫 | 沙蜢属沙蝇 | 葡萄糖酸锑钠或两性霉素 |

| 疾病 | 病因 | 媒介/传播 | 治疗 |
|---|---|---|---|
| 利什曼病，旧大陆皮肤利什曼病（东方，巴格达，德里疖） | 热带利什曼原虫，主要利什曼原虫，埃塞俄比亚利什曼原虫，婴儿利什曼原虫 | 白蛉属沙蝇 宿主：啮齿动物 | 葡萄糖酸锑钠 |
| 罗阿丝虫病（松鼠皮，短时性肿胀） | 罗阿丝虫 | 虻属蝇（马/芒果），斑虻属蝇（赤鹿） | 乙胺嗪 |
| 莱姆病 | 美国：伯氏疏螺旋体 欧洲：伽氏疏螺旋体和阿弗西尼疏螺旋体 | 美国东北部/五大湖区：肩突硬蜱/丹明尼硬蜱 美国西部：太平洋硬蜱 欧洲：篦子硬蜱 | 强力霉素，若是孕妇或<9岁用羟氨苄青霉素 |
| 地中海斑疹热（南欧斑疹热），类鼻疽（杯特莫尔热） | 康氏立克次体 类鼻疽假单胞菌 | 血红蜱头螵（犬蜱） 热带泥土，水 | 强力霉素，氯霉素，氟喹诺酮 静注头孢他定（高浓度），TMZ-SMX和强力霉素 |
| 蝇蛆病 | 人肤皮蝇（胃蝇），嗜人血瘤蝇（嗜人瘤蝇），丝光绿蝇 | 蚊子（人肤皮蝇） | 祛除幼虫，治疗防止重复感染。 |
| 盘尾丝虫病（River blindness） | 旋盘尾丝虫 | 蚋属（黑蝇） | 双氢除虫菌素 |

续表

| 疾病 | 病因 | 媒介／传播 | 治疗 |
|---|---|---|---|
| 鼠疫（腺鼠疫） | 鼠疫耶尔辛杆菌 | 印度客蚤（鼠疫蚤） | 链霉素，庆大霉素 |
| Q热 | 贝氏柯克斯体 | 吸入尘屑干类 | 强力霉素 |
| 鼠咬热（Haverhill，Sodoku） | 负鼠菌（亚洲／非洲）念珠状链杆菌（美国） | 鼠咬，抓伤，鼠排泄物，污染的食物 | 青霉素 |
| 回归热-虱传播 | 回归热螺旋体（非洲，南美洲） | 人虱 | 强力霉素 |
| 回归热-蜱传播 | 达顿包柔螺旋体、赫母斯包柔螺旋体（美国西部） | 纯缘蜱（软体蜱） | 强力霉素 |
| 立克次体痘 | 小蛛立克次体 | 血红异刺皮螨（刺脂螨属）贮体：美国小家鼠 | 强力霉素 |
| 裂谷热 | 白蛉病毒属，本雅病毒 | 伊蚊 | 支持疗法，利巴韦林（研究性） |
| 落基山斑疹热 | 立氏立克次体 | 安氏革蜱，变异革蜱 | 强力霉素 |
| 血吸虫病／（bilharziasis）（尾蚴性皮炎、引螺热、迟发性过敏性皮炎，围产期肉瘤、排泄透物） | 血吸虫雄虫（消化道）、日本血吸虫（消化道）、埃及血吸虫（泌尿系统） | 小螺 | 吡喹酮 |

续表

第一部分 皮肤病学

| 疾病 | 病因 | 媒介/传播 | 治疗 |
| --- | --- | --- | --- |
| 恙虫病(恙虫热) | 立克次体/东方体恙虫病 | 恙螨幼虫期(恙螨) | 强力霉素 |
| 南非蜱螫伤热 | 康氏立克次体 | 拟蓖硬头蜱、血蜱、扇头蜱 | 强力霉素 |
| 裂头蚴病 | 迭宫绦虫属(大和猫绦虫幼虫) | 接触/食用感染的青蛙、蛇或鱼 | 手术清除 |
| 弓形体病 | 刚地弓形虫 | 猫粪、未煮熟的肉、牛奶 | 乙嘧啶和磺胺嘧啶 妊娠初期:螺旋霉素 |
| 五日热 | 五日热巴通体 | 人体虱 | 强力霉素、红霉素 |
| 旋毛虫病 | 旋毛虫 | 未煮熟的猪肉、野味 | 症状较重用糖皮质激素,或甲苯达唑 |
| 野兔病(兔热病、奥哈拉病) | 土拉弗朗菌 | 兔、安氏革蜱、美洲钝眼蜱、中室蜱蛴(鹿蝇)、家猫 | 链霉素 |
| 斑疹伤寒、流行性:鼠科/蚤生斑疹伤寒 | 斑疹伤寒立克次体 | 印鼠客蚤(鼠蚤) | 强力霉素 |
| 斑疹伤寒、流行性;Brill-Zinsser病/复发性斑疹伤寒(传染性斑疹伤寒) | 普氏立克次体 | 人体虱、松鼠蚤 贮体:南方鼯鼠 | 强力霉素 |

67

续表

| 疾病 | 病因 | 媒介/传播 | 治疗 |
|---|---|---|---|
| 韦尔病（钩端螺旋体病） | 出血性黄疸细螺旋体 | 鼠尿 | 强力霉素、青霉素、氨比西林、阿莫西林 |
| 西尼罗河热病 | 虫媒病毒 | 伊蚊、库蚊、按蚊 | 支持疗法 |
| 黄热病 | 虫媒病毒 | 埃及伊蚊 | 支持疗法 |

Adapted from Solky BA, Jones JL, Boards' Fodder-Bugs and their Vectors. Treatment adapted from *The Medical Letter*. 2004;46:1189.

# 动物引起的皮肤病

| 动物 | 学名 | 特征 |
|------|------|------|
| **蜘蛛** | | |
| 棕色隐士蜘蛛 | 褐皮斜蛛<br>(*Loxosceles reclusa*) | ● 毒汁：鞘磷脂酶-D、透明质酸酶<br>● 背部呈小提琴样花纹<br>● 咬时无痛感但大面积坏死<br>● 红、白、蓝色印记<br>● 内脏皮肤型棕色斜蛛咬中毒：发热、寒战、呕吐、关节疼痛、溶血性贫血、休克、死亡<br>● 治疗：类固醇、阿司匹林、抗蛇毒素、避免清创术 |
| 黑寡妇蜘蛛 | 间斑寇蛛<br>(*Latrodectus mactans*) | ● 毒汁：A-乳毒素<br>● 腹部红色的沙漏状斑记<br>● 咬时疼痛但无坏死<br>● 神经毒引起寒战、消化道症状、麻痹、痉挛、大汗淋漓、血压升高、休克<br>● 治疗：静注葡萄糖酸钙、肌肉松弛剂、抗蛇毒素 |
| 跳蜘蛛 | 蝇虎 (*Phidippus formosus*) | ● 毒汁：透明质酸酶<br>● 黑色绒毛和白色斑纹<br>● 攻击性很强的蜘蛛<br>● 因毒汁而感疼痛但无系统症状 |
| 狼蛛 | 狼蛛科<br>(*Lycosidae*) | ● 毒汁：组胺<br>● 淋巴管炎、焦痂 |
| 管巢蛛 | 红螯蛛属<br>(*Chiracanthium*) | ● 毒汁：脂肪酶<br>● 黄色 |
| 流浪汉蜘蛛 | 流浪汉蜘蛛 (*Tegenaria agrestis*) | ● 腹部人字形条状花纹<br>● 咬时无痛感，很快发病形成皮下硬结，随后焦痂<br>● 攻击性很强的蜘蛛<br>● 漏斗样蛛网 |
| 绿山猫蛛 | 松猫蛛属<br>(*Peucetia viridans*) | ● 绿色伴红斑点<br>● 咬时疼痛伴轻微瘙痒 |
| 塔兰图拉蛛 | 捕鸟蛛科<br>(*Theraphosidae*) | ● 绒毛可引起荨麻疹<br>● 蜇虫性眼炎-绒毛进入眼睛→形成慢性肉芽肿 |

| 动物 | 学名 | 特征 |
|------|------|------|
| 毛虫 (Lepidoptera)（接触毛可引起荨麻疹） | | |
| 猫/纺锤体蛋白异常 | 壳盖绒蠹 (Megalopyge opercularis) | ● 棕色羊毛样<br>● 爆发皮疹呈棋盘样 |
| 地蛾 | 巨斑刺蛾 | ● 绿色,侧面有从头至脚的白色条纹 |
| 吉普赛蛾 (Gypsy/Tent moth) | 舞毒蛾 (Lymantria dispar) | ● 长矛样毛中有组胺<br>● 风媒可引起空气源接触性皮炎 |
| 鞍状峰 | 鞍背毛虫 | ● 背部呈亮绿色马鞍样 |
| 黄尾蛾 | 黄尾蛾 (Hylesia metabus) | ● 卡里皮托/委内瑞拉丘疹性荨麻疹 |
| 罗奴霉素蛾 | 罗奴霉素毛虫 (Lonomia achelous/obliqua) | ● 南美蛾,含有致死性出血的质素 |
| **蝇类** | | |
| 黑蝇 | 蚋属 (Simulium) | ● 媒介:盘尾丝虫病 |
| 沙蝇 | 白蛉属 (Phlebotomus Lutzomyia) | ● 杜氏利什曼原虫;热带利什曼原虫;利什曼幼虫;硕大利什曼原虫;俄塞俄比亚利什曼原虫;<br>● 墨西哥利什曼原虫;巴西利什曼原虫;巴尔通体病 |
| 采采蝇 | 舌蝇属 (Glossina) | ● 非洲锥虫病 |
| 鹿蝇 | 斑虻属 (Chrysops) | ● 罗阿丝虫病;野兔病 |
| 马蝇幼虫 | 皮蝇属 (Dermatobia hominis, Callitroga americana) | ● 当软体幼虫寄生于皮肤会出现蝇蛆病<br>● 其他可以引起蝇蛆病的幼虫:噬人瘤蝇(盾波蝇、潮湿衣物)及丝光绿蝇(美国绿蝇) |
| **蚊科 (Culicidae)** | | |
| | 疟蚊 (Anopheles) | ● 媒介:疟疾、丝虫病 |
| | 伊蚊 (Aedes) | ● 媒介:黄热病、登革热、丝虫病、奇昆古尼亚热病 |
| | 库蚊 (Culex) | ● 媒介:丝虫病、西尼罗热 |

| 动物 | 学名 | 特征 |
|---|---|---|
| **蚤目** | | |
| 人蚤 | 蚤属 (*Pulex irritans*) | ● 可引起瘟疫、感染其他哺乳科动物 |
| 猫蚤 | 栉首蚤属 (*Ctenocephalides felis*) | ● 媒介:汉赛巴通体→猫抓病和细菌性血管瘤病<br>● 帕里诺综合征:眼结膜炎及耳前淋巴结肿大 |
| 鼠蚤 | 印鼠客蚤 (*Xenopsylla cheopis*) | ● 媒介:斑疹伤寒立克次体→流行性斑疹伤寒<br>鼠疫杆菌→黑死病 |
| 砂蚤、穿皮潜蚤 | 潜蚤属 (*Tunga penetrans*) | ● 潜蚤病<br>● 治疗时给予破伤风体格检查(手术或伊维菌素) |
| **甲虫** | | |
| 隐翅虫 | 毒蝇翅蛾属 (*Paederus eximius*) | ● 内罗毕眼<br>● 毒素:青腰虫素 |
| 斑蝥 | 绿芫菁属 (*Lytta vesicatoria/Spanish fly*) | ● 斑蝥素源<br>● 挤压皮肤可起水疱 |
| 红缘皮蠹 | 毛皮蠹属 (*Attagenus megatoma, A. scrophulariae*) | ● 幼虫过敏性接触皮炎 |
| **虱** | | |
| 阴虱 | 耻阴虱 (*Pthirus pubis*) | ● 身体短宽、爪较壮大<br>● 因阴虱吸血而周围皮肤出现青斑 |
| 头虱 | 虱属 (*Pediculus capitis*) | ● 六足,狭长身体 |
| 体虱 | 人虱属 (*Pediculus humanus corporis*) | ● 狭长身体<br>● 寄生于衣服皱褶处而非直接在宿主身上<br>● 媒介:昆塔纳巴尔通体→战壕热<br>回归热螺旋体→普氏立克次体回归热→流行性斑疹伤寒 |

| 动物 | 学名 | 特征 |
| --- | --- | --- |
| **螨** | | |
| 疥螨 | 疥螨属 (*Sarcoptes scabiei hominis*) | ● 可见疥虫掘的隧道、皮肤皱褶处<br>● 皮肤刮层可取得虫卵、虫粪及成虫<br>● 治疗:氯菊酯杀虫剂、林丹、伊维菌素 |
| 谷痒螨 | 虱状蒲螨<br>(*Pyemotes tritici*) | ● 可见于谷类、干豆、干草等<br>● 唾液酶致敏<br>● 可引起全身症状:发热、腹泻、厌食 |
| 蠕形螨 | 蠕形螨<br>(*Demodicidae*) | ● 与酒糟鼻、毛囊炎有关<br>● 寄生于人头发毛囊 |
| 谷螨 | 粗足粉螨 (*Acarus siro*) | ● 引起面包师瘙痒症 |
| 长食酪螨 | 甜食螨属<br>(*Glyciphagus*) | ● 食品杂货商瘙痒症<br>● 丘疹性荨麻疹或爆发性脓性丘疱疹 |
| 食酪螨 | 食酪螨属<br>(*Tyrophagus*) | ● 丘疹性荨麻疹或爆发性脓性丘疱疹 |
| 秋螨(恙螨) | 恙螨 (*Trombicula alfreddugesi*) | ● 脚踝、腿部、腰带处剧烈瘙痒<br>● 媒介:恙虫病立克次体→恙虫病 |
| 尘螨 | 尘螨属<br>(*Dermatophagoides Euroglyphus*) | ● 异位性皮肤炎 |
| 家鼠螨 | 血异皮螨<br>(*Allodermanyssus sanguineus*) | ● 媒介:小蛛立克次体→立克次体痘 |
| 姬螯螨 | 姬螯螨<br>(*Cheyletiella*) | ● 狗、猫的脱落皮屑<br>● 宠物无症状;人可患瘙痒性皮肤病 |
| 鸡螨 | 禽刺螨属<br>(*Ornithonyssus*) | ● 见于与鸟类频繁接触者,常被鸟啄咬后 |
| | 皮刺螨属<br>(*Dermanyssus*) | ● 媒介:西方马脑炎 |
| 红足郭公虫 | 腐食酪螨<br>(*Tyrophagus putrescentiae*) | ● 接触干椰子者可有瘙痒<br>● 手部可出现类似疥疮症状但无隧道 |

続表

第一部分 皮肤病学

| 动物 | 学名 | 特征 |
|------|------|------|
| **其他** | | |
| 蝎子 | 蛛形纲;蝎目<br>(*Centruroides*<br>*sculpturatus*, *C.*<br>*gertschi*) | ● 神经毒素引起远端麻木<br>● 全身症状:抽搐、昏迷、偏瘫、过高/低体温、震颤、心神不宁<br>● 心律不齐、肺水肿、高血压<br>● 局部伤口处理、冰敷、抗组胺药 |
| 臭虫 | *Cimex Lectularius* | ● 身体扁平而宽,长度4~5mm |
| 蜜蜂、黄蜂、<br>大黄蜂、蚂蚁 | 膜翅目<br>(*Hymenoptera*) | ● 可引起血管性水肿<br>● 蜜蜂毒液:磷脂酶A |
| 火蚁 | 火蚁属<br>(*Solenopsis*) | ● 毒液:Solenopsin D(哌啶衍生物) |
| 锥鼻虫 | 半翅目<br>(*Hemiptera*) | ● 吸血虫<br>● 媒介:克氏锥虫→美洲锥虫病<br>● 原发伤口:美洲锥虫结节<br>● 罗曼尼亚征:单侧眼睑肿胀<br>● 急性:1~2周,发热,淋巴结肿大、关节疼痛、肌痛<br>● 慢性:进行性心脏症状、巨结肠 |
| 蜈蚣 | 唇足纲<br>(*Chilopoda*) | ● 食肉动物:爪有毒,叮咬痛感,有两个相隔1cm的黑色刺孔样伤口 |
| 千足虫 | 倍足纲<br>(*Deplopoda*) | ● 素食者,分泌毒素有烧灼感,起水疱 |
| **水生动物** | | |
| 水蛭 | | ● 可医用,与气单胞菌水媒植物伤口感染有关 |
| 海胆 | | ● 棘状突起的外来刺激反应,可用热水和醋减轻疼痛和抑制毒素<br>● 黑海胆 = 刺冠海胆(*Diadema setosa*) |
| 海参 | | ● 毒海参素可引起结膜炎 |
| 海豚 | | ● 瘢痕疙瘩性芽生菌病-着色芽生菌病,罗布芽生菌 |
| 血吸虫-非<br>人宿主 | | ● **游泳者痒病/挖蛤者皮炎**(曝露皮肤)<br>● 活水或海水中的尾蚴状扁形虫钻入皮肤(北美/加拿大),引起过敏反应<br>● 鸭和鸡血吸虫(非人) |
| 血吸虫-人<br>宿主 | | ● 曼逊血吸虫、日本血吸虫、埃及血吸虫→血吸虫病<br>● 尾蚴钻入皮肤进入肝门静脉系统,侵犯肺、心和肠系膜血管 |

73

| 动物 | 学名 | 特征 |
|---|---|---|
| 粪类圆线虫<br>(蛲虫) | | ● **皮肤幼虫移行症**<br>● 臀部、腹股沟匐行荨麻疹<br>● 可穿透基底膜而感染肺部和消化道(慢性粪类圆线虫病、loefler综合征)<br>● 迁徙快(5~10cm/h)<br>● 治疗:双氢除虫菌素 |
| 犬钩口线虫<br>(钩虫) | | ● **皮肤幼虫移行症**<br>● 钩虫通过海滩沙地钻入脚部皮肤<br>● 不能钻入基底膜(最终宿主)<br>● 猫狗粪便有幼虫沉积物<br>● 匐行小泡<br>● 迁徙慢(2~10mm/h)<br>● 治疗:噻苯咪唑或双氢除虫菌素 |

● **刺胞动物**——水母、僧帽水母、海葵、珊瑚和水螅虫。蜇(刺丝囊)刺破皮肤引起疼痛或全身症状。对于水母而非僧帽水母,可用3%~10%的乙酸或醋固化刺丝囊以防止灼伤或释放毒液

| 箱水母 | | ● 毒蜇可致休克 |
|---|---|---|
| 僧帽水母 | | ● 蜇刺疼痛,可引起出血性损伤伴小囊泡 |
| 海葵<br>(*Edwardsiella lineate*) | | ● 海水浴者多发(泳衣所覆盖皮肤处起瘙痒丘疹) |
| 顶针水母<br>(*Linuche unguiculata*) | | ● 海水中与刺胞动物幼虫接触(南美/加勒比),幼虫被游泳衣缠住 |

**异国宠物,其他**

| 鬣鳞蜥 | | ● 沙门菌、灵杆菌、疱疹病毒 |
|---|---|---|
| 刺猬 | | ● 须毛癣菌、沙门菌、非典型分枝杆菌 |
| 美冠鹦鹉、鸽子 | | ● 新型隐球菌、离螨 |
| 南美洲栗鼠 | | ● 须毛癣菌、石膏样小孢子菌、克雷白杆菌、假单胞菌 |
| 鱼/鱼缸/游 | | ● 海分枝杆菌 |
| 泳池 | | ● 治疗用TMP-SMX、克拉霉素、强力霉素 |
| 鼯鼠 | | ● 普氏立克次体、刚地弓形虫、葡萄球菌 |
| 羔羊(产羔期) | | ● 产羔耳聋:农夫的耳廓出现水疱、瘙痒和疼痛的皮疹(与青年春季疹/多形性日光疹相似) |

# 免疫学

## 补体

| 补体类型 | 功用 |
| --- | --- |
| C1q | 结合抗体,激活 C1r |
| C1r | 激活 C1s |
| C1s | 分裂 C2 和 C4 |
| C2 | 分裂 C5 和 C3 |
| C3a | 嗜碱细胞和肥大细胞激活 |
| C3b | 调理素、通过经典及替代途径汇集的成分 |
| C4a | 嗜碱细胞和肥大细胞激活 |
| C4b | 调理素 |
| C5a | 嗜碱细胞和肥大细胞激活 |
| C5b,6,7,8,9 | 膜攻击复合体 |
| C5,6,7 | 多形核白细胞趋化性 |
| C5b | 嗜碱细胞趋化性 |

**经典途径**:C1qs,C1 INH,C4,C2,C3

激活:抗体 - 抗原复合物

IgM>IgG(IgG4 不与 C1q 结合)

**替代途径**:C3,备解素,因子 B,D

激活:病原体表面

**凝集素途径**:甘露聚糖结合凝集素和纤维胶凝蛋白作为调理素,类似 C1qrs。无抗体情况下导致激活经典途径。

激活:病原体表面

**膜攻击复合体**:C5-9

**C3NeF**:能够稳定结合 C3 转化酶(C3Bb)的自身抗体。抗 H 因子的 IgG 同种型抑制其活性,从而也驱动补体激活。

与肾小球膜毛细血管性肾小球肾炎和 / 或部分性脂肪代谢障碍有关。

## 补体缺陷

大部分为常染色体隐性,除了遗传性血管神经水肿(HAE)为常染色体显性遗传。

| 补体缺陷 | 疾病 |
|---|---|
| 早期经典途径(C1, C4,C2) | 无 ANA 的 SLE,感染增加(包覆的组织) |
| C1 酯酶 | HAE |
| C1q 下降 | SCID 重症联合免疫缺陷 |
| C2 | 最常见的补体缺陷,SLE(也有遗传性痉挛性截瘫,青少年类湿性关节炎) |
| C3 | 感染,SLE,部分性脂肪代谢障碍,莱内病(脱屑性红皮病,Leiner disease) |
| C4 | SLE 伴 PPK(掌跖角化病) |
| C3,C4,或 C5 | 莱内病(腹泻、消瘦、脂溢性皮炎) |
| C5-9 | 反复奈瑟菌感染 |

## 血管神经性水肿和补体水平

| | C1 | C1 INH | C2 | C3 | C4 |
|---|---|---|---|---|---|
| HAE-1 | NI | ↓ | ↓ | NI | ↓ |
| HAE-2 | NI | NI/↑(但无功能) | ↓ | NI | ↓ |
| HAE-3* | NI | NI | NI | NI | NI |
| AAE-1** | ↓ | ↓ | ↓ | NI/↓ | ↓ |
| AAE-2*** | ↓ | ↓ | ↓ | NI/↓ | ↓ |
| ACEI 诱导 | NI | NI | NI | NI | NI |

治疗:C1-INH 浓缩剂/新鲜冷冻血浆,扩大免疫规划、激素、抗组胺类药、雄激素、抗纤维蛋白溶解药(氨基己酸或氨甲环酸)。

*HAE-3= 雌激素依赖性形式
**AAE-1= 与 B 细胞淋巴组织增生有关
***AAE-2= 自身免疫形式,Ab 对抗 C1-INH

## Th 属性

| Th 属性 | 细胞因子 | 相关疾病 |
| --- | --- | --- |
| Th1 | IL-2,IFN-γ,IL-12 | 结核样型麻风、皮肤利什曼病、结节性红斑、结节病、白塞综合征、蕈样肉芽肿、迟发型(Ⅳ型)超敏反应 |
| Th2 | IL-4,IL-5,IL-6,IL-10,IL-9,IL-13 | 特应性皮炎、瘤型麻风、播散性利什曼病、Sézary 综合征、怀孕(加重 Th2 疾病,有助于 Th1 疾病)、组织纤维化(即全身性硬皮病),蚤咬性丘疹性荨麻疹 |
| Th17* | IL-6,IL-15,IL-17,IL-21,IL-22,IL-23,TGF-β | 银屑病、过敏性接触性皮炎、高 IgE |
| T 细胞调节 | IL-10 或 TGF-β(也有 CD25+ 和 FOXP3+) | IPEX 综合征 |

*Th17 和 Treg 分化物都是 TGFβ 依赖性的,但维 A 酸抑制 Th17 且促进 Treg 分化。

译者注:IPEX 综合征是一种遗传病,其会导致不同表征,如内分泌异常、皮肤炎等。此症名为 IPEX 是因为其是一综合了免疫功能失调(Immunodysregulation)、多内分泌病变(Polyendocrinopathy)及肠病(Enteropathy)之 X 染色体性联遗传综合征。

# 大疱类疾病

## 角膜内 / 角膜下水疱

● 脓疱病——多形核白细胞(polymorphonuclear leucocyte, PMNs)+ 细菌

● 葡萄球菌烫伤样皮肤综合征(SSSS)——表皮松解的 / 表皮剥脱性的毒素分裂 Dsg 1(desmoglein,桥粒芯蛋白)(160kD)(ETA- 染色体、ETB- 质体衍生因子),噬菌体Ⅱ组 71 型金黄色葡萄球菌所致,组织活检通常未见显示,常见于 6 岁以下儿童或免疫抑制 / 肾功能不全的成人

● 葡萄球菌中毒性休克综合征——超抗原通过 Vβ 途径

激发 T 细胞受体

- 链球菌中毒性休克——A 群链球菌引起(化脓性链球菌),60% 可以查到 + 血液细胞培养(不同于葡萄球菌中毒性休克)
- 落叶型天疱疮(P. foliaceous)——Dsg 1(160kD)(上表皮),旧皮损颗粒层中可有角化不良的细胞(类似于"谷粒")
- 地方性——巴西落叶天疱疮
- 直接免疫荧光法——细胞间 IgG/C3
- 红斑型天疱疮(Senear-Usher)——红斑特征 +PF
  直接免疫荧光法——细胞间 IgG/C3+ 狼疮带
- 角质层下脓疱皮肤病(SPD)(Sneddon-Wilkinson 病)——除外 IgA 型天疱疮——IgA 型天疱疮有 2 个亚型:SPD 亚型(抗体作用于桥粒糖蛋白 1)和表皮内嗜中性病(intraepidermal neutrophilic,IEN)亚型(抗体作用于 Dsg 1 或 3),20% IgA 单克隆丙种球蛋白病,细胞间 IgA(在 SPD 型,IgA 抗体与表皮上层的细胞表面发生作用,而在 IEN 型,IgA 抗体贯穿表皮全层)
- 新生儿肢端脓病
- 幼儿中毒性红斑(erythema toxicum neonatorum)——嗜酸性细胞,可能是表皮内的
- 嗜酸性脓疱性毛囊炎(eosinophilic pustular folliculitis)
- 新生儿暂时性脓疱性黑变病(transient neonatal pustular melanosis)——嗜中性粒细胞
- 急性脓疱症(acute Generalized Exanthematous Pustulosis,AGEP)——β- 类酰胺,头孢菌素,大环内酯,汞制剂
- 白痱(Miliaria crystallina)

## 表皮内水疱

- 掌跖脓疱病(palmoplantar pustulosis)
- 病毒性水疱病(viral blistering diseases)
- 皮肤擦伤水疱(friction bilster)——肢体末端,位于皮脂腺之下
- 单纯型大疱性表皮松解症(epidermolysis bullosa simplex,EBS)——可位于基底层上
- 自身免疫性疾病相关性细菌性脓疱病(amicrobial pustulosis associated with autoimmune disease,APAD)
- 昏迷性大疱(coma blisters)——可能是表皮下,汗腺坏死(多形性红斑样)

## 基底层水疱

棘层松解——寻常型天疱疮（P. vulgaris）、增殖型天疱疮（P. vegetans）、家族性慢性良性天疱疮（Hailey-Hailey）、皮肤棘层松解性光化性角化病（acantholytic AK）

棘层松解＋角化不良——滤泡角化症（Darier）、暂时性棘层松解性皮肤病（Grover）、副肿瘤性天疱疮、疣化角化不良瘤（warty dyskeratoma）

其他棘层松解性大疱性疾病——SSSS、落叶型天疱疮

- 寻常型天疱疮——Dsg 3（130kD），~50% 抗体直接作用于 Dsg 1（160kD），不同于 Hailey-Hailey 病，呈"墓碑状"排列并累及附属器

直接免疫荧光法：细胞间 IgG/C3，间接免疫荧光法：80%~90% 天疱疮抗体阳性，猴子食管上可见渔网状表现，较豚鼠食管更加灵敏

- 增殖型天疱疮——Dsg 3（130kD），Dsg 1（160kD），组织切片：嗜酸性粒细胞 > 棘刺松解细胞（尤其在早期皮损脓疱内），直接免疫荧光法 = 寻常型天疱疮，有两种增殖型天疱疮类型：
  - Neumann 型（重型）——更常见，首先侵蚀皮肤并起水疱，然后转为增殖性
  - Hallopeau 型（轻型）——首先起脓疱，然后按常规发展

应将增殖型天疱疮与脓性皮肤炎区分——增殖型脓性皮肤炎——与炎性肠病有关，直接免疫荧光法（−）

- 家族性慢性良性天疱疮（Hailey-Hailey）——棘层松解呈破旧砖墙样外观，直接免疫荧光法（−）
- 滤泡角化症（Darier）——皮肤棘层松解性（较寻常型天疱疮多）角化不良（比 Hailey-Hailey 少）
- 暂时性棘层松解性皮肤病（Grover）——4 种组织切片类型：类滤泡角化症型、类 Hailey-Hailey 型、类寻常型天疱疮型、皮肤棘细胞层水肿型
- EBS
- 类天疱疮水疱＋掌跖角化病（palmoplantar keratoderma, PPK）——有病案报道抗体作用于桥粒糖蛋白 3，类天疱疮（bullous pemphigoid，BP）Ag 1，线状 IgA 皮肤病（linear IgA dematosis，LAD）

译者注:kD 为蛋白分子量单位

## 表皮下病变伴轻微炎症

- 大疱性表皮松解症(EB,Epidermolysis bullosa)
  - EBS——脓疱底部为破裂的基底层,"地板":BP Ag, IV 型胶原,层粘连蛋白,PAS+BM
  - 交界型大疱性表皮松解症(Junctional Epidermolysis Bullosa,JEB)——表皮下,细胞缺乏,发生在真皮表皮交界的基底膜上,"屋顶":BP Ag;地板:IV 型胶原,层粘连蛋白、PAS+BM
  - 营养不良型大疱性表皮松解症(dystrophic Epidermolysis bullosa,DEB)——表皮下,细胞缺乏,发生在真皮表皮交界的基底膜上,"屋顶":BP Ag;IV 型胶原,层粘连蛋白、PAS+BM
  - EB 类型也可表现为含嗜酸性粒细胞的上表皮水疱
- 后天性大疱性表皮松解症(epidermolysis bullosa acquisita, EBA)——IgG 抗体与VII型胶原结合,直接免疫荧光法:皮肤基底膜带(basement membrane zone,BMZ)可见线性 IgG/C3,EBA 变体也可出现表皮下水疱伴 PMNs
- 迟发性皮肤卟啉病(porphyria cutanea tarda,PCT)/ 假性迟发性皮肤卟啉病(pseudo-PCT)
- 灼伤及冷冻疗法
- 补骨脂素联合用 A 波紫外线暴露疗法(PUVA-induced)诱发
- 中毒性表皮坏死松解症(toxic epidermal necrolysis, TEN)
- (负压)吸引水疱
- 大疱性淀粉样变性病(bullous amyloidosis)
- Kindler 综合征(现属于大疱性表皮松解症的主要类型,伴"混合"/ 不同程度的分裂)
- 瘢痕上水疱
- 大疱性药物

## 表皮下病变伴淋巴细胞

- 多形红斑
- 副肿瘤性天疱疮——表皮基底细胞层上棘层松解或表

皮下裂开,角化不良,基底细胞空泡变性,带状真皮层浸润,直接免疫荧光法:在 BMZ 基底膜带上可见细胞间 IgG/C3+IgG/C3(~红斑型天疱疮),间接免疫荧光法:大鼠膀胱可见细胞间染色

- 硬化萎缩苔藓
- 类天疱疮样扁平苔藓(lichen planus Pemphigoides,LPP)
- 固定性药疹
- 多形性日光疹
- 大疱性癣

## 表皮下病变伴嗜酸性粒细胞

- 类天疱疮——直接免疫荧光法:线状 BMZ IgG/C3,抗体针对 BPAg1(230kD,80% 患者)和 / 或 BPAg2(180kD,含有胶原蛋白 17 和 NC 16A 域,30% 患者)
- 妊娠大疱性类天疱疮(妊娠疱疹)—间接免疫荧光法结果类似 BP,BPAg2—胎盘基质抗原
- 节肢动物叮咬——尤其伴有慢性淋巴细胞白血病

## 表皮下病变伴嗜中性粒细胞

- 疱疹样皮炎——IgA 肌内膜抗体,直接免疫荧光法:IgA 在真皮乳头上(病灶周围及未受累皮肤)
- 线状 IgA——多种抗原包括 97kD(ladinin)或 120kD(LAD-1)=BPAg2 降解产物(在透明板内),直接免疫荧光法:线状 IgA 位于 BMZ 基底膜带(未损伤皮肤)
- 瘢痕性类天疱疮(良性黏膜类天疱疮)
Brunsting-Perry 型类天疱疮 = 局限性,头 / 颈,黏膜
- 深透明板层(anti-P105)类天疱疮
- Anti-P200 类天疱疮
- 大疱性红斑狼疮——临床上类似于疱疹样皮炎或有大的出血性水疱,Ⅶ型胶原抗体(类似获得性大疱性表皮松解症),病理:像疱疹样皮炎并通常缺乏 LE 其他类型的空泡样改变
- 出汗
- Orf——可能有嗜酸性粒细胞,DIF:在 DEJ 部位有 C3/IgG,间接免疫荧光法:anti-BMZ IgG(沉积于盐裂皮肤的真皮侧)

## 表皮基底膜的"层状"模型

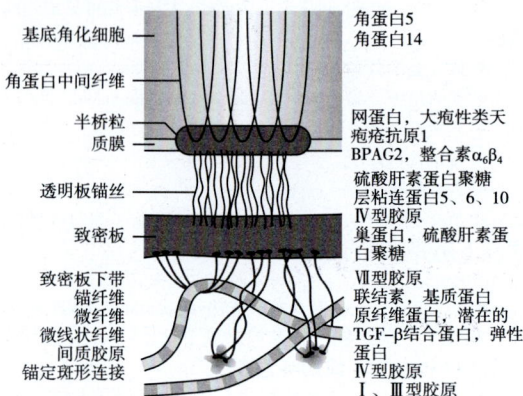

| | |
|---|---|
| 基底角化细胞 | 角蛋白5<br>角蛋白14 |
| 角蛋白中间纤维 | |
| 半桥粒<br>质膜 | 网蛋白，大疱性类天<br>疱疮抗原1<br>BPAG2，整合素α₆β₄ |
| 透明板锚丝 | 硫酸肝素蛋白聚糖<br>层粘连蛋白5、6、10<br>Ⅳ型胶原 |
| 致密板 | 巢蛋白，硫酸肝素蛋<br>白聚糖 |
| 致密板下带<br>锚纤维<br>微纤维<br>微线状纤维<br>间质胶原<br>锚定斑形连接 | Ⅶ型胶原<br>联结素，基质蛋白<br>原纤维蛋白，潜在的<br>TGF-β结合蛋白，弹性<br>蛋白<br>Ⅳ型胶原<br>Ⅰ、Ⅲ型胶原 |

Adapted from Yancey KB, Allen DM. The biology of the basement membrane zone, In: Bolognia JL, Jorizzo JL, Rapini RP(eds). *Dermatology*, Vol. 1. London: Mosby, 2003. p. 436, with permission from Elsevier.

## 表皮下病变伴肥大细胞

- 大疱性肥大细胞增生症

## 大疱性表皮松解症

**单纯型**（"表皮松解的**大疱性表皮松解症**"）——基底层分裂（电镜下张力丝簇集在基底层，占**大疱性表皮松解症**的40%，症状因夏天／热而加重，通常不结痂也不严重（除 Dowling-Meara 亚型和隐性遗传）

**突变**：KRT5 或 14 基因，网蛋白，主要常染色体显性（99%）

**免疫荧光**：Ⅳ型胶原，层粘连蛋白，水疱底部有 BPAg

**局限型**：

1. Weber-Cockayne 亚型（AD）——最常见，多汗，手掌／足底，通常是因为 KRT5 or 14 基因突变，很少因为 ITGB4（整合素 β4）变性

2. Kallin（AR）——无牙症／缺齿，毛发／甲异常

3. 常染色体隐性 EBS（AR）——KRT14

**泛发型：**

1. Koebner 亚型（AD）——症状较轻，Nikolsky 征（−），黏膜和指（趾）甲正常

2. Dowling-Meara 亚型（AD）——疱疹样表现，出血性水疱，粟丘疹，累及口腔，指（趾）甲营养不良/缺如，秃发，融合性掌跖角化症，10 岁以上及成人症状缓解（更局限于肢端/压迫部位）

3. Ogna 亚型（AD）——出血性水疱和瘀斑，网蛋白缺失但没有肌营养不良，与谷丙转氨酶关联性大疱

4. 斑点状色素沉着（AD）——网状色素沉着

5. 肌肉萎缩症（AR）——网蛋白缺失，新生儿水疱伴结痂，神经肌肉病

6. 幽门闭锁（AD,AR）——网蛋白缺失，可致命，单个家族报道（Pfendner E and Uitto J. Plectin gene mutations can cause epidermolysis bullosa with pyloric atresia. *J Invest Dermatol.* 2005 January 124（1）：111-115）。

**交界型**——透明板分裂，无半桥粒，占 10% EB 患者，口腔损害，指（趾）缺如/甲营养不良，牙齿发育不良，通常没有瘢痕/粟丘疹

**变异：**层粘连蛋白 5（= 层粘连蛋白 332），α6β4（ITGA6，ITGB4），BPAg2，CD151/MER2，都是 AR 型除 Traupe-Belter-Kolde-Voss 型外

**免疫荧光：**Ⅳ型胶原，层粘连蛋白在底层；BPAg 在顶层。

1. Herlitz 亚型（EB 致死型或重型）——层粘连蛋白 5 缺失，非常严重的泛发性疾病-可致命（通常在婴儿或儿童期），出生时伴皮损，典型的喘鸣/哭喊，皮损不愈合（面积大并在颊部），胃肠道，胆囊，角膜，阴道，喉部（食管），支气管损害，指（趾）甲营养不良/缺如，过度生长的肉芽组织和出血

2. 非 Herlitz 亚型（不致命）——缺失：层粘连蛋白 5，较严重泛发疾病，胫前皮损更差，大疱较小可以愈合，指（趾）甲营养不良，鳞状细胞癌风险，大型获得性黑色素痣（JEB 较 DEB 或 EBS 常见；不对称的，不规则的）

3. JEB 合并幽门闭锁——缺失：α6β4，黏膜皮肤很脆弱，胃出口梗阻，出生时有症状，怀孕时羊水过多

4. 泛发性萎缩性良性大疱性表皮松解症——缺失：（BPAg2），比较严重的泛发性疾病，牙釉质缺损/口腔受损及萎缩性秃发（**男性型**），可存活到成年，指（趾）甲营养不良，由于 XVII 胶原蛋白基因突变导致局限性萎缩

5. JEB 致死型伴先天性肌营养不良症——Doriguzzi C *et*

*al.* Congenital muscular dystrophy associated with familial junctional epidermolysis bullosa letalis. *Eur Neurol.* 1993;33(6):454-460.

6. 喉-甲-皮肤综合征/印度次大陆儿童表现为喉部和眼部肉芽组织/Shabbir 综合征——新生儿嘶哑叫声,外伤部位糜烂、出血,甲变形,结膜和喉部慢性肉芽组织,睑球粘连,失明,牙釉质发育不全,贫血

7. 胫前 EB 伴肾病和耳聋——缺陷:CD151/MER2

8. 其他:肢体末端,反向型,瘢痕,发病迟/渐进的

**营养不良型**("皮肤松解 EB")——致密板下带开裂(乳突真皮层),占 50% EB 患者,缺陷锚纤维,瘢痕,粟丘疹

**基因突变**:Ⅶ型胶原*

**免疫荧光**:Ⅳ型胶原,层粘连蛋白,BPAg 在顶层

**显性遗传营养不良型大疱表皮松解症**:出生时有临床表现,伸肌表面大疱,Nikolsky 征(+),洋葱样瘢痕和萎缩,耳部、手、臂和腿部粟丘疹,黏膜/食管受累,指(趾)甲营养不良,舌尖瘢痕,随时间推移症状改善

1. 白色丘疹样(Pasini 型,胫前伴苔藓状特征)——躯干白色丘疹但之前没有大疱,青春期表现严重

2. Cockayne-Touraine 型——增生性瘢痕,更局限

3. Bart 综合征——皮肤发育不全(腿),水疱,指(趾)甲畸形,很少见于交界型 EB

4. 显性遗传新生儿暂时性大疱性皮肤松解症——出生时伴水疱大疱疹,4 月后康复,无瘢痕

5. 痒疹——瘙痒,痒疹样损害,甲营养不良,可有白色丘疹样损害,可以是 AR

6. EBD 伴角质下开裂 = 浅表性 EBS

**隐性遗传营养不良型大疱表皮松解症(RDEB)**

1. 泛发-轻型(非 Hallopeau-Siemens 型)——严重水疱,泛发,食管狭窄,指(趾)瘢痕假性并指

2. 泛发-重型(Hallopeau-Siemens 型)——非常严重,泛发,新生儿皮肤和黏膜出现大疱,鳞状细胞癌高发(主要死亡原因),连指手套状并指,食管狭窄,贫血,心肌病,致命性淀粉样变(AA 型)

3. 其他——反向型(腋窝,腹股沟),向心的,隐性遗传新生儿暂时性大疱性皮肤松解症

*产生/保留Ⅶ型胶原的 NC1 区(层粘连蛋白 5 依赖的反应)会增加 RDEB 患者的肿瘤发病几率。非 EB 遗传性皮肤病婴儿大疱:Siemens,先天性大疱性鱼鳞病样红皮病(BCIE)及 Gunther 综合征有大疱性鱼鳞病。

# 主要的大疱性疾病——临床病理特征

| 疾病 | 表现形式 | 抗原 | 分子量(kD) | 路径 | 免疫荧光 | 治疗 |
|---|---|---|---|---|---|---|
| 落叶型天疱疮(PF) | 覆有痂壳的红斑和糜烂面,分布于皮脂腺丰富区域,尼氏征阳性,无黏液 | Dsg1<br>盘状球蛋白 | 160<br>85 | 上表皮棘层松解,分裂于基底层,或角质层下于表皮层 | 细胞间IgG/C3,通常位于表皮层,也可穿透表皮深层 | 轻症局部用类固醇素,如加重则参照寻常型天疱疮治疗 |
| 增殖型天疱疮 | 松弛性大疱,糜烂,蕈样增生,擦伤样皮损,通常发生于头部、黏膜。两种亚型:Neumann型-严重 Hallopeau型-轻微 | Dsg 3<br>Dsg 1<br>盘状球蛋白 | 130<br>160<br>85 | 同PF | 同PF | 同PF |
| 寻常型天疱疮<br>药物诱发(通常类似于PF):青霉素,白介素-2,多氯紫杉醇代嘧啶,利福平,肾上腺皮质成青 | 松弛性大疱,黏膜,尼氏征阳性,Asboe-Hansen征阳性 | Dsg3% ~100%<br>Dsg 1% ~50%<br>盘状球蛋白 | 130<br>160<br>85 | 基底细胞层棘层松解,累及毛囊,呈现"墓碑样排列"的外观 | 细胞间IgG(C3,IgM,IgA)穿透表皮层。间接免疫荧光检测寻常型天疱疮抗体(抗Dsg3)时更敏感 | 强的松,硫唑嘌呤,环磷酰胺,骁悉,环孢菌素A |

| 疾病 | 表现形式 | 抗原 | 分子量 (kD) | 路径 | 免疫荧光 | 治疗 |
|---|---|---|---|---|---|---|
| IgA天疱疹 | 松弛小疱,表皮层环形脓疱(螺旋状,腋下,腹股沟),四肢近端 | SPD变异体—桥粒糖蛋白1; IEN型—Dsg 1/3 | 105,115 | 脓疱,角质下或基底层,无棘层松解,PMNs(中性粒细胞) | IgA沉积于表皮层(细胞间),无IgG | 氨苯砜,磺胺嘧啶,依曲替酯,UV,激素 |
| 红斑型天疱疮(Senear-Usher) | 红斑,结痂,糜烂,通常双颊;最初PE=PV+LE | Dsg 1,盘状球蛋白 | 160<br>85 | 同PF | 细胞间,真皮-表皮连接处偶有IgG/C3+红斑带 | 强的松 |
| 副肿瘤性天疱疮<br>相关肿瘤:非霍奇金淋巴瘤,慢性淋巴细胞性白血病,Castleman病,胸腺瘤,肉瘤 | 大疱,糜烂,同EM,皮损,苔藓样病变,类似干燥综合征泪腺损伤 | 网蛋白<br>桥粒斑蛋白1<br>BPAg1<br>外斑斑蛋白<br>桥粒斑蛋白2<br>斑周蛋白<br>?<br>Dsg 1,3 | 500<br>250<br>230<br>210<br>210<br>190<br>170<br>160,130 | 基底层棘层松解,角化不良性角化细胞,有时基底层恶化/带状淋巴细胞浸润 | 表皮及基底膜层细胞间IgG/C3, IIF:IgG大鼠膀胱 | 肿瘤相关治疗,可因阻塞性细支气管炎而死亡 |
| 获得性大疱表皮松解症<br>相关疾病:骨髓瘤,大肠炎,DM2(2型糖尿病),白血病,炎性肠病 | 皮肤脆弱,松弛性大疱伴创伤,萎缩性瘢痕,粟粒疹,指甲营养不良 | VII型胶原蛋白(也是大疱性红斑狼疮的一个抗原) | 290/145 | 非炎症性表皮下大疱,PMNs>Eos 嗜酸性粒细胞直接计数 | IgG/C3线性BMZ IIF抗-BMZ 盐裂皮肤:免疫反应在真皮侧 | 免疫抑制,创面护理 |

| 疾病 | 表现形式 | 抗原 | 分子量 (kD) | 路径 | 免疫荧光 | 治疗 |
|---|---|---|---|---|---|---|
| 淋巴瘤、淀粉样变病、癌症 | | | | | 皮肤一侧、IV型胶原在表皮层 | |
| 大疱性类天疱疮 药物诱发：速尿、PCN、ACE-I、柳氮磺胺吡啶、苯妥英酸 | 躯干部及四肢分布较大、紧缩的水疱 | BPAg1 BPAg2 *BPAg2预后较差 | 230 180 | 表皮下水疱、真皮层可见嗜酸粒细胞（婴儿肤末端较常见） | 基底膜带线性IgG/C3 盐裂皮肤：免疫反应于皮肤一侧、IV型胶原于底层 | 外用激素、泼尼松、甲氨蝶呤、麦考酚酸酯、硫唑嘌呤、烟酰胺、四环素、磺胺吡啶、氨苯砜 |
| 妊娠疱疹/妊娠类天疱疮 相关因素：HLA-DR 3,4,B8 | 躯干部分布蕈麻性、荨麻疹样皮损、起于脐周，分娩/口服避孕药可诱发、早产儿或小于胎龄儿风险增大、10%新生儿可见皮损 | BPAg1 BPAg2 | 230 180 | 表皮下水疱、嗜酸粒细胞，血管周围透 | 基底膜带线性C3±IgG 提高补体的IIF：抗BMZ的IgG抗体 | 局部用或口服激素 |
| 疱疹样皮炎 | 位于四肢伸侧，成群、蕈样性丘疹及水疱，皮肤乳头状水疱起中PMNs | 肌内膜Ag（组织转谷氨酰胺酶）麦胶蛋白抗体 | | 表皮下水疱、乳头状水疱起中PMNs | 颗粒状IgA±C3（孔洞状突起尖端） | 非麸质饮食、氨苯砜、磺胺吡啶、TCN、烟酰胺、秋水仙碱 |

续表

| 疾病 | 表现形式 | 抗原 | 分子量 (kD) | 路径 | 免疫荧光 | 治疗 |
|---|---|---|---|---|---|---|
| 线性 IgA 大疱性皮肤病<br>药物诱发:万古霉素,锂,胺碘达隆,ACE-I,PCN,PUVA,碘,哌替啶酸,IL-2,奥沙普嗪,IFN-γ,地仑丁,双氯芬酸,格列本脲 | 疱疹样皮炎("王冠"上的珍珠"),类天疱疮样水疱,50%黏膜受累,儿童:自限性 | 层粘连蛋白<br>LAD-1<br>BPAg1<br>BPAg2<br>VII型胶原蛋白 | 97<br>120<br>230<br>180<br>290/145 | 表皮下水疱,皮肤乳头状突起中 PMNs ± 嗜酸粒细胞 | 基底膜层线性 IgA,IgG,无 C3 | 氨苯砜,类固醇,TCN,烟酰胺,IVIg,秋水仙碱 |
| 瘢痕性类天疱疮(良性黏膜类天疱疮)<br>药物诱发:青霉胺,氯压定 | 主要发于黏膜壁水疱,糜烂,溃疡,瘢痕,糜烂性齿龈炎,慢性 | BPAg1<br>BPAg2<br>层粘连蛋白-6<br>表皮整联配体蛋白(Lam-5)<br>整合素β4 | 230<br>180<br>165,220,200<br>165,140,105<br>200 | 大疱性类天疱疮状皮损伴瘢痕,位于真皮上层 | 80% C3/IgG在基底膜层,20% IIF+,通常为IgG | 局部用类固醇,氨苯砜,环磷酰胺,口服激素,手术治疗 |

## 腺体

| 腺体 | 顶泌汗腺 | 外泌汗腺 | 皮脂腺 |
|---|---|---|---|
| 起源 | 外胚层（约16~24周） | 外胚层（~14周） | 外胚层（~14周） |
| 分泌 | 断头分泌 | 局部分泌 | 全质分泌 |
| 神经分布 | 肾上腺素能交感神经 | 胆碱能交感神经和胆碱能神经 | 雄性激素（非神经支配） |
| 作用 | 外激素 | 温度控制 | 润滑，防水 |
| 位置 | 腋窝，乳房（乳腺），外耳（耵聍），肛门与生殖器，眼睑睫毛皮脂腺 | 除唇红缘，小阴唇，阴茎头，甲床，内阴茎包皮广泛分布（尤其是脚底部） | 除手掌和脚底部外任何地方<br>除黏膜外的分布<br>蒙哥马利管 - 乳头、乳晕<br>睑板腺 - 内眼睑、肉芽肿<br>Zeis 腺 - 眼睑表层<br>Tyson 腺 - 包皮、小阴唇<br>福代斯斑点 - 唇红缘、颊面 |
| 分泌物成分 | 脂肪酸，胆固醇，甘油三酯，角鲨烯，雄激素，氨，铁，碳水化合物，抗菌肽 | 氯化钠，钾，碳酸氢钠，钙，葡萄糖，乳酸，尿素，丙酮酸，氨，酶，细胞素，免疫球蛋白 | 神经酰胺，甘油三酯，游离脂肪酸，角鲨烯，固醇酯及蜡酯，游离固醇 |

| 腺体* | 顶泌汗腺 | 外泌汗腺 | 皮脂腺 |
|---|---|---|---|
| 染色 | GCDFP, EMA, CEA, 角蛋白 | CEA, S100, 角蛋白 (CAM 5.2, AE1) | EMA, CK15, 脂质染色 |
| 非肿瘤性疾病 | • Fox-Fordyce 病（顶泌腺粟疹）<br>• 顶泌腺色汗症 - 褐黄病, 内衣染色<br>• 腋臭 - (E)-3- 甲基 -2- 己酸, 微球菌或棒状杆菌, 男 > 女, 青春期后期, 较平腺臭汗症常见（除了儿童期） | • 嗜中性粒细胞性汗腺多发脓肿：化疗, 掌跖（儿科）, 假单胞菌<br>• 瘘管淋巴样增生伴脱发<br>• 粟疹<br>• Lafora 病 -PAS+ 颗粒状物<br>• 汗腺臭汗症 - 药物（溴化物）PCN 多氯化萘）, 食物, 代谢或软化质层细菌降解<br>• 尿毒症 - 小汗腺<br>• PAS+ 颗粒状物甲状腺机能减退<br>• 淋巴瘤恶化, 中暑, 昏迷<br>• 埃博拉病毒 | • 粉刺<br>• 胎痂<br>• 播散性复发性漏斗部毛囊炎<br>• 睑板腺囊肿 - 眼睑睑板腺肉芽肿<br>• 内眼睑炎（麦粒肿）- 眼睑睑板腺感染 / 发炎<br>• 外眼睑炎（麦粒肿）-Zeiss 或 Moll 腺（顶泌汗腺）感染 / 发炎 |

\* 顶泌汗腺和外泌汗腺染色在特异性上有争议。

## 疾病或药物相关性骨骼、眼和/或甲病变

| | 眼 | 骨骼/口腔 | 指(趾)甲 |
|---|---|---|---|
| 5-氟尿嘧啶(5-FU)、AZT(艾滋病防护药)、酚酞、抗疟药物、羟基脲、二甲胺四环素(MCN) | | | 蓝甲(也可是银中毒、Wilson病、血红蛋白病) |
| 阿维A | | | 匙状甲、嵌甲(甲内长/嵌甲、肉芽肿) |
| 暴发性痤疮 | | 溶骨性损害(锁骨、胸骨、长骨、髂骨) | |
| Albright 遗传性骨营养不良症 | | 身材矮小、指(趾)过短、皮下骨化 | |
| 黑尿病 | 奥斯勒征(蓝/灰巩膜) | 关节炎,蓝色,灰色耳软骨/钙化软骨 | |
| Alezzandrini 综合征 | 单侧性视网膜色素变性、视网膜脱落 | | |
| 斑秃 | 无症状点状晶状体混浊 | | 凹痕、糙甲症、红色点状新月形 |
| 抗疟药物 | 视网膜病 | | 蓝甲 |

续表

| | 眼 | 骨骼/口腔 | 指(趾)甲 |
|---|---|---|---|
| Apert 综合征 | 双眼间距过宽,眼球突出 | 颅缝骨接合 | 碎甲症,指(趾)甲融合 |
| 银中毒 | 蓝/灰色巩膜 | 蓝色/灰色牙龈 | 蓝甲 |
| 砷中毒 | | 大蒜味口气,腹腔内致密影 | 米氏线 |
| 共济失调毛细血管扩张(Louis-Bar 综合征) | 巩膜毛细血管扩张,斜视,眼球震颤 | | |
| 白塞病 | 视网膜血管炎,葡萄膜炎,眼前房积脓,白睛充血,黄斑水肿 | 关节炎,口腔溃疡 | |
| Buschke-Ollendorff 综合征 | | 全身脆性骨硬化症 | |
| 一氧化碳中毒,红血球增多(症),结缔组织疾病,充血性心力衰竭 | | | 红色甲半月 |
| CHIME* 综合征 | 视网膜缺损 | | |
| 瘢痕性类天疱疮 | 结膜炎,睑球粘连,粘连,睑缘粘连 | 口腔溃疡,声嘶,吞咽困难 | |
| 肝硬化,充血性心力衰竭 | | | 特里甲/趾甲 |

* 译者注:CHIME 的英文全称为 Colobomas (ocular), heart defects, ichthyosis, mental retardation and ear anomalies syndromes.

| | 眼 | 骨骼/口腔 | 指（趾）甲 |
|---|---|---|---|
| 胆固醇血栓 | Hollenhorst 斑 | | |
| Cockayne 综合征 | 视网膜盐粒样和胡椒粉样色素沉着、视神经萎缩、白内障、斜视、眼球震颤、凹眼 | 侏儒样、龋齿、骨质疏松症、牙列拥挤 | 第五趾甲发育不全或缺失 |
| Coffin-Siris 综合征 | 眉毛浓密 | 第五趾骨发育不全或缺失、头小畸型 | 甲营养不良 |
| 先天性红细胞生成性原卟啉病 | 结膜炎、穿孔性巩膜软化 | 红牙、肢端骨质溶解、骨质疏松 | |
| 先天性梅毒 | 角膜炎 | 骨软骨炎、数鼻、桑椹牙、哈钦森齿、佩刀胫骨 | |
| 结缔组织疾病、创伤 | | 内翻性甲翳肉 | |
| Conradi-Hünermann 综合征 | 条纹状白内障、小眼畸形、视神经萎缩 | 非对称性四肢短小、肢近端型点状软骨发育不良-点状骨骺（也可见于 CHILD 综合征） | |
| Cooks 综合征 | | 远端发育不全或缺失、第五指（趾）过短 | 无甲（畸形）/指（趾）甲营养不良 |

续表

| | 眼 | 骨骼/口腔 | 指(趾)甲 |
|---|---|---|---|
| Darier-White 综合征 | | | 白色或红色纵向分布的"V"形纵嵴,甲下角化过度 |
| 皮肤软骨角膜营养不良(Francois综合征) | 角膜营养不良,中央浑浊性 | 肤端软骨增生症、挛缩、半脱位、牙龈增生 | |
| 药物(叠氮胸苷、四环素)种族性 Laugier-Hunziker 综合征、Peutz-Jeghers 综合征 | | | 纵向分布黑甲 |
| 先天性角化不良 | 睑缘炎、结膜炎、溢泪 | 髓齿、齿脱落、癌前剥脱膜白斑病、吞咽困难 | 纵嵴、薄甲、翼状胬肉 |
| Ehlers-Danlos 综合征 VI | 角膜脆弱、圆锥形角膜、出血、视网膜脱落、蓝巩膜、血管样条纹症 | 脊柱后侧凸 | |
| Ehlers-Danlos 综合征 Ⅷ | | 牙周炎、齿掉落 | |
| Ehlers-Danlos 综合征 Ⅸ | | 后角、肘部及腕部损害 | |
| 心内膜炎、创伤、旋毛虫病、肝硬 | | | 指甲下线状出血 |

| | 眼 | 骨骼/口腔 | 指(趾)甲 |
|---|---|---|---|
| 化脓血管炎 | | | |
| 表皮痣综合征 | 脂质样囊肿、眼缺损、迷芽瘤 | 脊柱后侧凸、头骨异常、非对称性四肢肥大症、佝偻病 | |
| 法布瑞症(Fabry disease) | 角膜混浊、角膜或视网膜血管弯曲扩张、角膜漩涡状沉积 | 舌血管瘤、骨质疏松 | |
| 范科尼(Fanconi)贫血 | 斜视、视网膜出血 | 棕指及拇指损害 | |
| 发热、压力过大、接受治疗(化疗) | | | 博氏线 |
| Gardner 综合征 | 先天性视网膜上皮细胞色素化裂结膜过度增生 | 骨瘤、齿异常 | |
| Gaucher 综合征 | 结膜黄斑 | 锥形瓶样变形、骨质减少、骨坏死 | |
| Goldenhar 综合征(面、耳、脊柱综合征) | 眼球表面迷芽瘤、脸下垂或脸裂、眼睑缺损、泪液排泄系统异常 | 同侧下颌发育不全、耳部异常、脊椎异常 | |
| Goltz 综合征 | 视网膜缺损、小眼畸形、眼球震颤、斜视 | 纹骨症、龙虾钳样变形、裂骨/腭、多牙/少牙畸形、口腔乳头状瘤、釉质发育不全 | |

续表

| | 眼 | 骨骼/口腔 | 指(趾)甲 |
|---|---|---|---|
| Gorlin 综合征 | 白内障、斜视、虹膜缺损 | 牙源性囊肿、融合性、裂解性肋骨、隐性脊柱裂、脊柱后侧凸、大脑镰钙化、额部隆起 | |
| Hallerman-Streiff 综合征 | 微眼炎、先天性白内障、斜视 | 鸟样脸面容、逆生牙、牙发育不全 | |
| 血色素沉着症 | | 血管条纹症 | 凹甲 |
| 高胱氨酸尿 | 晶状体异位(向下) | 类马方综合征、腰外翻、骨质疏松 | |
| Huriez 综合征 | | 手部硬化萎缩、趾硬化、唇部毛细血管扩张 | 发育不全、脊驼、发白、杵状变 |
| 高免疫球蛋白E综合征 | | 骨质减少、骨折、脊柱侧凸、关节过度伸展、念珠菌病 | 慢性念珠菌病 |
| 血白蛋白减少 | | | 白色横纹 |
| 单纯疱疹病毒、水痘 | 树突状晶状体、角膜炎 | | |
| 色素失调症(Bloch-Sulzberger 综合征) | 斜视、白内障、视神经萎缩、视网膜血管异常、视网膜脱落、视网膜/虹膜缺损 | 锥形齿、部分无牙、出牙迟缓 | 甲营养不良、沟纹、甲下角化不良性肿瘤 |

| | 眼 | 骨骼/口腔 | 指(趾)甲 |
|---|---|---|---|
| 铁缺失、梅毒、甲状腺疾病 | | | 凹甲 |
| Iso-Kikuchi 综合征 | | 食指发育不全,指(趾)过短 | 食指指甲发育不全 |
| JXG 黄色肉芽肿 | 眼部黄色肉芽肿,眼前房出血,青光眼 | | |
| KID | 角膜结膜炎,睑缘炎,畏光、角膜损害 | | 甲营养不良 |
| Kindler 综合征 | | 瘢痕性假性并指(趾)(MCP与PIP之间)、黏膜白斑病、蛀齿 | 甲营养不良 |
| 片层状鱼鳞癣 | 眼睑外翻,角膜损害 | 指(趾)骨重吸收 | |
| LCH:Hand-Schuller-Christian 综合征 | 突眼 | 骨损伤(头盖骨常见) | |
| Leopard 综合征 | 眼间距过大 | | |
| 麻风病 | 睫毛脱落,兔眼症,角膜炎,巩膜外层炎,角膜麻木、失明 | 趾/指骨重吸收,错位骨折,开放性骨折、马鞍鼻 | 黑甲、纵向脊纹,甲下角化过度,甲退化 |
| 扁平苔藓 | | | 翼状胬肉 |
| 线性硬斑病 | | 皮骨纹状肥大 | |

续表

| | 眼 | 骨骼/口腔 | 指（趾）甲 |
|---|---|---|---|
| 类脂质蛋白沉积症（Urbach-Wiethe 综合征） | 念珠样睑缘变性 | 海马层钙化（蝶鞍上，"念珠状"），厚舌，声嘶 | |
| Maffucci 综合征 | | 内生软骨瘤，软骨肉瘤 | |
| Marfan 综合征 | 晶状体异位（向上） | 类马凡综合征 | |
| McCune-Albright 综合征 | | 多骨纤维性结构不良 | |
| 多发性内分泌肿瘤 Ⅱb 型 | 结膜肿瘤 | 丛状神经瘤（口腔黏膜、舌部），结节性类马凡综合征 | |
| Menkes 综合征 | 虹膜发蓝、斜视，睫毛异常，虹膜基质发育不良 | 缝间骨，长骨干骺端，骨刺 | |
| 多中心网状组织细胞增多症 | | 破坏性关节炎 | 中指管形甲营养障碍 |
| 黏液囊肿、寻常疣 | | | 错位巨趾甲 |
| Naegeli-Franceschetti-Jadassohn 综合征 | 眼周色素沉着 | 釉质损伤，口周色素沉着 | |
| 指甲髌骨综合征 | 浅蓝虹膜，虹膜异色 | 髋臼缺如，髌后及髂后上棘，肘部关节发育异常 | 三角状新月形，指甲过小/甲缺如 |

| | 眼 | 骨骼/口腔 | 指(趾)甲 |
|---|---|---|---|
| 渐进性坏死性黄色肉芽肿 | 巩膜炎,巩膜外层炎 | | |
| 神经纤维瘤病 NF-1 | 李氏结节,先天性青光眼,视神经胶质瘤 | 蝶骨翼发育不良 | |
| 神经纤维瘤病 NF-2 | 白内障,视网膜错构瘤 | | |
| 尼古丁、化疗、高锰酸钾、鬼白[树]脂、羟基脲 | | | 黄褐色指甲 |
| Niemann-Pick 综合征 | 樱桃红点,黄斑 | | |
| Noonan 综合征 | 眼间距过大,上睑下垂,内眦赘皮,睑裂,折射偏差,斜视,弱视 | 重度鸡胸,次级鸡胸,脊柱侧凸,身材短小,肘外翻,关节伸展过度 | |
| 老年 | 角膜异常 | | 新月形缩小或消失,纵向脊背,甲营养不良 |
| Olmsted 综合征 | | 骨质疏松,关节松弛,口腔黏膜白斑病,口周角化性斑疹 | |
| I 型口-面-指综合征 | 缺损 | 舌裂,系带增生,多生牙,唇小结/唇裂,前额突出,并指(趾) | |

续表

| | 眼 | 骨骼/口腔 | 指(趾)甲 |
|---|---|---|---|
| 成骨不全 | 蓝巩膜 | 骨质脆弱 | |
| 先天性甲肥厚 | 角膜营养不良 | 口腔黏膜白斑病,新生儿牙 | 指甲肥厚,钳状甲,甲沟炎 |
| Papillon-Lefèvre 综合征 | | 硬腭角化,牙周膜炎,牙龈红肿,牙排列不齐(Haim-Munk 综合征:肢端骨质溶解和甲瓣为阳性) | |
| 苯丙酮酸尿症 | 蓝虹膜 | | |
| 迟发性皮肤卟啉病 | | 骨质减少 | 光(性)甲脱离 |
| 早衰 | | 牙齿发育迟缓/异常,声音尖锐,皮端骨质溶解,身材短小,骨质疏松,囟门迟迟未闭合 | |
| 假单胞菌(绿脓菌素) | | | 绿甲 |
| 牛皮癣 | | | 甲凹点,油滴状改变 |
| PXE 弹性纤维假黄瘤(Gronblad-Strandberg 综合征) | 血管样条纹(包括 Paget 病骨损害,镰状细胞,珠蛋白生成障碍性贫血,铅中 | 口腔黄色瘤散 | |

| | 眼 | 骨骼/口腔 | 指（趾）甲 |
|---|---|---|---|
| | 毒血色沉着病，ED6 | | Lindsay 指甲 |
| Refsum 病 | 视网膜盐粒样色素沉积 | 骨骺发育不良 | |
| 发性多软骨炎 | 结膜炎，巩膜炎，葡萄膜炎，角膜溃疡，视神经炎 | 关节炎（躯干部），口疮病 | |
| 肾病 | | | 脓甲 |
| 类维生素 A，印地那韦，雌激素 | | 异维甲酸-弥漫性特发性肥厚骨样骨改变（骨刺，肌腱，韧带钙化） | |
| Richner-Hanhart 综合征 | 假性疱疹性角膜炎 | 舌黏膜白斑病 | |
| Rothmund-Thomson 综合征 | 白内障（青春期） | 桡骨及手臂异常，缺齿 | 甲营养不良 |
| Rubinstein-Taybi 综合征 | 睫毛过长，眉毛过浓密，斜视，白内障 | 宽大拇指-较大的大趾，四趾及四、五指弯曲，身材短小 | 球拍状甲 |
| SAPHO（滑膜炎，痤疮，脓疱病，骨质增生，骨炎综合征） | | 骨髓炎 | |
| Schnitzler 病 | | 骨/关节疼痛，骨质增生，骨硬化 | |

| | 眼 | 骨骼/口腔 | 指(趾)甲 |
|---|---|---|---|
| Schopf-Schulz-Passarge 综合征 | 眼睑水肿 | 缺齿 | 甲发育不良（营养不良）|
| Sjögren-Larsson 综合征 | 视网膜色素沉着，反光点 | 身材短小 | |
| Sturge-Weber | 青光眼，视网膜畸形 | Tram-track calcifications (skull x-ray) | |
| Sweet 综合征 | 结膜炎，巩膜炎，虹膜睫状体炎 | 关节炎，关节痛 | |
| Tricho-dento-osseus 综合征（TDO）| | 龋齿，牙周炎，小齿，釉质损伤，身材高，额部隆起 | 甲易脆 |
| 毛发、鼻、指(趾)综合征 | | 锥形鼻，指/趾骨及掌骨短小，上唇薄 | 甲营养不良 |
| 毛发低硫营养不良 | 白内障，结膜炎，眼球震颤 | 骨硬化，身材短小 | 反甲，脊敏，白甲病 |
| 结节性脑硬化 | 视网膜错构瘤（桑葚样损害），虹膜色素点 | 齿起凹点，牙龈纤维瘤，骨囊肿，骨硬化 | 甲周/甲下结节状硬化性纤维瘤（Koenen 瘤）|
| 维生素 A 缺乏症 | 夜盲，强光下盲视，目干涩，毕脱斑，角膜软化 | 发育迟缓，骨膜增厚（破骨细胞活性降低）| 甲易脆 |
| 维生素 B₂ 缺乏症（口腔-眼-生殖器）| 红眼，烧灼感，眼疲劳，沙眼，眼干燥，光敏感，白内障 | 唇干裂，舌红疼痛 | |

续表

| | 眼 | 骨骼/口腔 | 指(趾)甲 |
|---|---|---|---|
| 白癜风 | 葡萄膜炎、视网膜色素沉着 | | |
| Von Hippel Lindau 综合征 | 成血管细胞瘤 | | |
| Waardenburg 病 | 眼角变位、虹膜异色 | 龋齿、唇裂、阴囊舌 | |
| Werner 病 | 白内障、青光眼 | 指端硬化、骨质疏松、喙齿尖锐 | |
| Wilson 病 | 凯-弗二氏环(角膜色素环) | | 蓝甲 |
| Witkop 病 | | 乳牙生长迟缓 | 甲营养不良(趾>指) |
| X-连锁性遗传鱼鳞病 | 逗号状角膜后混浊体(Descemet 膜) | | |
| 黄甲综合征 | | | 黄甲、厚、生长慢[黄色半月形——考虑杀虫剂,除草剂(二硝基邻甲酚,敌草快,百草枯),四环素,吸烟] |

Adapted from Solky BA, Jones JL. Boards' Fodder-Bones, Eyes, and Nails (http://www.aad.org/members/resident/fodder.html)

## 妊娠期皮肤病

| 条件 | 发生率 | 异名 | 发病 | 病程 | 病情描述 | 病理/实验室 | 治疗 |
|---|---|---|---|---|---|---|---|
| 妊娠期多发 | 1∶160 | 妊娠痒疹、孕期中毒性红斑、迟发性妊娠期痒疹 | 妊娠三个月或产后立即发病 | 常见于初产妇，对哺乳、胎儿无影响，少见再发，产后1-2周消退 | 等麻疹样丘疹/腹纹或骶周、面部、手掌，足底可见斑块，可能由体重增长过快有关 | 非特异性 | 外用激素、抗组胺药物 |
| 妊娠类天疱疮 | 1∶50 000 | 妊娠疱疹 | 妊娠晚期或产后立即发病 | 经常于再次怀孕后复发，月经期间以及口服避孕药期间，早产儿风险增大，小于胎龄儿有皮损，BP2 Ag，10%新生儿有皮损，Graves相关疾病，产后数月至数年内消退 | 瘙痒剧烈，水疱，躯干部较多，75%于分娩时爆发，或可见于面部、手掌、足底、口腔，周基底膜区分布，与HLA-DR3/DR4有关 | 上皮下疱，血管周淋巴，DIF：线性C3±IgG沿病灶周基底膜区分布 | 口服激素 |
| 过敏性皮炎 | 1∶300 | 妊娠痒疹、早发型痒疹、妊娠期丘疹 | 通常发生于前6个月 | 无哺乳、胎儿感染风险，有些可能出现特应性皮炎 | 2/3湿疹，1/3丘疹或痒疹 | 排除诊断，无特异性病理 | 润肤剂、尿素软膏、外用激素，如 |

续表

| 条件 | 发生率 | 异名 | 发病 | 病程 | 病情描述 | 病理/实验室 | 治疗 |
|---|---|---|---|---|---|---|---|
| | | 妊娠期瘙痒性毛囊炎 | | 炎,可能于下次怀孕时复发,产后数月至数年内消退 | | | 严重则口服激素,抗组胺药物,中波紫外线 |
| 妊娠期肝内胆汁淤积症 | 1:100~1:1000,怀孕生胎儿则患病率增大,+家族性高胆固醇血症 | 痒疹/丘疹性痒疹,痛,产科胆汁淤积症,妊娠黄疸病 | 第6~9个月 | 早产风险升高,胎儿累及/死亡胎粪染色,产后数天内瘙痒消失,吸收不良→维生素K缺失,2/3于下次妊娠复发,通常口服避孕药时复发 | 瘙痒剧烈,±黄疸病,无原发皮损,50%尿路感染,症状于晚上加重,主要分布在躯干,手掌及足底部 | 血浆胆盐浓度升高,活检:肝小叶中心区胆汁淤积 | 胆烷酸,中波紫外线,维生素K |
| 疱疹样脓疱病 | 罕见 | 可见急性泛发性脓疱型银屑病 | 第6~9个月 | 胎盘机能不全胎儿增加,死产,胎儿异常,低血钙症,维生素D缺失,分娩时减轻,下次怀孕时复发 | 身体弯曲处及腹股沟处可见干枯脱皮皮屑,疱,离心分布,发热,可引起心血管/肾脏衰竭 | 类似脓疱型银屑病,病路径,DIF(-),低血钙症 | 口服激素 |

# 新生儿水疱脓疱性疾病

| 条件 | 发病率 | 发病 | 病程 | 症状描述 | 诊断 | 治疗 |
|---|---|---|---|---|---|---|
| **非炎症型** | | | | | | |
| 新生儿中毒性红斑 | 1/3~2/3 足月儿 | 通常 1-2 天 | 1 周~1 个月 | 红斑,丘疹(角膜下或上皮内)脓疱,风团,通常见于躯干部,也可见于手掌/足底 | 涂片 -eos | 不必要 |
| 一过性新生儿脓疱型黑变病 | 黑种人 4%,白人 <1% | 出生 | 脓疱:数天;妊娠高血压综合症:数月 | 出生时有(角膜下)脓疱→消退后伴环状鳞屑→妊娠高血压综合征 | 涂片 -PMNs | 不必要 |
| 新生儿头部脓疱病/新生儿粉刺 | 10% | 第 1 个月 | 6 个月内 | 头部/颈部炎性丘疹/脓疱,无粉刺,或有伤疤:存在争议的发病机理—或为 22 荷尔蒙与/或马拉色霉菌 | 涂片 -马拉色霉菌,PMNs | 自限性,局部用咪唑或BP/红霉素 |
| 白疕 | 4%,赤道地区较高 | 出生或产前几周 | 清除沉淀物数日后消退 | 表皮非炎性清澈水疱,前额,上躯干部(角膜下/角膜内分泌腺导管阻) | 涂片 -阴性 | 避免过热及用襁褓包裹 |

| 条件 | 发病率 | 发病 | 病程 | 症状描述 | 诊断 | 治疗 |
|---|---|---|---|---|---|---|
| 红痱 | 4%，赤道地区较高 | 通常于出生后 1 周后 | 清除沉淀物后数日内消退 | 前额及上眼干部瘙痒、红斑性丘疹及脱屑（马耳碎奇管奇分泌腺管堵） | 涂片 - 阴性 | 避免过热及用暖稀包裹 |
| 婴儿肢端脓疱病 | <1%，男性黑种人婴孩发生率较高 | 至 18 个月，通常 3-6 月 | 直至 2-3 岁 | 瘙痒性肢端（角膜下）丘疹/水疱（2-4 周），嗜酸粒细胞增多，无隧道 | 涂片 -eos（早期）、PMNs（后期）；疥疮涂片（-） | 外用中效激素、抗组胺药物 |
| 嗜酸性粒细胞性脓疱性毛囊炎/Ofuji 病 | 男 > 女 | 出生后前几周 | 数年 | 瘙痒、结痂、红色毛囊性丘疹/脓疱/水疱（2-4 周），主要分布于头皮，嗜酸粒细胞增多 | 涂片 -eos | 外用激素、口服抗生素 |
| 先天性自愈性朗汉斯细胞增多症/Hashimoto-Pritzker 病 | 未知，漏报 | 出生或数天 | 数周~数月 | 泛发性红褐色结节，限于皮肤 | Bx-CD1a+，S100+ | 不必要 |
| 色素失调症/Block-Sulzberger 病 | 1：300 000，X 染色体连锁 | 出生或数天 | 线状及螺纹；阶段：水疱/大疱（出生~1 年）→疣（数月~3 年） | | 活检：大疱 - 嗜酸性粒细胞；疣 - 嗜酸性粒细胞； | 转诊：眼科、听力学、神经科、牙科 |

续表

| 条件 | 发病率 | 发病 | 病程 | 症状描述 | 诊断 | 治疗 |
|---|---|---|---|---|---|---|
| | | | →高色素沉着(1~20年)→高色素沉着/萎缩(成人) | | 皮肤黑色素;表皮萎缩,无附属物 | |
| **病毒** | | | | | | |
| HSV(单纯疱疹病毒)-先天性/宫内感染 | 5%新生儿感染HSV | 出生 | | 泛发性水疱,脓疱,结痂,溃烂,头小畸型,脉络膜视网膜炎,积水性无脑,小眼 | Tzank涂片-多核巨细胞;DFA,PCR,Cx,IgG血清学 | 阿昔洛韦静脉给药 |
| HSV-胎儿原发性 | 95%新生儿感染HSV;发生率约为1:3 200 | 出生(30%)至数周 | 若扩散,感染死亡率30%~50% | 40%皮肤-眼-黏膜病,35%累及中枢神经系统,25%扩散(脓毒病,肝大,呼吸衰竭,凝血) | Tzank涂片-多核巨细胞;DFA,PCR,Cx,IgG血清学 | 阿昔洛韦静脉给药 |
| 水痘带状疱疹病毒(VZV)-先天性 | 接触传染原则10%感染(<20孕周) | 出生 | | 低出生体重,疤痕,肢体发育不全,小头畸形脑炎,皮质萎缩,累及眼部,肌由骨骼系统,及胃肠道 | Tzank涂片-多核巨细胞;DFA,PCR,Cx | 母亲用水痘带状疱疹免疫球蛋白/阿 |

续表

| 条件 | 发病率 | 发病 | 病程 | 症状描述 | 诊断 | 治疗 |
|---|---|---|---|---|---|---|
|  |  |  |  | 泌尿生殖系统 |  | 昔洛韦 |
| VZV-新生儿 | 孕期接触则在分娩前5日或产后2日有20%~60%感染风险 | 出生至两周 | 30%死亡率 | 脓疱,水疱→可有溃疡,坏死,肺炎,脑炎,肝炎 | Tzank涂片·多核巨细胞;DFA,Cx | 母亲或新生儿用水痘带状疱疹免疫球蛋白/阿昔洛韦 |
| VZV-婴儿期带状疱疹 | 2%可于孕20周时宫内感染 | 第一年 |  | 皮肤正疹,水疱 | Tzank涂片·多核巨细胞;DFA,Cx | 考虑阿昔洛韦静脉给药 |
| **真菌性** |  |  |  |  |  |  |
| 念珠菌病-先天性/宫内 | <1% | 出生 | 儿周 | 泛发性红斑丘疹/脓疱,小丘疹,罕见系统性;风险因素-早产,宫颈/宫内异物 | KOH:芽殖酵母,假菌丝 | 局部用制霉菌素或咪唑除非症状严重或病情扩散 |
| 念珠菌病-新生儿 | 5% | 几天或几周 | 儿周 | 红斑,卫星样丘疹/脓疱,在低出生体重婴儿身体多见 | KOH:芽殖酵母,假菌丝 | 氟康唑静脉给药(早产儿)/ |

第一部分 皮肤病学

续表

| 条件 | 发病率 | 发病 | 病程 | 症状描述 | 诊断 | 治疗 |
|---|---|---|---|---|---|---|
| 曲霉病 | 早产儿/低出生体重/免疫抵抗力 | 数日或数周 | | 坏死性丘疹、脓疱、溃疡 | 活检:分枝菌丝于45℃;Cx | 低出生体重 清创术、两性离子剂 |
| **寄生虫** | | | | | | |
| 疥疮 | 新生儿少见 | | | 擦伤样水疱、脓疱、丘疹、结节、隧道 | KOH/矿物油-跳蚤/硬粪块、卵 | 5%含除虫菊酯、消毒床单、被服及屋含;硫磺;禁用林丹杀虫剂 |
| **细菌性** | | | | | | |
| 新生儿脓疱病 | | 任何时间 | | 红斑脓疱、水疱、大疱、蜂蜜色痂层,渗出,表皮光滑,中心部清亮,卫星状皮损,发热,腹泻,腹泻 | 革兰氏染色剂及细胞培养;革兰氏+金黄色葡萄球菌群养 | 莫匹罗星,口服抗生素,隔离喂养 |

续表

| 条件 | 发病率 | 发病 | 病程 | 症状描述 | 诊断 | 治疗 |
| --- | --- | --- | --- | --- | --- | --- |
| 罕见,危及生命的细菌性婴儿疾病:单核细胞增多性李斯特菌、沙眼衣原体、大肠埃希菌、流感嗜血杆菌、假单胞菌 | | 出生、数日或数周 | | | 系统性受累；风险因素：早产儿、低体重出生儿、抵抗力低下、产褥热 | Gram-rods：假单胞菌、流感嗜血杆菌、大肠杆菌、李斯特菌 |

其他新生儿水疱丘疹性皮肤病：唐氏综合征中的脓疱疹性白血病样皮损、高 IgE、新生儿白塞病、脓疱性银屑病、接合菌、梅毒。

Adapted from Van Praag MC *et al.* Diagnosis and treatment of pustular disorders in the neonate. *Pediatr. Dermatol.* 1997 March-March-April；14（2）：131-43；Johr RH and Schachner LA. Neonatal dermatologic challenges. *Pediatrics in Review.* 1997；18：86-94. Pauporte M and Frieden I. Vesiculobullous and erosive diseases in the newborn, In：Bolognia Jorizzo JL, Rapini RP. *Dermatology*, Vol. 1. London：Mosby, 2003.

## 生殖器溃疡

| 感染 | 病原体 | 潜伏期 | 表现 | 治疗 | 备注 |
|---|---|---|---|---|---|
| 软下疳 | 软性下疳嗜血杆菌 | 3~10天 | 疼痛,柔软,边缘不齐;单侧,柔软淋巴结病 | 阿奇霉素,头孢曲松,环丙沙星,红霉素 | 革兰氏染色"鱼群" |
| 原发性梅毒(硬下疳) | 苍白密螺旋体 | 2~4周 | 无痛,硬结,边缘锐利,境界清楚;双侧,硬质淋巴结病 | 青霉素 | 基底橡皮样,呈火腿肉样红色 |
| 外阴单纯疱疹 | HSV | 3~7天 | 疼痛,成群出现 | 抗病毒药物 | |
| 性病淋巴肉芽肿 | 血清沙眼衣原体 L1-3 | 3~12天 | 无痛,柔软;淋巴结病 | 多西环素 | "Groove sign" – 普帕尔韧带周围现柔软结节 |
| 腹股沟肉芽肿 | 荚膜菌/肉芽肿荚膜杆菌 | 2~12周 | 无痛或疼痛轻微,牛肉色红,出血 | TMP-SMX,多西环素,红霉素,环丙沙星 | "安全别针"Donovan小体 |

其他外阴溃疡的感染因素:EBV,阿米巴病,TB,利什曼菌。

外阴溃疡的非感染因素:白塞/阿弗他口炎,克罗恩病,扁平苔藓,肿瘤(苔藓样硬化,接触,创伤,固定药物(非类固醇抗炎药,灭滴灵,磺胺类药物,扑热息痛,四环素,苯安英,口服避孕药,酚酞,巴比妥酸盐);其他药物(全反式维A酸,膦甲酸);瘢痕性/大疱性类天疱疮,血管瘤,渗出性多形红斑/中毒性表皮坏死松解症。

## 常见接触性过敏原

| 过敏原 | 用途 / 物品 / 交叉反应 (X-RXN) | 测试 |
|---|---|---|
| **金属** | | |
| 镍 | ● 珠宝、表、硬币、皮带扣、睫毛夹、器皿、罐装食品 | 丁二酮肟-检测镍；TRUE (Thin-Layer Rapid Use Epicutaneous Patch Test) 测试 #1 |
| 金 | ● 珠宝、假牙、电子产品<br>交叉反应:镍、钴 | |
| 铬酸盐 / 重铬酸钾 | ● 鞣制皮革、水泥、砂浆、火柴、防锈物品、涂料、石膏、绿色染料 / 纹身<br>交叉反应:镍、钴 | TRUE 测试 #4 |
| 钴 | 用途:合金以提高强度<br>● 水泥、化妆品、维生素 $B_{12}$ 注射剂、陶瓷颜色、涂料、蜡笔、玻璃、陶器<br>交叉反应:镍、铬酸盐 | TRUE 测试 #12 |
| **树脂** | | |
| 对叔丁基苯酚醛树脂 | 用途:黏合用树脂<br>● 胶水、鞋 / 表带 / 手袋(胶合皮革制品)、胶合板、消毒剂、橡胶、清漆、打印机墨水、玻璃纤维;脱色剂 | TRUE 测试 #13 |
| 环氧树脂 (双酚 A) | 用途:黏合用树脂<br>过敏原:双酚 A、表氯醇<br>● 胶水、塑料、黏合剂、PVC 物品、绝缘体 | TRUE 测试 #14 |
| 松香 (树脂松香酸) | 胶合剂、化妆品、脱毛蜡、抛光剂、涂料、口香糖、纸制品;松柏科植物制品 | TRUE 测试 #7 |
| **橡胶化合物** | | |
| 卡巴混合物 | 用途:橡胶稳定剂<br>● 弹性绷带、避孕套、鞋、水泥<br>交叉反应:秋兰姆类促进剂 | TRUE 测试 #15 |
| 黑橡胶混合物 | 用途:橡胶稳定剂<br>异丙基结核菌素皮试(PPD)、环己基 PPD、联苯 PPD | TRUE 测试 #16 |

| 过敏原 | 用途/物品/交叉反应(X-RXN) | 测试 |
|---|---|---|
| 卡巴混合物 | ● 黑色及灰色橡胶制品:轮胎、橡胶靴、睫毛夹、自动式潜水呼吸器、球<br>用途:橡胶添加剂<br>● 手套、胶合剂、乳胶、避孕套、除真菌和细菌剂、戒酒硫 | TRUE 测试 #24 |
| 巯基混合物 | 用途:橡胶催速剂<br>MOR:吗啉巯基苯并噻唑<br>CBS:硫基苯并噻唑亚磺酰胺<br>MBTS:二硫化二苯并噻唑<br>● 橡胶制品:手套、化妆棉、内衣、轮胎 | TRUE 测试 #22 |
| 巯基苯并噻唑(MBT) | 用途:橡胶催速剂<br>● 橡胶鞋、轮胎、内衣、鞋 | TRUE 测试 #19 |
| **药剂** | | |
| 羊毛脂(羊毛醇) | 用途:乳化剂<br>来源:羊毛皮脂(羊毛蜡/醇/脂肪)<br>● 化妆品、肥皂、粘连剂、外用药剂<br>交叉反应:亲水滋润软膏、优色林(鲸蜡基或硬脂酰醇) | TRUE 测试 #2(羊毛脂) |
| 硫酸新霉素 | 氨基糖苷类抗生素<br>● 外用乳膏、滴眼/耳液<br>交叉反应:氨基糖苷类<br>协同致敏:杆菌肽 | TRUE 测试 #3 |
| 苯佐卡因/丁卡因 | 对氨基苯甲酸(PABA)衍生物、脂类麻醉剂<br>交叉反应:普鲁卡因、可卡因、PABA、磺胺类药物、噻嗪化物、PPD | TRUE 测试 #5:卡因混合物 |
| Dibucaine | Amide anesthetic<br>X-RXN:lidocaine,bupivicaine | TRUE test #5:Caine mix |
| 皮质激素 | 基于结构分为四类:<br>A—HC/泼尼松<br>B—TMC 丙酮化合物<br>C—倍他米松<br>D—氢化可的松-17-丁酸盐以及氯倍他松-17-丁酸盐<br>替可的松特戊酸盐是筛查 A 类外用皮质激素过敏合适的应变原 | |

| 过敏原 | 用途/物品/交叉反应(X-RXN) | 测试 |
|---|---|---|
| | 布地奈德是筛查 B 类和 D 类外用皮质激素过敏合适的应变原 | |
| 乙二胺 | 稳定剂<br>● 皮肤用抗菌剂/类固醇软膏(抗真菌软膏);颜料、橡胶、树脂、蜡<br>交叉反应:羟嗪、氨茶碱、吩噻嗪 | TRUE 测试 #11 |
| 丙二醇 | 二聚体乙醇以增加药物溶解度<br>● 皮肤外用药物赋形剂、安定、润滑胶冻;刹车液、抗冻液 | |
| 杆菌肽氯碘羟喹 | 易累及:腿部溃疡、术后、外耳道炎<br>皮肤用抗细菌剂及抗真菌剂 | |
| **香水** | | |
| 香水混合物(8 类香水) | α-戊基肉桂醛、肉桂醇、肉桂醛(牙膏、口香糖、唇膏)<br>羟基香茅醛-合成,植物提取异丁子香酚、丁香油酚-丁香木苔藓提取物、古龙水中香叶醇-天竺葵<br>交叉反应:松香、木焦油、松节油、蜂胶、安息香、苏合香 | TRUE 测试 #6 |
| 秘鲁香树 | 肉桂酸、肉桂酸肉桂酯、苯甲酸苄酯、苯甲酸、香草醛<br>● 香水、香料(丁香、肉桂、牙买加胡椒)、增香剂(酒、烟草、苦艾酒、可乐)、微量抗菌剂<br>交叉反应:松香、松节油、安息香、木焦油 | TRUE 测试 #10 |
| **防腐剂** | | |
| 福尔马林 | ● 普遍存在-纺织品(防水、抗皱)、化妆品、清洁剂、纸制品、涂料<br>释放甲醛的防腐剂:<br>Quaternium-15、咪唑烷基脲、双咪唑烷基脲、乙内酰脲 | TRUE 测试 #21 |
| Quaternium-15 (Dowicil 200) | 可因释放甲醛的防腐剂过敏的原因可为甲醛<br>● 香皂、香波、保湿剂 | TRUE 测试 #18 |

| 过敏原 | 用途/物品/交叉反应(X-RXN) | 测试 |
|---|---|---|
| 甲基异噻唑啉酮(Kathon CG) | 化妆品、护发/护肤制品(优色林)、日常用品(卫生纸)、烫发剂、乳胶润滑剂 | TRUE 测试 #17 |
| 对羟基苯甲酸酯混合物 | 用途:防腐<br>● 皮肤外用药品、化妆品<br>交叉反应:PABA、PPD | TRUE 测试 #8 |
| 硫柳汞 | 防腐剂/抗菌剂/疫苗/滴眼剂<br>两种成分:硫代水杨酸以及氯化乙汞<br>交叉反应:吡罗昔康、水银 | TRUE 测试 #23 |
| 咪唑烷基脲 | 释放甲醛的防腐剂<br>● 化妆品、护肤/护发品、黏合剂、保湿剂 | |
| **其他** | | |
| 对苯二胺(PPD) | 蓝-黑色苯胺颜料<br>● 染发剂、纹身、冲洗相片溶剂、打印机墨水、油、汽油<br>交叉反应:普鲁/苯佐卡因、PABA、含氮-以及苯胺颜料、磺胺、对氨(基)水扬酸 | TRUE 测试 #20 |
| 过硫酸铵 | 漂白剂<br>● 漂发剂、面粉<br>接触性荨麻疹、过敏反应 | |
| 分散性蓝色颜料 | 纺织品、腰带、股、腋窝 | |
| 单巯基乙酸甘油酯 | 酸性烫发剂<br>化学剂可在头发中残留数月 | |
| 乳胶 | 橡胶树液<br>● 手套、避孕套、气球<br>较高风险:患脊柱裂的儿童、医护工作者<br>交叉反应:鳄梨、香蕉、栗、猕猴桃、木瓜 | RAST 测试、prick测试 |
| 烷基醯胺类 | 椰子油中提取的非离子表面活性剂<br>抗原:酰胺、DMAPA、CAPB<br>● 香波、液体香皂<br>常现面部红斑 | |
| 氰基丙烯酸乙酯 | "万能胶水"<br>● 人工指甲胶、液体绷带 | |

| 过敏原 | 用途/物品/交叉反应(X-RXN) | 测试 |
|---|---|---|
| 甲基丙烯酸甲酯 | ● 人工指甲胶、牙科用品、安装假肢所用胶 | |
| 戊二醛 | 冷消毒溶液<br>医护工作者、吗啡、电子显微镜、洗手液 | |
| 柠檬油精 | ● 橘皮、香水添加剂、消毒剂、清洁剂、去油剂 | |
| 蜂胶 | 咖啡酸中的二甲烯丙基酯<br>● 蜂胶、唇膏、药膏、睫毛膏 | |
| 硫脲类药 | 橡胶抗氧化剂<br>● 紧身潜水衣、鞋垫、黏合剂、复印纸、照片 | |
| Euxyl K-400 | 防腐剂<br>● 化妆品/个人护理用品 | |
| 甲苯磺酰胺甲醛树脂 | 指甲油/固化剂:眼睑、面部、颈项、手指皮肤病 | |
| 苯甲基醇 | 溶剂、防腐剂、抗菌剂<br>● 植物、原油、食品、化妆品、医药用品、染料/清漆 | |

## 提示特定刺激物/毒素的特征

| | |
|---|---|
| 粉刺/毛囊炎 | 砷、油、玻璃纤维、沥青、焦油、氯化萘、多卤化联苯 |
| 粟疹 | 咬合、氯化铝、UV、红外 |
| 脱发 | 硼砂、丁二聚体 |
| 肉芽肿 | 硅、铍、角质、滑石、棉 |

## 植物与皮肤病

### 引起非免疫性接触性荨麻疹的植物

荨麻疹

● 荨麻属大荨麻——刺人荨麻

● 火麻树属——澳大利亚大荨麻,可致命

大戟科(大戟):

● Acidoton属与小刺戟属

● 巴豆
田基麻科（水叶科）

## 引起机械性刺激性皮炎的植物

常春藤——五茄科——常春藤
仙人掌属——仙人掌——仙人球
郁金香属——百合科——郁金香
无花果属桑属——桑科——无花果,桑葚
飞廉属蓟属——菊科——蓟
狼把草——菊科——鬼针草
其他菊科——蒲公英,莴苣,菊苣（刺激性乳胶）

## 引起化学性刺激性皮炎的植物

| 化学物质 | 植物 | 科学名称 |
|---|---|---|
| 草酸钙 | 水仙花 | 水仙花属（石蒜科） |
| | 龙舌兰纤维 | 龙舌兰（龙舌兰科） |
| | 热带海芋属植物、龟背竹 | 花叶万年青和蔓绿绒属（天南星科） |
| | 菠萝 | 菠萝（凤梨科） |
| | 洋水仙 | 风信子（百合科） |
| | 大黄 | 食用大黄（蓼科） |
| 硫氰酸酯 | 大蒜 | 大蒜（葱科） |
| | 黑芥子 | **黑芥（十字花科）** |
| | 小萝卜 | 萝卜（十字花科） |
| **槚如坚果壳油** | 腰果树 | 腰果（漆树科） |
| 菠萝蛋白酶 | 菠萝 | 菠萝（凤梨科） |
| 佛波酯,二萜类（乳液） | 一品红 | 一品红（大戟科） |
| 原银莲花素 | 金凤花 | 毛茛属（毛茛科） |
| 辣椒素 | 红辣椒 | 甜椒（茄科） |

## 植物光化性皮肿

伞形花科:豕草(猪草),芹菜(根芹菜),欧芹(岩芹),欧洲防风草,茴香(茴香)

芸香科:酸橙,甜橙,柠檬,芸香,夏威夷花环,卫矛属

桑科:桑葚,无花果树

蝶形花科、豆科植物类:铁屑豌豆(治疗白癜风)

## 引起过敏性接触性皮炎的植物

| 变应原 | 家族 | 植物(科学名称) |
|---|---|---|
| 漆酚 | 漆树科 | 毒葛、毒漆(漆树科清漆) |
| | | 腰果树(*Anacardium occidentale*) |
| | | 芒果(*Mangifera indica*) |
| | 交叉反应:<br>银杏,<br>银桦属 | 巴西胡椒树(*Schinus terebinthifolius, Florida Holly*) |
| | | 印度打印采伐木坚果(*Semecarpus anacardium*) |
| | | 日本漆树(*Toxicodendron verniciflua*) |
| | | Rengas 树(*Gluta spp.*) |
| | | 毒漆树(*Metopium toxiferum*) |
| 倍半萜烯<br>内酯 | 菊科(菊科<br>植物) | 甘菊(*Tanacetum parthenium*) |
| | | 菊(*X Dendranthema*) |
| | | 蒲公英(*Taraxacum officinale*) |
| | | 向日葵(*Helianthus annuus*) |
| | | 野甘菊(*Scourge of india*) |
| | | 雏菊(*Leucanthemum* 属) |
| | | 豚草属(*Ambrosia* 属) |
| | | 万寿菊(*Tagetes* 属) |
| | | 朝鲜蓟(*Cynara scolymus*) |
| | | 莴苣(*Lactuca sativa*) |
| | | 菊苣(*Cichorium endiva*) |
| | | 菊苣(根可充作咖啡)(*Cichorium intybus*) |
| | | 黄春菊,艾属植物(*Artemisia* 属) |
| | | 西洋蓍草(*Achillea millefolium*) |
| 二硫化二<br>烯丙基 | 葱科 | 洋葱(*A.cepa*) |
| | | 大蒜(*A.sativum*) |
| | | 韭葱(*A.porrum*) |
| | | 细洋葱 |
| 郁金香甙<br>A | Alstromeri-<br>aceae<br>百合科 | 郁金香,六出花(*A.auriantiaca* 和 *A.ligtu*) |
| 樱草素 | 报春花科 | 报春花(*Primula obconica*) |
| | 唇形科 | 薄荷(薄荷醇),荷兰薄荷(香芹酮),熏衣草,百里香 |

| 变应原 | 家族 | 植物(科学名称) |
|---|---|---|
| **香芹烯** | 桃金娘科 | 茶树(*Melaleuca* 属) |
| 树脂和松脂、莕烯 | 松科 | 松树(*Pinus* 属) |
| | | 云杉树(*Picea* 属) |
| 蓖麻毒素 | 蓖麻子 | 蓖麻 |
| 红豆因 | 相思豆 | **相思豆** |
| 松萝酸,地钱酸,地衣苦素 | 地衣 | |

# 维生素缺乏症 / 维生素过多症

## 维生素 A

对于麻疹,补充维生素 A 是有帮助的

缺乏 = 蟾皮病

● 由于脂肪吸收障碍,饮食;维生素 A 在动物脂肪、肝脏、乳汁中较丰富

● 夜盲症,对强光反映不敏锐,比奥斑,角膜软化,眼球干燥症,(皮肤或结膜)干燥症,毛囊性角质化过度症,脆发,情感淡漠,神经和生长迟缓

维生素 A 过多症

● 相似于医疗类维生素 A 治疗:嘴唇干燥,关节痛,唇炎,脱发,指(趾)甲营养不良、杵状变,色素沉着,骨生长缺陷,骨肥厚,假性脑瘤,嗜眠症,厌食症

## 维生素 $B_1$——硫胺

缺乏 = 脚气病

● 由于饮食(精白米),妊娠,嗜酒,胃肠疾病

● 舌炎,水肿,舌痛,神经病,韦尼克-科尔萨科夫(Wernicke-Korsakoff)综合征,充血性心力衰竭

## 维生素 $B_2$——核黄素

缺乏

● 酗酒,吸收障碍,新生儿光疗,氯丙嗪

● 口 - 眼 - 生殖器综合征:唇炎,类脂溢性皮炎皮疹,舌萎

缩,睑缘炎,结膜炎,畏光,生殖器和鼻周皮炎,贫血

## 维生素 B$_3$——烟酸

缺乏 = 糙皮病

● 可能由于前体(色氨酸)缺乏,酗酒,良性肿瘤,异烟肼,
5- 氟尿嘧啶,咪唑类嘌呤,胃肠紊乱,厌食

● 有 "Casal 项链" 皮疹,光敏感性,虫胶样面容,肢端裂,
会阴皮疹,唇炎,腹泻,痴呆

● 颗粒层下部(表皮生发层),空泡样改变

## 维生素 B$_6$——吡哆醇

缺乏

● 由于肝硬化,尿毒症,异烟肼,肼苯哒嗪,口服避孕药,
苯乙肼,青霉胺

● 类脂溢性皮炎皮疹,擦烂,唇炎,舌炎,结膜炎,乏力,神
经病,定向障碍,恶心和呕吐

## 维生素 B$_{12}$——氰钴维生素

缺乏

● 由于饮食(在肉食品中丰富),恶性贫血,吸收障碍

● 舌炎,色素沉着,灰发症,神经症状

## 维生素 C

缺乏 = 坏血病

● 酗酒,饮食

● 水溶性,水果、蔬菜

● 滤泡周围角化过度和瘀点,开瓶器状发,出血性齿龈
炎,鼻出血,疑病,骨膜下出血(假瘫),牙齿软化,牙龈炎,血
液改变,虚弱

## 维生素 D

生理学特点

● 食物中的维生素 D$_2$ 和 D$_3$ 通过乳糜微粒运输到肝脏,
来自皮肤的维生素 D$_3$ 和来自于脂肪细胞的维生素 D$_2$、D$_3$ 通过
维生素 D 载体蛋白转运到肝脏

● 在肝脏中,维生素 D-25- 羟化酶,将维生素 D 转化为主
要循环形式的 25 羟化维生素 D,或 25(OH)D

● 25(OH)D 被 25- 羟化维生素 D-1 α - 羟化酶在肾脏中转

化为具有生物活性的 1,25- 双羟化维生素 D,或 1,25(OH)$_2$D

● 1,25(OH)$_2$D 能够在 25- 羟化维生素 D-24- 羟化酶作用下失活,并转化成维生素 D$_3$-23 羧酸,并且被分泌到胆汁当中

● 在成骨细胞中,1,25(OH)$_2$D 能够增加前破骨细胞结合有核因子 -κB 受体活化因子(RANK)的核因子 -κB 受体活化因子配基(RANKL),进而激活肠道细胞,核因子 -κB 受体活化因子结合 VDR-RXR,进而增加钙通道 TRPV6 和钙结合蛋白(calbindin 9K)

● 磷酸钙产物:产物饱和度 =60mg$^2$/dl$^2$;在 42~52mg$^2$/dl$^2$,适用于终末期肾病(ESRD)

缺乏

● 不良饮食(维生素 D 属于脂溶性的,在含油丰富的鱼,鸡蛋,黄油,肝脏,鱼肝油),缺乏光照(机体需要紫外线 B 将 7-脱氢胆固醇转化为前体维生素 D$_3$,然后再迅速被转化为维生素 D$_3$),抗痉挛剂,脂肪吸收障碍,年老,慢性肾病,哺乳(人乳中含有少量维生素 D)

● 机体需求:大约需要维生素 D$_3$ 量为 800IU/d,这还存在一定的争议

● 秃发、佝偻病、骨软化、骨质疏松症、癌症(大肠、乳腺、前列腺、血液),自身免疫性病,肌无力

维生素 D 增多症

● 高钙血症,钙质沉着症,厌食,头痛,恶心和呕吐

## 维生素 K

缺乏

● 由于饮食(脂溶性的,肉食,绿色蔬菜,胃肠道菌落能够产生50%的需求量),厌食,心力衰竭,肝病,吸收障碍,香豆定,头孢类抗生素,水杨酸盐,消胆胺

● 出血

## 锌缺乏

● 由于遗传性主动脉瓣回流缺陷,饮食(锌缺乏,纤维素过量),吸收障碍,促皮质素释放因子,酒精,胃肠道外全面营养,癌症

● 通常婴儿哺乳,锌在人乳中比在牛奶中的生物利用率低,因此其含量有时很少,早产儿锌储存量较少,胃肠吸收不良,则需要更多的锌

● 肠病性肢端皮炎(肢体末端的,口周的,指甲周围的,唇

炎),腹泻,脱发,念珠菌、葡萄状球菌表皮感染,甲沟炎,应激性的反应,畏光,睑缘炎,生长障碍

- 表现为生物素缺乏症,基础脂肪酸缺乏,心力衰竭,克罗恩病,坏死松解性游走性红斑
- 低碱性磷酸酶
- 组织:表皮苍白 ± 牛皮癣状增生,坏死,角质层下、表皮内水疱(和坏死松解性游走性红斑、坏死松解性肢端红斑、遗传性 LDH M 亚基缺乏症相似)
- 锌反应性疾病:坏死松解性肢端红斑,头皮和组织弯曲部的无菌性脓包病

## 生物素缺乏症

- 由于肠管短(肠管细菌能够产生生物素),吸收障碍,抗生物素蛋白(生蛋清)吸收,生物素酶缺乏(婴儿时期),多羧化酶、单羧化酶合酶缺乏(新生儿)
- 水泡样锌缺乏,脱发,结膜炎,乏力,感觉异常

## 基础脂肪酸减少症

- 由于胃肠畸形或手术,饮食,慢性胃肠道外全面营养
- 类生物素水泡和锌缺乏,脱发,革质皮肤,擦烂
- 二十碳三烯酸:花生四烯酸比 >4

## 铜

- 在 Menkes 综合征、Wilson 综合征中缺乏
- 局部,外源性增多 - 绿头发症(水中的铜)

## 硒缺乏症

- 谷胱甘肽过氧化物酶的组成成分
- 由于胃肠道外全面营养,土壤含量低
- 虚弱,心肌病,转酰氨基酶和 CK 增高,色素减退(皮肤、头发),白甲病

## 番茄红素血症

过量摄入红色蔬菜和水果(西红柿,番木瓜)- 红色皮肤

## 胡萝卜素血症

含有胡萝卜素的食物有:胡萝卜,南瓜,橙子,菠菜,玉米,豆类,鸡蛋,黄油,番木瓜,幼(婴)儿食品

- 黄色脚底、手掌和脸部中央部

## 夸休可尔症

- 蛋白质缺乏
- 由于饮食,胃肠手术,HIV
- 皮肤变色,苍白,成片脱落,头发稀疏、色素减少,疲乏面容,大肚皮,水肿,满月脸,唇炎,指甲软化,急躁,感染

## 消瘦

- 蛋白和热量缺乏
- 由于饮食疏忽,厌食,吸收障碍,HIV,肝、肾衰竭
- 干燥病,泻肚,皮肤变薄,滤泡样角化过度,稀疏类胎毛样头发,猴脸,无水肿、低蛋白血

# 遗传性皮肤病

## 基因列表

| 疾病 | 基因 | 蛋白 | | 注释 |
|------|------|------|---|------|
| 肢端剥脱性皮肤综合征 | TGM5 | 转谷氨酰胺酶 -5 | AR | |
| 肠病性肢端皮炎 | SLC39A4 | 肠道锌特异性转运体 | AR | 肠道吸收锌缺乏 |
| Hopf 疣状肢端角化病 | ATP2A2 | 钙离子转运 ATP 酶 | AD | 毛囊角化病的等位基因 |
| AEC 综合征 | P63 | P63 蛋白 | AD | 肿瘤抑制基因;EEC 综合征等位基因,Rapp-Hodgkin 综合征,皮体乳综合征,裂手裂足畸形 IV 型,ADULT(肢端 - 皮肤 - 甲 - 泪管 - 牙)综合征 |
| Albright 遗传性骨营养不良症 | GNAS1 | G 蛋白的 α 刺激亚单位 | AD | 腺苷酸环化酶 G 蛋白亚单位;McCune-Albright 综合征和进行性骨发育异常的等位基因 |
| Alagille 综合征 | JAG1 | 锯齿蛋白 -1 NOTCH2 | AD | 锯齿蛋白 1 是 NOTCH 蛋白的配体 |

续表

| 疾病 | 基因 | 蛋白 | | 注释 |
|---|---|---|---|---|
| 黑尿酸症 | HGO | 黑尿酸盐 1, 2- 二氧化酶 | AR | 缺乏黑尿酸氧化酶可导致组织内黑尿酸堆积 |
| Alport 综合征 (眼 - 耳 - 肾综合征) | COL4A3 COL4A4 COL4A5 | IV 型胶原 | AR AR XL | X 连锁基因型可能和平滑肌瘤病相关 (食管,气管 - 支气管,女性生殖器官) |
| 无汗性外胚层发育不良 (Christ-Siemens-Touraine 综合征;少汗的) | EDA | 外胚层发育不良蛋白 A | XLR | 与因无汗性外胚层发育不良 (EDAR) 突变所致 AD 型相似;与因 EDAR 或 EDAR 关联死亡域 (EDARADD) 突变所致 AR 型相似 |
| 伴有免疫缺陷无汗性外胚层发育不良 ± 骨质疏松和淋巴水肿 | NEMO | NK-κB 关键调节蛋白 / IKK-γ | XLR | IP (Incontinentia Pigmenti 色素失调症) 等位基因 |
| 先天性无甲 | RSPO4 | R- 脊椎蛋白 4 | AR | Wnt/β- 连环蛋白信号通路 (不像 Cooks 综合征,无肢发育不良) |
| Apert 综合征 (尖头并指趾畸形) | FGFR2 | 成纤维细胞生长因子受体 2 | AD | Beare-Stevenson 综合征和 Crouzon 综合征等位基因 |
| 精氨琥珀酸尿 | ASL | 精氨琥珀酸裂解酶 | AR | 尿素循环障碍 |

| 疾病 | 基因 | 蛋白 | 注释 |
|---|---|---|---|
| 心律失常性右心室发育不良/心肌病 | DSP | 桥粒斑蛋白 | AR |
|  | PLK2 | 血小板亲和蛋白-2（斑菲素蛋白 2） |  |
|  | DSC2 | 桥粒芯糖蛋白-2 |  |
|  | DSC2 | 桥粒胶蛋白-2 |  |
| 毛发缺乏伴丘疹 | HR | 无毛蛋白 | AR | 锌指蛋白 |
| 共济失调毛细血管扩张 | ATM | 共济失调毛细血管扩张突变蛋白 | AR | 磷脂酰肌醇 3 激酶样结构域 |
| 自身免疫性多内分泌腺病综合征 | AIRE | 自身免疫调节蛋白 | AD<br>AR | 念珠菌病 - 外胚层发育不良 |
| Bannayan-Riley-Ruvalcaba 综合征斑纳扬 - 赖利 - 鲁瓦尔卡巴综合征 | PTEN | 磷酸酶和张力蛋白同系物蛋白 | AD | 肿瘤抑制基因；Cowden 病（考登病）和 Lhermitte-Duclos 病（小脑发育不良性神经节细胞瘤）的等位基因 |
| Bart-Pumphrey 综合征 | GJB2 | 连接蛋白 26 | AD | 指节垫、白甲病和感觉神经性耳聋；是角膜炎 - 鱼鳞病 - 耳聋综合征（KID）和经典型残毁性 |

127

续表

| 疾病 | 基因 | 蛋白 | | 注释 |
|---|---|---|---|---|
| | | | | 掌跖角皮症 (Vohwinkel) 的等位基因 |
| 基底细胞痣综合征 (Gorlin) | PTCH1 | Patched 蛋白 | AD | 肿瘤抑制基因,SHH(sonic hedgehog) 跨膜受体,抑制 SMOH |
| Beare-Stevenson 皮肤回旋综合征 | FGFR2 | 成纤维细胞生长因子受体 2 | AD | 阿佩尔综合征 (Apert) 和克鲁宗病 (Crouzon) 的等位基因 |
| Beckwith-Wiedemann 综合征 | CDKN1C/KIP2/P57;NSD1;11p15 印记 | 周期蛋白依赖激酶抑制物 1C | Sp>AD | 印记生长调节基因反常;Russell-Silver 综合征中 11p15 印记区亦遭累及 |
| Birt-Hogg-Dube 综合征 | FLCN | 卵泡刺激素 | AD | 与 AMPK 和 FNIP1 在 mTOR 信号中相互作用 |
| Bloom 综合征 | RECQL3 | RecQ 蛋白类似物 3 | AR | DNA 螺旋酶 |
| Brooke-Spiegler 综合征 | CYLD | 圆柱瘤蛋白 | AD | 肿瘤抑制基因 |
| 布鲁顿种球蛋白缺乏血症 | BTK | 布鲁顿酪氨酸激酶 | XLR | 酪氨酸激酶 |
| 先天性大疱性鱼鳞病样红皮病 | KRT1,10 | 角蛋白 1,10 | AD | 中间丝 |

| 疾病 | 基因 | 蛋白 | | 注释 |
|---|---|---|---|---|
| （表皮松解性角化过度症） | | | | |
| Buschke-Ollendorff 综合征 | LEMD3/MAN1 | LEM 域含蛋白 3 | AD | 内核膜蛋白；家族性皮肤胶原瘤等位基因 |
| 毛细血管畸形 - 动静脉畸形 | RASA1 | RAS 家族，GTP 酶活化蛋白 | AD | |
| 心 - 面 - 皮肤综合征 | KRAS<br>BRAF<br>MEK1<br>MEK2 | Kirsten 鼠肉瘤病毒肿瘤基因同源物 | Sp | 所有 RAS-ERK 通路中的蛋白 |
| Carney 综合征<br>黏液瘤 / 色素沉着与内分泌亢进三联征<br>（NAME 综合征，LAMB 综合征） | PRKAR1A | 蛋白激酶 A 调节亚单位 1α | AD | |
| 卡尼综合征伴远端指关节弯曲 | MYH8 | 肌球蛋白重链 8 | AD | 牙关紧闭和与假屈指伴发的变异型 |
| 软骨 - 毛发发育不全 | RMRP | 线粒体 RNA 加工核糖核酸内切酶 | AR | |

续表

| 疾病 | 基因 | 蛋白 | | 注释 |
|------|------|------|------|------|
| Carvajal 综合征 | DSP | 桥粒斑蛋白 | AR | 扩张性心肌病伴羊毛状发和角皮症;条状掌跖角化症等位基因,致死性棘层松解性大疱表皮松解症,脆性皮肤-羊毛状发综合征 |
| CEDNIK 综合征<br>(脑发育不全,神经病变,鱼鳞病,掌跖角化症) | SNAP29 | 突触小体相关蛋白 29 | AR | |
| 家族性脑毛细血管畸形 | CCM1/KRIT1 | 脑海绵状血管畸形蛋白 1 | AD | 角化性动静脉畸形 |
| 脑腱黄瘤病 | CYP27 | 细胞色素 P450,亚科 27A,多肽 1<br>(甾醇 -27- 羟化酶) | AR | |
| Chediak-Higashi 综合征 | LYST | 溶酶体转运调节因子 | AR | 溶酶体转运 - 黑素小体转移 |
| CHILD 综合征 | NSDHL | 固醇脱氢酶样烟酰胺腺嘌呤二核苷酸磷酸 | XLD | 胆固醇生物合成 (3β- 羟化类固醇脱氢酶) |
| 斑点状软骨发育全 1 | ARSE | 芳香基硫酸酯酶 E | XLR | |

| 疾病 | 基因 | 蛋白 | | 注释 |
|---|---|---|---|---|
| 斑点状软骨发育不全 2（可表现为 Conradi-Hünermann 综合征） | EBP | 依莫帕米米结合蛋白 | XLD | 甾醇异构酶 - 胆固醇生物合成 |
| 肢根斑点状软骨发育不全 1 型 | PEX7 | 2 型过氧化物酶靶向信号受体（PTS2） | AR | 遗传性共济失调性多发性神经炎样病（Refsum 病）等位基因 |
| 肢根斑点状软骨发育不全 2 型 | DHAPAT | 酰基辅酶 A；磷酸二羟基丙酮酰基转移酶 | AR | |
| 慢性肉芽肿性疾病 细胞色素 b，X 连锁 | CYBB | p91- 巨噬细胞氧化酶（细胞色素 b-245β 亚基） | XLR | 细胞色素 b 是还原型烟酰胺腺嘌呤二核苷酸磷酸氧化酶的一部分，需要爆发性的氧消耗以杀死过氧化氢酶 + 细菌 |
| 慢性肉芽肿性疾病 细胞色素 b 阴性 | CYBA | P22- 巨噬细胞氧化酶 | AR | |
| 慢性肉芽肿性疾病 细胞色素 b 阴性 1 型 | NCF1 | P47- 巨噬细胞氧化酶 | AR | |

续表

| 疾病 | 基因 | 蛋白 | 注释 |
|---|---|---|---|
| 慢性肉芽肿性疾病细胞色素 b 阳性 2 型 | NCF2 | P67- 巨噬细胞氧化酶 | AR |
| 唇腭裂伴外胚层发育不良 | PVRL1 | 脊髓灰质炎病毒受体相关蛋白 1 | AR | 细胞黏附分子 / 疱疹病毒受体;Margarita 岛外胚层发育不良,Rosselli-Giulienetti 综合征,Zlotogora-Ogur 综合征 |
| Cockayne 综合征 | ERCC6 ERCC8 | 切除修复交叉互补组 6 或 8 | AR | |
| 先天性肾上腺增生 | CYP21A2 CYP11B1 CYP17A1 STAR | 21- 羟化酶 11-β- 羟化酶 17-α- 羟化酶 类固醇急性调节蛋白 | AR | 21- 羟化酶 = 极常见;STAR= 类脂性变异,最严重 |
| 先天性挛缩蜘蛛样指 / 趾综合征（Beals 综合征） | FBN2 | 原纤维蛋白 2 | AD | 与马凡氏综合征相似 |
| 先天性全身性脂肪营养不良（Berardinelli-Seip） | AGPAT2 BSCL2 | 1- 酰基甘油 -3- 磷酸 -O- 酰基转移酶 -2 | AR | |

| 疾病 | 基因 | 蛋白 | 注释 |
|---|---|---|---|
| | | (溶血磷脂酰胺基转移酶) Seipin 蛋白 | |
| 先天性鱼鳞病型红皮病 (无大疱) | TGM1 ALOXE3 ALOX12B CG158/ABHD5 | 谷氨酰胺转氨酶-1 脂氧合酶-3 12R-脂氧合酶 含自水解酶域5 (Dorfman-Chanarin 综合征) | AR; TGM1 等位基因变异包括板层状鱼鳞病和自身裹皮胶棉婴儿 |
| Meesmann 角膜萎缩 | KRT3 KRT12 | 角蛋白3 角蛋白12 | AD |
| Cornelia de Lange 综合征 | NIPBL SMC1A (X 连锁) SMC3 | Nipped-β 样 - 染色体 1A 和 3 结构维持 | Sp>AD; 粘连蛋白复合体成分 |
| Costello 综合征 | HRAS KRAS | Harvey 和 Kirsten 鼠肉瘤病毒致癌基因同系物 | 未知 |

续表

| 疾病 | 基因 | 蛋白 | | 注释 |
|------|------|------|---|------|
| Cowden 综合征 | PTEN | 磷酸酶和张力蛋白同系物 | AD | 肿瘤抑制基因,Bannayan-Riley-Ruvalcaba 综合征和 Lhermitte-Duclos 病的等位基因 |
| Crohn 病易感性 | CARD15/NOD2 | 半胱天冬酶募集域 - 含蛋白质 15 核苷酸结合寡聚结构域蛋白质 2 | Cplx 复杂 | CED4/APAF 调节因子家族 Blau 综合征和早发性结节病等位基因 |
| Crouzon 综合征 | FGFR2 | 成纤维细胞生长因子 2 | AD | Apert 和 Beare-Stevenson 等位基因 |
| Crouzon 综合征伴黑棘皮病 | FGFR3 | 成纤维细胞生长因子 3 | AD | 严重软骨发育不全伴发育迟缓和黑棘皮病等位基因(SADDAN) |
| 皮肤黏静脉畸形 | TIE2/TEK,VMCM1 | 内皮细胞酪氨酸激酶 | AD | 内皮细胞特异性受体酪氨酸激酶 |
| 皮肤松弛症(X 连锁变异型 =IX 型) | FBLN5 | 腓骨蛋白 5 | AR, AD | |
| Ehlers-Danlos 综合征 · 枕骨角综合征) | FBLN4 | 腓骨蛋白 4 | AR | |
| | ELN | 弹力蛋白 | AD | 铜离子结合 ATP 酶 |
| | ATP7A | ATP7A | XLR | Menkes 病的 ATP7A 等位基因 |

| 疾病 | 基因 | 蛋白 | | 注释 |
|---|---|---|---|---|
| Darier 病（毛囊角化病） | ATP2A2 | 心肌肌浆网 Ca²⁺-ATP 酶异构体 2 | AD | Ca²⁺-ATP 酶；疣状肢端角化症等位基因 |
| Dowling-Degos-Kitamura 病 | KRT5 | 角蛋白 5 | AD | EBS（大疱性表皮松解症）等位基因 |
| 药物超敏反应（抗惊厥药超敏反应综合征） | EPHX | 环氧化物酶 | ? | |
| 遗传性对称性色素异常症 | DSRAD | 双链 RNA 特异性腺苷脱氨酶 | AD | |
| 先天性角化不良 | DKC1 TERC | 角化不良蛋白 端粒酶 RNA 候选者 3 | XLRAD | 核糖体装配伴侣蛋白 |
| 外胚层发育不良，脆性皮肤 | PKP1 | 血小板亲和蛋白 1 | AD | 桥粒成分 |
| 大疱性表皮松解症（EB），显性营养不良型（Cockayne-Touraine 综合征） | COL7A1 | Ⅶ型胶原 | AD | 锚原纤维，分子量 290kDa |
| 隐性营养不良型 EB（Hallopeau-Siemens 综合征） | COL7A1 | Ⅶ型胶原 | AR | 锚原纤维，分子量 290kDa |

续表

| 疾病 | 基因 | 蛋白 | | 注释 |
|------|------|------|------|------|
| 单纯型 EB (EBS) | KRT5、14 | 角蛋白 5、14 | AD | 中间丝 |
| EBS, Koebner 型 | KRT5 | 角蛋白 5 | AD | Dowling-Degos-Kitamura 综合征等位基因 |
| EBS 伴肌营养不良及 EBS Ogna 变异型 | PLEC1 | 网格蛋白 | AR | 半桥粒中的中间丝结合蛋白 |
| 泛发型萎缩型良性 EB (GABEB) - 交界型 | COL17A1 | XVII型胶原 | AR | 结构蛋白 -BP Ag 2 |
| | LAMA3 | 层粘连蛋白 A3 | | 层粘连蛋白亚基 |
| | LAMB3 | 层粘连蛋白 B3 | | |
| | LAMC2 | 层粘连蛋白 C2 | | |
| 交界型 EB-Herlitz 型 | LAMA3 | 层粘连蛋白 5 亚基 | AR | 透明板, 锚丝中 |
| | LAMB3 | | | |
| | LAMC2 | | | |
| 交界型 EB-非 Herlitz 型 | LAM5 | 层粘连蛋白 5 | AR | 层粘连蛋白 5 或XVII型胶原蛋白 |
| | COL17A1 | XVII型胶原蛋白 | | |
| 交界型 EB 伴幽门闭锁 | ITGA6 | $\alpha_6\beta_4$ 整合素 | AR | 半桥粒跨膜蛋白复合体 |
| | ITGB4 | | | |

续表

| 疾病 | 基因 | 蛋白 | | 注释 |
|------|------|------|------|------|
| 交界型 EB 伴病病和耳聋 | CD151 | 红细胞抗原 MER2 | AR | 类似 Alport 综合征（肾病 + 耳聋） |
| 外胚叶发育不良，脆性皮肤 | PKP1 | 血小板亲和蛋白 1 | AR | 桥粒斑蛋白 |
| Ehlers-Danlos 综合征，严重经典型 /Gravis I 型 | COL5A1 | 5α1 型胶原蛋白 | | Ehlers-Danlos 综合征 II 型等位基因 (COL5A1/2) |
| | COL5A2 | 5α2 型胶原蛋白 | | |
| | COL1A1 | 1α1 型胶原蛋白 | | Ehlers-Danlos 综合征 VII 型等位基因和成骨不全症 (COL1A1) |
| Ehlers-Danlos 综合征，轻度经典 /Mitis II 型 | COL5A1 | 5α1 型胶原蛋白 | AD | Ehlers-Danlos 综合征 I 型等位基因 |
| | COL5A2 | 5α2 型胶原蛋白 | | |
| Ehlers-Danlos 综合征，关节活动过度型 /III 型 | COL3A1 | 3α1 型胶原蛋白 | AD | Ehlers-Danlos 综合征 IV 型等位基因 |
| | TNXB | 腱糖蛋白 XB | | TNXB= 细胞外膜蛋白 |
| Ehlers-Danlos 综合征，血管型 /IV 型 | COL3A1 | 3A1 型胶原蛋白 | AD, AR | Ehlers-Danlos 综合征 III 型等位基因 |
| Ehlers-Danlos 综合征，X 连锁 /V 型 | 未知 | | XLR | |
| Ehlers-Danlos 综合征，脊柱后侧凸型 / 眼型 /VI 型 | PLOD | 赖氨酸羟化酶 | AR | |

续表

| 疾病 | 基因 | 蛋白 | 注释 |
|---|---|---|---|
| Ehlers-Danlos 综合征，关节松弛型 Ⅶa、Ⅶb 型 | COL1A1 COL1A2 | 1α1 型胶原蛋白 1α2 型胶原蛋白 | AD | 前胶原到 I 型胶原蛋白的不完全转变 |
| Ehlers-Danlos 综合征皮肤脆裂型 Ⅶc 型 | ADAMTS-2 | 前胶原 N- 肽酶 | AR | |
| Ehlers-Danlos 综合征，牙周变性 Ⅷ型 | 未知 | | AD | |
| Ehlers-Danlos 综合征，枕骨角Ⅸ型 | ATP7A | ATP7A | XLR | X 连锁皮肤松弛症；Menkes 等位基因；铜转运蛋白 |
| Ehlers-Danlos 综合征，纤维连接蛋白缺陷 X 型 | 纤维连接蛋白 | 纤维连接蛋白 | AR | |
| Ellis-Van Creveld-Weyers 颌面骨发育不全综合征 (软骨外胚层发育不良) | EVC1 EVC2 | Ellis-Van Creveld 蛋白 1，2 | EVC=AR WAD=AD | EVC2=Limbin（肢蛋白） |
| 疣状表皮发育不良 | EVER1 EVER2 | 疣状表皮发育不良蛋白 1，2 | AR | 对人乳头瘤病毒 3，5，8 易感 |

| 疾病 | 基因 | 蛋白 | | 注释 |
|---|---|---|---|---|
| 变异性红斑角化病（Mendes de Costa） | GJB3 GJB4 | 连接蛋白 31 连接蛋白 30.3 | AD | GAP 连接蛋白 |
| 红斑肢痛症 | SCN9A/Nav1.7 | 电压门控钠通道蛋白 IX 型 α 亚基 | AD | |
| Fabry 氏病 | GLA | α-半乳糖苷酶 A | XLR | 溶酶体水解酶；体内鞘糖脂（即三己糖酰基鞘氨醇）堆积 |
| 家族性自主神经功能障碍症（Riley-Day） | IKBKAP | B 细胞中 κ 轻链多肽基因增强因子的抑制因子、激酶复合体相关蛋白 | AR | 阿什肯纳兹犹太人 |
| 家族性 GIST（胃肠道间质瘤）伴色素沉着 | C-KIT | = 肥大细胞生长/干细胞因子 | AD | ± 肥大细胞增多症；激活突变与斑驳病不同 |
| 家族性地中海热 | MEFV | Pyrin（热蛋白） | AR | 多形核中性粒细胞抑制剂 |
| 家族性部分脂肪代谢障碍 I 型（Kobberling） | 未知 | | | |

续表

| 疾病 | 基因 | 蛋白 | | 注释 |
|------|------|------|---|------|
| 家族性部分脂代谢障碍 II 型 (Dunnigan) | LMNA | 核纤层蛋白 A/C | AD | |
| 家族性部分脂代谢障碍 III 型 | PPARG | 过氧化物酶体增殖物活化受体 γ | | |
| Farber 脂肪肉芽肿病 | AC/ASAH | 酸性神经酰胺酶 /N- 酰基鞘氨醇酰胺水解酶 | AR | 神经酰胺累积 |
| Gardner 综合征 | APC | 腺瘤性结肠息肉病 | AD | 肿瘤抑制因子，切断 β- 连环蛋白 |
| Gaucher 综合征 | GBA | 酸 -β- 糖苷酶 | AR | 葡萄糖脑苷脂酶活性降低 |
| 巨轴索神经病伴卷发 | GAN1 | 巨轴索神经蛋白 | AR | 蛋白降解，神经元存活 |
| 球形细胞静脉畸形 | GLMN | 肾小球蛋白 | AD | |
| Griscelli 综合征 I 型 | MYO5A | 肌球蛋白 5A | AR | 黑素小体转运到角质形成细胞 |
| Griscelli 综合征 II 型 | RAB27A | RAB27A | AR | Ras 相关 GTP 结合蛋白 |
| Griscelli 综合征 III 型 | MLPH / MYO5A | 黑素亲和素 / 肌球蛋白 5A | AR | |

| 疾病 | 基因 | 蛋白 | | 注释 |
|------|------|------|------|------|
| Hailey-Hailey 病 | ATP2C1 | 钙离子转运 ATP 酶 | AD | 钙 ATP 酶 |
| Haim-Munk 综合征 | CTSC | 组织蛋白酶 C | AR | Papillon-Lefèvre 综合征等位基因 |
| 丑角样鱼鳞病 | ABCA12 | ATP-结合盒,亚族 A,成员 12 | AR | ABC 转运蛋白超家族;板层状鱼鳞病 II 型等位基因 |
| Hartnup 综合征 | SLC6A19 | 系统 B(0)中性氨基酸载体 -1 | AR | 无法转运色氨酸;Pellagra 样光敏性皮损,小脑性共济失调,情绪不稳定,氨基酸尿症 |
| 血色素沉着症 1 型 | HFE | 血色素沉着症 | AR | |
| 血色素沉着症 2A 型 | HJV | 铁调素调节蛋白 | AR | 青少年型 |
| 血色素沉着症 2B 型 | HAMP | 铁调素抗菌生物肽 | AR | 青少年型 |
| 血色素沉着症 3 型 | TFR2 | 转铁蛋白受体 2 | AR | |
| 血色素沉着症 4 型 | SLC40A1 | 膜铁转运蛋白 | AD | 肠道铁吸收增加 |
| 遗传性血管肿胀 1,2 型 | C1INH | C1 酶抑制因子 | AD | |
| 遗传性血管肿胀 3 型 | F12 | 凝血因子 XII | AD | |

续表

| 疾病 | 基因 | 蛋白 | | 注释 |
|---|---|---|---|---|
| 遗传性出血性毛细血管扩张症 I 型（Osler-Weber-Rendu 综合征） | ENG | 内皮糖蛋白 | AD | TGFβ 结合蛋白 |
| 遗传性出血性毛细血管扩张症 II 型 | ALK1/ACVRL1 | 激活素受体样激酶 | AD | TGF β 受体样 |
| 遗传性出血性毛细血管扩张幼年息肉病 | SMAD4 | 母亲抗 DPP 同系物 4（果蝇） | AD | 肿瘤抑制因子，细胞内 TGFβ 受体信号传感器 |
| 遗传性淋巴水肿 I 型（Nonne-Milroy 综合征） | FLT4 | 血管内皮生长因子受体 3（VEGFR-3） | AD | 基因为 FMS 样酪氨酸激酶 |
| 遗传性淋巴水肿 II 型（Meige 综合征，迟发，早发） | MFH1/FOXC2 | 叉头框蛋白 C2 | AD | 转录因子：淋巴水肿 - 双行睫，淋巴水肿上睑下垂，和淋巴水肿和黄甲综合征等位基因 |
| Hermansky-Pudlak 综合征 I | HPS1,3-8 | Hermansky-Pudlak 综合征蛋白 | AR | 溶酶体、黑素小体和血小板致密体形成；HPS7=DTNBP1,HPS8=BLOC1S3 |
| Hermansky-Pudlak 综合征 II | AP3B1 | 衔接蛋白 β-3a 亚基 | AR | II 型有免疫缺陷 |
| 有汗型外胚层发育不良（Clouston 综合征） | GJB6 | 连接蛋白 30 | AD | |

续表

| 疾病 | 基因 | 蛋白 | | 注释 |
|------|------|------|------|------|
| Holt-Oram 综合征（心-手综合征） | TBX5 | T-box 5 蛋白 | AD | 拇指畸形和房间隔缺损 |
| 高胱氨酸尿症 | CBS | 胱硫醚 β-合成酶 | AR | 高胱氨酸和丝氨酸浓集；高胱氨酸堆积 |
| Howel-Evan 综合征（胼胝症伴食管癌） | TOC | 胼胝伴食管癌 | AD | |
| 嗜酸粒细胞增多综合征 | FIP1L1-PDGFRA 融合 | FIP1 样 1 和 PDGF 受体 -α 融合 | | 4q12 缺失；组成性激活酪氨酸激酶 |
| 高 IgD 综合征 | MVK | 甲羟戊酸激酶 | AR | 甲羟戊酸尿症等位基因 |
| 高 IgE 综合征 | STAT3 | 信号转导和转录激活因子 3 | AD | IL-6 下游区靶目标 |
| | TYK2 | 酪氨酸激酶 2 | | |
| 高脂蛋白血症 1A 型 | LPL | 脂蛋白脂肪酶 | AR | 乳糜微粒增多 |
| 高脂蛋白血症 1B 型 | APOC2 | 载脂蛋白 C2 | AR | 乳糜微粒增多 |
| 高脂蛋白血症 2A 型 | LDLR | 低密度脂蛋白受体 | AD | 家族性高胆固醇血症，高低密度脂蛋白和胆固醇 |

续表

| 疾病 | 基因 | 蛋白 | | 注释 |
|---|---|---|---|---|
| 高脂蛋白血症 2B 型 | APOB | 载脂蛋白 B-100 | AD | 载脂蛋白中 LDL 受体结合区域突变 |
| 高脂蛋白血症 3 型（血 β 脂蛋白异常） | APOE | 载脂蛋白 E2 | AR | 中密度脂蛋白和乳糜微粒清除缺陷 |
| 稀毛症伴幼年期黄斑变性 | PCAD/CDH3 | P-钙粘着蛋白 | AR | 膜糖蛋白，钙依赖细胞间粘连；外胚叶发育不良，缺齿，黄斑变性，念珠状发样的等位基因 |
| 局限型稀毛症.AR | DSG4 LIPH | 桥粒芯糖蛋白 4 脂肪酶 H | AR | 与 AR 念珠状发重叠 |
| 稀毛症-淋巴水肿-毛细血管扩张 | SOX18 | SRY-Box 18 | AD、AR | HMG 盒含转录因子 |
| 单纯型稀毛症 | CDSN | 角化粒 | AD | 角化粒成分（角化细胞剥脱）、银屑病易感基因 |
| Siemens 大疱性鱼鳞病 | KRT2A | 角蛋白 2A（2e） | AD | 棘层上部表达角蛋白 9 |
| Curth-Macklin 豪猪状鱼鳞病 | KRT1 | 角蛋白 1 | AD | 张力原纤维缺失，类似表皮松解性角化过型鱼鳞病（EHK） |
| 板层状鱼鳞病 1 型 | TGM1 | 转谷氨酰胺酶 1 | AR | 表皮交联异常；NCIE 和自愈性火棉胶样儿等位基因 |

续表

| 疾病 | 基因 | 蛋白 | | 注释 |
|------|------|------|------|------|
| 板层状鱼鳞病 2 型 | ABCA12 | ATP- 结合盒、亚族 A、成员 12 | AR | ABC 运载体超家族；丑角样鱼鳞病等位基因 |
| 寻常型鱼鳞病 | FLG | 中间丝相关蛋白 | AD | |
| X 连锁鱼鳞病 | STS | 芳基硫酸酯酶 C | XLR | 类固醇硫酸酯酶 |
| 色素失调症 | NEMO | NF-κB 关键调节蛋白 / IKK-γ | XLD | 无汗性外胚层发育不良伴免疫缺陷 ± 骨发育 不良和淋巴水肿等位基因 |
| 免疫失调、多发性内分泌腺病、肠病及 X 染色体连锁综合征 | FOXP3 | 叉头框蛋白 P3 | XLR | 叉头框家族转录因子 |
| 先天性痛觉迟钝伴无汗症 | NTRK1 | 神经营养酪氨酸激酶受体 1 | AR | 神经生长因子信号转导 |
| 幼年透明纤维瘤病（系统性幼年透明性变） | CMG2/ ANTXR2 | 毛细血管形态发生蛋白-2/ 炭疽毒素受体 2 | AR | |
| Kallman 综合征 1 型 | KAL1 | Anosmin 蛋白 | XLR | |
| Kallman 综合征 2 型 | KAL2 (FGFR1) | 成纤维细胞生长因子受体 1 | AD | |

续表

| 疾病 | 基因 | 蛋白 | 注释 |
|---|---|---|---|
| 条纹状掌跖角化病 1 型 (Brunauer-Fohs-Siemens) | DSG1 | 桥粒芯糖蛋白 1 | AD | 钙结合跨膜桥粒糖蛋白;PF 抗原 |
| 条纹状掌跖角化病 2 型 | DSP | 桥粒斑蛋白 | AD | 桥粒斑蛋白, Carvajal 综合征, 皮肤脆性 - 卷发, 和致死性表皮松解大疱性表皮松解症的等位基因 |
| 条纹状掌跖角化病 3 型 | KRT1 | 角蛋白 1 | AD | 基底上层表达 |
| KID 综合征 (角膜炎 - 鱼鳞病 - 耳聋) | GJB2 | 连接蛋白 26 | AD 或 AR | Bart-Pumphrey 综合征和典型 Vohwinkel 综合征的等位基因 |
| Kindler 综合征 | KIND1 | Kindlin-1 | AR | 角化细胞黏着斑 |
| Klippel-Trenaunay-Weber 综合征 | VG5Q (AGGF1) | 血管额性因子及 G 补缀和 FHA (Forkhead-Associated domain) 结构域 1 | Sp | 这种缺陷仅在部分病例中存在 |
| 多发性皮肤和子宫平滑肌瘤 | FH | 延胡索酸水合酶 | AD | 三羧酸循环中酶缺陷也导致遗传性平滑肌瘤病和肾细胞癌 |
| LEOPARD-1 综合征 | PTPN11 | 非受体型蛋白酪氨酸磷酸酶 | AD | 与 Noonan 综合征 1 型基因相同 |

| 疾病 | 基因 | 蛋白 | 注释 |
|---|---|---|---|
| 矮妖精貌综合征 | INSR | 胰岛素受体 | Rabson-Mendenhall 综合征等位基因 |
| Lesch-Nyhan 综合征 | HGPRT | 次黄嘌呤鸟嘌呤磷酸核糖转移酶 | 嘌呤再利用通路 |
| Lhermitte-Duclos 病 | PTEN | 磷酸酶和张力蛋白同系物基因 | Bannayan-Riley-Ruvalcaba 综合征和 Cowden 综合征等位基因 |
| 类脂质蛋白沉积症 | ECM1 | 细胞外基质蛋白 1 | 硬化性苔藓中抗 ECM1 抗体 |
| Loeys-Dietz 综合征 | TGFβR1,2 | TGFβ 受体 1 和 2 | 马凡综合征样伴伴有短动脉动脉瘤和扭曲、眼距增宽、悬雍垂裂、腭裂 |
| 淋巴水肿和上睑下垂、淋巴水肿 - 双行睫 2 型遗传性淋巴水肿 | FOXC2 (MSH1) | 叉头框 C2 蛋白 | 转录因子 |
| Mal de Meleda 病 | SLURP1 | Ly6/uPar 相关蛋白 1 | 渔越性跖角皮症 |
| 马凡氏综合征 | FBN1 | 原纤维蛋白 1 | 弹力纤维碎裂 |
| Marinesco-Sjögren 综合征 | SIL1 | BIP- 相关蛋白 (BAP) | 内质网糖蛋白，与 BIP 相互作用，与核苷酸交换有关 |

续表

| 疾病 | 基因 | 蛋白 | | 注释 |
|---|---|---|---|---|
| McCune-Albright 综合征 | GNAS1 | 鸟嘌呤核苷酸-结合蛋白 α 亚基 | Som | 刺激 G 蛋白,通过调节腺苷酸环化酶提高 cAMP |
| 黑色素瘤 | CDKN2A | 周期素依赖性蛋白激酶抑制因子 2a | AD | 遗传性黑素瘤;MC1R 缺陷不能把真黑素转化成褐黑素 |
| | CDK4 | 周期素依赖性蛋白激酶 4 | | |
| | MC1R | 黑皮质素 1 受体 | | |
| Menkes 卷发综合征 | ATP7A | $Cu^{2+}$ 转运 ATP 酶的 α 亚基 | XLP | 枕骨角综合征 X 连锁皮肤松池 Wilson 病的等位基因 =ATP7B |
| MIDAS 综合征 | HCCS | 全细胞色素 C 合成酶 | XLD | 线粒体的 |
| 念珠状发 | KRTHB1 | 角蛋白毛发的基础 1,3 和 6 型 | AD | 中间丝;人毛发角蛋白 |
| | KRTHB3 | | | |
| | KRTHB6 | | | |
| | DSG3 | 桥粒芯糖蛋白-4 | AR | 毛干"球" |
| Muckle-Wells 综合征 | CIAS1 | 隐热蛋白 | AD | 慢性婴儿神经皮肤和关节综合征 (CINCA) 和 |

| 疾病 | 基因 | 蛋白 | | 注释 |
|------|------|------|------|------|
| | | | | 家族性寒冷性自身炎症综合征等位基因 |
| 黏多糖贮积症 I 型 (Hurler 综合征) | IDUA | α- 左旋艾杜糖酶 | AD | 由于缺乏降解导致糖胺聚糖的堆积 |
| 黏多糖贮积症 II 型 (Hunter 综合征) | IDS | 艾杜糖 2- 硫酸酯酶 | XLR | 由于缺乏降解导致糖胺聚糖的堆积 |
| Muir-Torre 综合征 | MLH1 MSH2 | MutL 同系物 1,结肠癌,非息肉病 2 型 MutS 同系物 2,结肠癌,非息肉病 1 型 | AD | DNA 错配修复基因;亦见于 Lynch 癌家族综合征 (遗传性非息肉性结直肠癌) |
| 多发性羧化酶缺乏症 | BTD HLCS | 生物素酶 全羧化酶合成酶 | AR | 游离血清生物素减少;代谢性酸中毒 |
| 多发性皮肤和子宫平滑肌瘤 | FH | 延胡索酸水合酶 | AD | 三羧酸循环酶 |
| 多发性内分泌腺瘤综合征 1 型 (Werner 综合征) | MEN1 | 多发性内分泌腺瘤蛋白 | AD | 结合 GUND 核 |

续表

| 疾病 | 基因 | 蛋白 | | 注释 |
|------|------|------|---|------|
| 多发性内分泌腺瘤综合征 2a 型 (Sipple) ,2b 型 | RET | 酪氨酸激酶受体 | AD | 原癌基因,编码一个酪氨酸激酶受体 |
| 多发性家族性毛发上皮瘤 | CYLD | 圆柱瘤蛋白 | AD | 与 Brooke-Spiegler 肿瘤抑制因子基因相同 |
| Naegeli-Franceschetti-Jadassohn 综合征 | K14 | 角蛋白 14 | AD | EBS (epidermolysis bullosa simplex, 单纯型大疱性表皮松解征)和网状色素性皮病的等位基因;NF1/DPR- 在非螺旋端 (E1/V1) 突变;EBS-在中心 α- 螺旋杆结构域中突变 |
| 指 (趾) 甲 - 髌骨综合征 | LMX1B | LIM 同源异形盒转录因子 1β | AD | |
| Naxos 综合征 | JUP | 文斑盘状球蛋白 | AR | 掌跖角化症伴卷发和右心室心肌病 |
| Netherton 综合征 | SPINK5 (LEKT1) | 丝氨酸蛋白酶抑制因子 Kazal 型 5 | AR | 丝氨酸蛋白酶抑制剂 |
| 神经纤维瘤病 I 型 | NF1 | 神经纤维瘤蛋白 | AD | 抑制 Ras ;NF-1-Noonan 重叠综合征等位基因,与由子 SPRED1 缺略所致 NF-1 样综合征相似 |

| 疾病 | 基因 | 蛋白 | | 注释 |
|------|------|------|------|------|
| 神经纤维瘤病 II 型 | NF2 | 神经纤维瘤蛋白 2 型（神经鞘膜蛋白，merlin） | AD | |
| Niemann-Pick 病 A、B 型 | SMPD-1 | 神经鞘磷脂磷酸二酯酶 -1 | AR | 神经鞘磷脂酶缺乏 |
| Niemann-Pick 病 C1、D 型 | NPC1 | Niemann-Pick C1 | AR | 胆固醇酯化 |
| Niemann-Pick 病 C2 型 | NPC2/HE1 | Niemann-Pick C2 | Ar | 胆固醇结合 |
| Noonan 综合征 1 型 | PTPN11 (SHP2) | 蛋白酪氨酸磷酸酶·非受体 11 型 | AD、Sp | LEOPARD-1 等位基因 |
| Noonan 综合征 3 型 | KRAS | Kirsten 鼠肉瘤病毒肿瘤同系物 | AD | CFC 和 Costello 同系物 |
| Noonan 综合征 4 型 | SOS1 | Sos 蛋白·果蝇同系物 | AD | 鸟苷酸交换因子；牙龈纤维瘤病等位基因 |
| Noonan 综合征 5 型 | RAF1 | V-RAF-1 鼠白血病病毒癌基因同系物 1 | AD | 丝氨酸 - 苏氨酸激酶，激活 MEK1/2；LEOPARD-2 等位基因 |
| 眼皮肤白化病 I 型 | TYR | 酪氨酸酶 | AR | 黑色素通路 |
| 眼皮肤白化病（OCA）II 型 | P 基因 | 鼠粉红眼稀释基因 | AR | 调节黑色素小体的 pH 值 |

续表

| 疾病 | 基因 | 蛋白 | | 注释 |
|---|---|---|---|---|
| 眼皮肤白化病Ⅲ型,暗红色 | TYPR1 | 酪氨酸酶相关蛋白1 | AR | 稳定酪氨酸酶 |
| Omenn综合征 | RAG1 | 重组酶激活 | AR | Omenn=SCID伴嗜酸粒细胞增高;RAG1和 |
| | RAG2 | | | RAG2突变亦可导致更严重的T-B-NK+SCID; |
| | DCLRE1C | Artemis蛋白 | | DCLRE1C亦可导致SCID伴对电离辐射过敏 |
| 口-面-指节综合征Ⅰ型 (Papillon-Leage综合征) | CXORF5 | X染色体开放阅读框5 | XLD | |
| 成骨不全Ⅰ~Ⅳ型 | COL1A1 | 胶原蛋白1α1 | AD或AR | Ehlers-Danlos综合征Ⅶ型等位基因 |
| | COL1A2 | 胶原蛋白1α2 | | |
| 先天性厚甲症Ⅰ型 (Jadassohn-Lewandowsky综合征) | KRT6A | 角蛋白6a | AD | 中间丝;KRT16突变亦与非表皮松解掌跖角皮 病相关 (非表皮松解Unna-Thost综合征) |
| | KRT16 | 角蛋白16 | | |
| 先天性厚甲症Ⅱ型 (Jackson-Lawler综合征) | KRT6B | 角蛋白6a | AD | 中间丝;KRT17版与SCM等位基因 |
| | KRT17 | 角蛋白17 | | |
| 表皮松解性掌跖角化病 (Vörner) | KRT9 | 角蛋白9 | AD | 表达于棘层上部 |

续表

| 疾病 | 基因 | 蛋白 | | 注释 |
|---|---|---|---|---|
| 非表皮松解性掌跖角化病<br>（Unna-Thost 综合征） | KRT1<br>KRT16 | 角蛋白 1<br>角蛋白 16 | AD | KRT1 突变亦与表皮松解性角化过度症相关，BCIE，高起鱼鳞病；Haim-Munk 综合征；KRT16 突变亦与 PC1 相关 |
| Papillon-Lefèvre 综合征 | CTSC | 组织蛋白酶 | AR | 溶酶体蛋白酶；Haim-Munk 综合征 |
| Peutz-Jeghers 综合征 | STK11 | 丝氨酸 / 苏氨酸激酶 11 | AD | 肿瘤抑制基因 |
| 苯丙酮尿症 | PAH | 苯丙氨酸羟化酶 | AR | 苯丙氨酸和代谢物堆积 |
| 斑驳病 | KIT | C-KIT | AD | 突变失活 |
| | SNAI2 | 蜗牛，果蝇同系物 2 | | 原癌基因，酪氨酸激酶<br>神经嵴转录因子 |
| 窝状沟秃膜 | IRF6 | 干扰素调节因子 6 | AD | Van der Woude 综合征等位基因 |
| 急性间歇性卟啉症 | PBGD | 胆色素原脱氨酶 | AD | PBGD 亦称为羟甲基胆素合成酶（HMBS） |
| 先天性红细胞生成性卟啉症<br>（Gunther 综合征） | UROS | 尿卟啉原 III 合成酶 | AR | UROS 亦称为羟甲基胆素水解酶 |
| 肝性红细胞生成性卟啉症 | UROD | 尿卟啉原脱羧酶 | AD | 细胞溶质的 |

续表

| 疾病 | 基因 | 蛋白 | | 注释 |
|------|------|------|---|------|
| 遗传性粪卟啉症 | CPOX | 粪卟啉原氧化酶 | AD | 线粒体基因 |
| 红细胞生成性原卟啉症 | FECH | 亚铁螯合酶 | AD/R | 线粒体基因 |
| 迟发性皮肤卟啉症 | UROD | 尿卟啉原脱羧酶 | AD | 升高的皮肤尿卟啉导致对 400~410nm 光线敏感 |
| 变异性卟啉症 | PPOX | 原卟啉原氧化酶 | AD | 线粒体基因 |
| 儿童早衰症 (Hutchinson-Gilford 综合征) | LMNA | 核纤层蛋白 A | AD | 核膜 |
| 进行性对称性红斑角化病 (PSEK) | LOR | 兜甲蛋白 | AD | Vohwinkel 残毁性皮肤角化病和变异异性红斑角化病等位基因 |
| 氨酰基脯氨酸 (二肽) 酶缺乏症 | PEPD | 肽酶 D | AR | 分裂氨气一肽 |
| 须部假性毛囊炎 | K6hf | 毛囊角蛋白 6 | | 易感基因 |
| 弹性假黄瘤 (PXE) | ABCC6 | ATP- 结合盒亚科 C 成员 6 | AR<br>AD | 跨膜转运蛋白基因 |
| 银屑病 | HLA-Cw6,IL-15,SLC12A8,IL-23/IL-23R,HLA-B17 | | | 易感基因 |

| 疾病 | 基因 | 蛋白 | | 注释 |
|------|------|------|------|------|
| 弹性假黄瘤样综合征 | GGCX | γ 谷氨酰羧化酶 | AD/AR | GLA 蛋白的 γ 羧化作用;与皮肤松垂和凝结缺陷相关 |
| 化脓性关节炎 - 坏疽性脓皮病 - 痤疮综合征(PAPA) | PSTPIP1 | 蛋白 - 丝氨酸 - 苏氨酸磷酸酶相互作用蛋白 1 | AD | |
| Refsum 病 | PAHX<br>PEX7 | 植烷酰辅酶 A 羟化酶<br>Peroxin-7 蛋白 | AR>AD | 植烷酸堆积<br>受体靶向针对过氧化物酶体的酶 |
| 婴儿型 Refsum 病 | PEX1<br>PEX2<br>PEX6 | Peroxin-1,2,6 蛋白 | AR | 过氧化物酶体的不足和损伤,严重缺陷可导致 Zellweger 综合征 |
| 局限性皮肤病 | ZMPSTE24<br>(FACE-1)<br>LMNA | 锌金属肽酶 STE24,核纤层蛋白 A | AR | |
| Richner-Hanhart 综合征(酪氨酸血症 II 型) | TAT | 酪氨酸氨基转移酶 | AR | 在所有组织中酪氨酸堆积 |

续表

| 疾病 | 基因 | 蛋白 | | 注释 |
|---|---|---|---|---|
| Rothmud-Thomson 综合征（先天性皮肤异色症） | RECQL4 | RecQ protein-like 4 蛋白 | AR | DNA 螺旋酶 |
| Rubinstein-Taybi 综合征 | CREBBP | CREB 结合蛋白 | AD | CREB=cAMP 反应元件结合蛋白 |
| | EP300 | E1A 结合蛋白,300kD | | 转录辅激活因子 |
| X 连锁重度联合免疫缺陷病 | IL2Rγ | IL-2 受体 γ 链 | | T-B+NK- |
| 常染色体隐性遗传性重度联合免疫缺陷病 | ADA | 腺苷脱氨酶 | | T-B-NK- |
| | JAK3 | 双面联胎激酶 3 | | T-B+NK- |
| | IL7Rα | | | T-B+NK+ |
| | CD3δ | | | T-B+NK+ |
| | CD3ε | | | T-B+NK+ |
| | CD3ζ | | | T-B+NK+ |
| | CD45 | | | T-B+NK+ |
| | ZAP-70 | | | T-B+NK+ |
| 对电离辐射敏感的重度联合免疫缺陷病 | DCLRE1C | DNA 交互修补 1C(Artemis) | AR | T-B-NK+ |
| | | | | Omenn 等位基因 |

| 疾病 | 基因 | 蛋白 | | 注释 |
|---|---|---|---|---|
| 重度联合免疫缺陷病，T-B-NK+ | RAG1<br>RAG2 | 重组酶激活基因 | AR | Omenn 等位基因 |
| 自身angry复红皮病婴儿 | TGM1 | 转谷氨酰胺酶 | AR | I 型板层状鱼鳞病和 NBCIE 等位基因 |
| Sjögren-Larssen 综合征 | ALDH3A2 | 脱氢酶脂肪醛 | AR | |
| 多发性脂囊瘤 | KRT17 | 角蛋白 17 | AD | II 型先天性指（趾）甲肥厚 |
| 系统性硬皮病 | CTGF | 结缔组织生长因子 | AR | 启动子区的多态现象 |
| T 细胞免疫缺陷，先天性秃发和甲发育不良 | FOXN1<br>(WHN) | 叉头框蛋白 N1 | AR | 转录因子 |
| Takahara 综合征（无过氧化氢酶血症） | CAT | 过氧化氢酶 | AR | |
| Tangier 综合征 | ABCA1/CERP | ATP 结合盒 A1/胆固醇流出调节蛋白 | AR | 家族性 HDL 缺陷等位基因（亦可因载脂蛋白 A1 突变导致） |
| 先天性血栓性血小板减少性紫癜（Schulman-Upshaw 综合征） | ADAMTS13/<br>VWFCP | 血友病因子裂解蛋白酶 | AR | |

续表

| 疾病 | 基因 | 蛋白 | | 注释 |
|---|---|---|---|---|
| Tietz 综合征（白化病 - 耳聋） | MITF | 小眼相关转录因子 | AD | Waardenberg 综合征 2A 型等位基因 |
| TNF 受体相关周期性发热（TRAPS） | TNFRSF1A | TNF 受体 1 | AD | |
| 毛牙骨综合征 | DLX3 | 同源盒转录因子 3 远端缺失基因 3 | AD | |
| 毛发鼻指（趾）骨综合征 1 和 3 型 | TRPS1 | 毛发鼻指（趾）骨综合征 1 型蛋白 | AD | 预测转录因子 |
| 毛发鼻指（趾）骨综合征 2 型 | 连续 TRPS1 和 EXT1 缺失 | TRP1 和 Exostosin 蛋白 | AD | TRP1 伴多发性外生性骨疣 |
| 毛发硫营养不良综合征（PIBIDS） | ERCC2 (XPD) ERCC3 (XPB) | 切除修复交叉补哺齿动物修复缺陷，互补组 2 和 4 | AR | ERCC2 与着色性干皮病 D 组基因相似 DNA 螺旋酶，多数病例因着色性干皮病 D 组基因的突变导致，转录因子 IIH 的一个亚单位 |
| TTD,非光敏 1 型 (TTDN1/BIDS) | TTDN1/C7ORF11 | 染色体 7 开放阅读框 11 | AR | |
| Ullrich 先天性肌营养不良 | COL6A1/2/3 | VI型胶原蛋白 | AR | |

158

续表

| 疾病 | 基因 | 蛋白 | | 注释 |
|------|------|------|---|------|
| 结节性硬化症 | TSC1 | Hamartin 蛋白 | AD | GTP 酶激活蛋白域 |
| | TSC2 | Tuberin 蛋白 | | |
| Van de Woude 综合征 | IRF6 | 干扰素调节因子 6 | AD | 窝翼状赘膜综合征等位基因 |
| 白癜风伴自身免疫/炎症状况 | NALP1 | NACHT 亮氨酸富裕重复蛋白 1 | AD | 调节先天免疫系统;SNPs 相关易感性 |
| 变异型 Vohwinkel 综合征 ( 残毁性掌跖角皮症伴角鱼鳞病 ) | LOR | 兜甲蛋白 | AD | 角化细胞包膜成分;PSEK 等位基因 |
| 经典型 Vohwinkel 综合征,伴耳聋 | GJB2 | 连接蛋白 26 | AD | Bart-Pumphrey 综合征和 KID 综合征等位基因 |
| Von-Hippel Lindau 综合征 | VHL | von Hippel-Lindau 蛋白 | AD | 肿瘤抑制因子 |
| Waardenburg 综合征 1 型 | PAX3 | 配对盒基因 3 | AD | 转录因子,激活 MITF 启动子;内眦异位 |
| Waardenburg 综合征 2A 型 | MITF | 小眼相关转录因子 | | 转激活酪氨酸酶基因,无异位;Tietz 综合征等位基因 (SNAI2 引起 Waardenburg 综合征 2D 型) |

续表

| 疾病 | 基因 | 蛋白 | | 注释 |
|------|------|------|---|------|
| Waardenburg 综合征 3 型 (Klein-Waardenburg 综合征) | PAX3 | 配对盒基因 3 | AD, AR | |
| Waardenburg 综合征 4 型 (Waardenburg-Shah 综合征) | EDNRB EDN3 SOX10 | 内皮素受体 B 内皮素 3 SOX10 | AD | 涉及神经嵴细胞迁移;内皮素 3 是一个针对内皮素 B 受体的配体;SOX10 是转录因子,激活 MITF 启动子 |
| Watson 综合征 | NF-1 | 神经纤维瘤蛋白 | AD | 咖啡牛奶斑伴肺动脉狭窄,属神经纤维瘤病 I 型 |
| Werner 综合征 | RECQL2 LMNA | RecQ 样蛋白 2 核纤层蛋白 A/C | AR | DNA 螺旋酶 缺陷核纤层蛋白 - 重度亚型 |
| 白色海绵状痣 (Cannon 综合征) | KRT4 KRT13 | 角蛋白 4 角蛋白 13 | AD | |
| Wilson 综合征 | ATP7B | Cu²⁺ 转运 ATP 酶 β 亚基 | AR | 铜转运和胆汁排铜缺陷 |
| Wiskott-Aldrich 综合征 | WAS | Wiskott-Aldrich 综合征蛋白 | XLR | 结合 GTP 酶和肌动蛋白 |

| 疾病 | 基因 | 蛋白 | 注释 |
|---|---|---|---|
| Witkop 综合征 | MSX1 | 果蝇属同源异形盒肌段同源物 1 | AD |
| 着色性干皮病 | | XPA-DDB1 (DNA 损伤结合蛋白) | |
| | | XPB-ERCC3 (切除修复交叉互补) | |
| | | XPC- 核酸内切酶 | |
| | | XPD-ERCC2 | |
| | | XPE-DDB2 | |
| | | XPF-ERCC4 | |
| | | XPG- 核酸内切酶 | |
| | | XPV- 聚合酶 | |

译者注:AEC,Ankyloblepharon-ectodermal dysplasia-clefting,脸缘粘连 - 外胚层发育不良及唇腭裂综合征;EEC,Ectrodactyly-ectodermal dysplasia-clefting,先天性缺指 - 外胚层发育不良和唇腭裂;ADULT,又称家族性遗传性肾炎综合征;acral-dermato-ungual-lacrimal-tooth,皮肤 - 甲 - 泪管 - 牙综合征(眼 - 耳 - 肾综合征;Alport 综合征(皮肤 - 甲 - 泪管 - 牙齿综合征。

遗传性肾病中最常见的一种,又称家族性遗传性肾炎综合征,遗传性血尿 - 肾病 - 耳聋综合征。

译者注:Waardenberg 综合征是一种最常见的常染色体显性遗传性遗传听力损害综合征。

**X 染色体显性遗传**：色素失禁症，Goltz 综合征，CHILD 综合征（先天性偏侧发育不良伴鱼鳞病样红皮病），MIDAS 综合征，OFD-1（口 - 面 - 指（趾）综合征 Ⅰ 型），Conradi-Hunermann 综合征，Bazex 综合征（副肿瘤性肢端角化症）

**X 连锁隐性遗传**：Chad's Kinky Wife（译者注：这句话是由下面病名的打头字母连拼所得，便于记忆）

CGD（性腺染色体发育不全），Hunter 综合征（黏多糖贮积症 Ⅱ 型），Anhidrotic Ectodermal Dysplasia（无汗性外胚层发育不良），Dyskeratosis Congenita（先天性角化不良），SCID（重度联合免疫缺陷病），Kinky 综合征（Menkes 卷发综合征，皮肤松垂，枕骨角），Wiskott-Aldrich 综合征（湿疹、血小板减少、免疫缺陷综合征），Ichythosis X-linked（X 连锁鱼鳞病），Fabry 病（弥漫性躯体血管角质瘤），Ehlers-Danlos 综合征（皮肤弹性过度综合征 5 型、9 型）；又见：布鲁顿（氏）无丙种球蛋白血症，点状软骨发育不良 1 型，Kallman 综合征 1 型（性腺功能减退伴嗅觉丧失症 1 型），Lesch-Nyhan 综合征（自毁容貌综合征），X 连锁重度联合免疫缺陷病（IL2Rγ）

## 染色体异常

| 综合征 | 染色体 |
|---|---|
| Cri du Chat（猫叫综合征，5 号染色体短臂缺失综合征） | 5p- |
| Down 综合征（唐氏综合征，先天愚型或伸舌样痴呆） | 21 号染色体三体 |
| Edwards 综合征 | 18 号染色体三体 |
| Hypomelanosis of Ito（脱色性色素失禁症） | 多样性 |
| Klinefelter 综合征（先天性睾丸发育不全症） | X 染色体非整倍体 - 如 XXY |
| Pallister-Killian 综合征 | 12p 四体性嵌合体 |
| Patau 综合征 | 13 号染色体三体（phyloid pigmentation=13 号染色体三体嵌合体） |
| Turner 综合征（先天性卵巢发育不全综合征） | XO 单体型 |
| Warkany 综合征 | 8 号染色体三体嵌合体（指（趾）甲、髌骨发育不全） |

肿瘤

| 肿瘤 | 基因 | 蛋白 | 注解 |
|---|---|---|---|
| 原发性系统性间变性大细胞淋巴瘤 | NPM-ALK 融合基因 | 核磷蛋白 - 间变性淋巴瘤激酶融合蛋白 | T(2;5)(p23;q35);ALK 阳性系统性间变性大细胞淋巴瘤比 ALK 阴性系统性大细胞淋巴瘤(原发于皮肤的病例为 ALK 阴性)预后更好 |
| 基底细胞癌 | PTCH2 | Patched 蛋白 | 体细胞和基底细胞痣综合征 |
| 透明细胞肉瘤 | EWS-ATF1 | Ewing 肉瘤和活化转录因子1 的融合 | 也称为"软组织恶性黑色素瘤" |
| 隆突性皮肤纤维肉瘤 | COLIA PDGF | 胶原蛋白 1A血小板衍生生长因子 | t(17;22)(q22;q13) 可能有额外的环状染色体 |
| 嗜酸细胞增多综合征 | FIP1L1-PDGFRA | F/P 融合 | 慢性嗜酸细胞白血病 |
| 套细胞淋巴瘤 | T(11;14) | Bcl-1/细胞周期蛋白 D1 和免疫球蛋白重链的融合物 | |
| 肥大细胞增多症 | KIT | C-kit | 成人而非儿童型 |

续表

| 肿瘤 | 基因 | 蛋白 | 注解 |
|---|---|---|---|
| 黑素瘤* | CDKN2A/p 16-INK4A/P14-ARF, BRAF, KIT, NRAS, MITF, PTEN, AKT, MCIR, APAF-1 | | BRAF 通常在黑素瘤和良性的黑素细胞痣中突变;而在 Spitz 痣中很少见(与 NRAS 类似但与 w/HRAS 相反);BRAF 和 NRAS 的变异为异相互拮抗性的;BRAF 磷酸化 ERKs/MAPKs;MCIR 突变损害环腺苷酸合成。P16-INK4A 抑制 Rb;p14-ARF 抑制 p53 降解 |
| Merkel 细胞癌 | 6 号染色体三体 | | |
| 丛样肉芽肿病 | CDKN2A, TNFRSF6(Fas), JUNB | | |
| 毛母质瘤 | CTNNB1 | B-联蛋白 | 激活突变;wnt 信号路径 |
| 脂溢性角化病 | FGFR3, PIK3CA | 成纤维细胞生长因子受体 3, 催化性 α 磷脂酰肌醇激酶 3 | 与表皮痣相同基因 |
| Spitz 痣 | 11 号染色体 p 扩增 | HRAS | 少数 Spitz 痣发生 HRAS 突变,但该突变比黑色瘤常见 |

* 无慢性光损伤的皮肤黑素瘤 -BRAF 和 NRAS 突变,但 CDK4 和 CCND1 正常;伴有慢性光损伤的皮肤黑素瘤的 CDK4 和 CCND1 数量增加,但 BRAF 和 NRAS 正常;非曝光部位的皮肤黑素瘤(肢端、黏膜的)-KIT 突变但 BRAF 和 NRAS 正常;肢端型恶性黑素瘤染色体高度畸变;p53 突变在恶性黑素瘤中不常见。除外恶性雀斑样黑素瘤或雀斑样痣着色性皮病 -C/Li-Fraumeni 综合征的恶性黑素瘤。

# 遗传性皮肤病

## 角化异常

### 鱼鳞病

**寻常型鱼鳞病(ichthyosis vulgaris)**:发病:婴儿期,灰棕色,红斑鳞屑,面部及(四肢)屈侧可不受累,特应性(遗传过敏体质),KP(掌跖角皮症),掌纹增多,颗粒层减少。AD(常染色体显性遗传),中间丝相关蛋白缺陷。(突变的中间丝相关蛋白对于特应性皮炎是一个危险因素,和疾病严重程度相关。在特应性皮炎患者中,突变的中间丝相关蛋白与哮喘、过敏性鼻炎和变应性致敏有关。但是,突变的中间丝相关蛋白并不单独与哮喘相关。突变的中间丝相关蛋白与银屑病及KP(掌跖角皮症)无关。在斑秃患者中,中间丝相关蛋白突变预示更严重的病程。)

**X连锁鱼鳞病(X-link ichthyosis)**:发病:3~6月龄(非火棉胶样儿),泛发性,脏的棕色鳞屑,面垢,屈侧可不受累,延迟分娩,逗点状的/花样(前Descemet膜)囊后部角膜混浊,隐睾,如果广泛缺失→促性腺激素分泌不足性腺机能减退伴嗅觉丧失(Kallman综合征)或点状软骨发育不良,无掌纹增多症或KP(掌跖角皮症),妊娠筛查中产妇血清游离雌三醇低,XLR,类固醇硫酸酯酶缺陷。

**板层状鱼鳞病(lamellar ichthyosis)**:火棉胶样儿,睑外翻,唇外翻,耳外翻,板状鳞屑,PPK(掌跖角皮症),红皮病,指骨吸收,严重病例出现软骨瘤。AR,TGM1,ABCA12,FLJ39501/CYP4F2缺陷。

**先天性鱼鳞病样红皮病/非大疱性先天性鱼鳞病样红皮病(CIE)**:板层状鱼鳞病的亚型,AR,TGM1,ALOXE3,ALOXE12B,CG158/ABHD5,鳞蛋白缺陷。

**大疱性先天性鱼鳞病样红皮病/表皮松解性角化过度症**:迅速消退的火棉胶样儿→散在红斑、鳞屑、大疱、糜烂、棘层松解,"哥特式教堂"角化过度(塔尖样角化过度),AD,KRT1或10缺陷。

**Seimens大疱性鱼鳞病**:火棉胶样→幼儿期浅表,波浪状角化过度,糜烂,大疱,PPK(掌跖角皮症),Mauserung=卵圆形剥脱,极小红斑。AD,KRT2e缺陷。

**丑胎**:大片角化过度,深度龟裂,睑外翻,唇外翻,指骨坏死,颗粒层缺失,如未使用大剂量维 A 酸治疗将是致死性的。AR,ABCA12 缺陷。

**Netherton 综合征**:火棉胶样儿,红皮病,回旋形线状鱼鳞病(匍行性,双重,游走性红斑),特应性,套叠性脆发,虚弱,AR,SPINKS5/LEKT1 缺陷。

**Refsum 综合征**:寻常型鱼鳞病,色素性视网膜炎,外周神经病,小脑共济失调,神经性耳聋,心电图异常 / 心律失常(心律不齐),黄甲,组织及血浆中植烷酸增多,治疗:消除饮食摄入叶绿素(动物脂肪 / 叶绿醇,绿色蔬菜 / 植烷酸)及避免迅速的体重下降(释放植烷酸)。AR,PAHX 或 PEX7 缺陷。

**Rud 综合征**:鱼鳞病,性腺机能减退,身材矮小症,精神发育迟滞,癫痫,色素性视网膜炎。

**Sjogren-Larsson 综合征(痉挛性双瘫鱼鳞病 - 精神幼稚病)**:起病:出生或婴儿早期,泛发型,瘙痒性鱼鳞病,痉挛性瘫痪,精神发育迟滞,癫痫 / 抽搐,退行性视网膜炎,黄斑病变(白色斑点),AR,FALDH 缺陷。

**CHILD 综合征(先天性偏侧发育不良伴鱼鳞病样红皮病及四肢畸形)**:先天性偏侧发育不良伴鱼鳞病样红皮病及四肢畸形,女性发病超过 2/3,心血管疾病(主要死因),中枢神经系统及肾功能不全,2/3 右侧受累。XLD,NSDHL 缺陷。

**Conradi-Hunerman 综合征 /XLD 点状软骨发育不良**:火棉胶样儿样外观,大片鳞屑,鱼鳞病样红皮病沿 Blaschko 线分布→毛囊性皮肤萎缩 ± 色素减退 / 色素沉着,平板脸,线状脱发,点状骨骺,非对称性短肢(四肢不对称性缩短),脊柱侧凸,髋发育不良,眼异常。XLD,EBP 缺陷。

**KID 综合征(角膜炎 - 鱼鳞病 - 耳聋综合征)**:角膜炎 - 鱼鳞病 - 耳聋,锥形角化过度,毛发稀疏,无睫毛,毛囊角栓,甲营养不良,少汗症,角膜缘干细胞缺乏,鳞状细胞癌。AD,GJB2/连接蛋白 26 缺陷。

**可变性红斑角皮症 /Mendes de Costa**:红斑性,角化过度性,边界清楚斑块,奇异地图状排列,几何图形分布,每日可变。AD,缺陷:GJB3/ 连接蛋白 31 和 GJB4/ 连接蛋白 30.3

**毛囊性鱼鳞病、脱发及畏光综合征**:脱发,非红斑性,毛囊性角化过度,特应性体质,癫痫,反复呼吸道感染,角膜血管化,失明,视网膜血管迂曲。

**类脂蛋白沉积症**:皮肤及黏膜透明蛋白样物质浸润,婴儿期哭声低弱 / 声音嘶哑,大疱、脓疱、痂壳、凹陷性瘢痕,肘膝疣状斑块,颞叶镰刀 / 豆状钙化,癫痫 / 抽搐,AR,ECM1 缺陷。

**Dorfman-Chanarin 综合征 / 中性脂质贮积病伴鱼鳞病：**板层状鱼鳞病，精神发育迟滞，白内障，循环白细胞中有脂质空泡（Jordans' anomaly）。AR，CGI58/ABHD5 缺陷。

**获得性鱼鳞病：**肿瘤（霍奇金，多发性骨髓瘤，蕈样霉菌病），自身免疫（结节病，皮肌炎，移植物抗宿主病，系统性红斑狼疮），药物（烟酸，皮质激素），感染（HIV，麻风），内分泌（甲低，甲状旁腺功能亢进），代谢性（慢性肝病和肾病）。

**高起性鱼鳞病 -Curth Macklin：**AD，KRT1 缺陷。

**表皮痣综合征：**零星的、线性漩涡状疣状斑块，精神发育迟滞，癫痫 / 抽搐，轻偏瘫，耳聋，视力缺陷（结膜脂肪皮样囊肿，眼组织缺损，角膜混浊），脊柱侧凸，软骨病，乳头状汗管囊腺瘤，Wilm 肿瘤（胚胎性癌肉瘤），星形细胞瘤。

**正圆形糠疹（连圈状秕糠疹）**环状、色素减退、角化过度斑块，融合及几何图形样，AD，南非，撒丁岛，日本。Ⅰ型：亚裔，黑人，色素沉着，年老的，恶性肿瘤性（肝性）；Ⅱ型：白人，色素减退，年轻的。

**多发性微指状角化过度症：**四肢及躯干微指状角化过度钉状物。

**眉部瘢痕性红斑 / 面部萎缩性毛发角化病：**红斑性、毛囊性丘疹伴瘢痕性秃发，毛发角化病，特应性体质，羊毛状发，AD，侧面 1/3 眉毛脱落，见于：Noonan 综合征，CFC，IFAP。

**虫蚀状皮肤萎缩：**面颊部网状萎缩，AD，可见于：Rombo 综合征，Nicolau-Balus（+ 发疹性汗管瘤和粟粒疹）（虫蚀状皮肤萎缩与 Tuzun 皮肤痘疮样斑状萎缩类似）。

**自愈性火棉胶样儿：**AR，TGM1 缺陷。

**火棉胶样儿：**大多数情况下：板层状或非大疱性先天性鱼鳞病样红皮病；其他：Sjögren-Larsson，Dorfman-Chanarin，表皮松解性角化过度，自愈性，毛发低硫营养不良，Netherton 综合征，外胚层发育不良。

## 皮肤角化病

### 遗传性皮肤角化病

| 越线性 | Clouston 综合征，先天性掌跖角化病，Olmsted 综合征，Papillon-Lefévre 综合征，Greither 病 |
| --- | --- |
| 非越线性 | 非表皮松解性掌跖角化病，表皮松解性掌跖角化病，Howel-Evans 综合征 |

**Unna-Thost 综合征 / 非表皮松解性掌跖角化病:** 肥厚的,黄色,边界清楚的掌跖角化病,非越线性,多汗。AD,KRT1 或 16 缺陷。

**Vorner 综合征 / 表皮松解性掌跖角化病:** 类似 Unna-Thost 综合征,非越线性,可有水疱,组织病理表现为表皮松解性角化过度征。AD,KRT9 缺陷。

**Olmsted 综合征:** 腔口周围斑块,肥厚、越线性掌跖角化病,残毁性,假阿洪病,黏膜白斑病。

**Papillon-LeFevre 综合征:** 越线性掌跖角化病,牙周炎,可累及膝 / 肘,硬膜和大脑镰钙化,化脓性肝脓肿。AR,组织蛋白酶 C 缺陷。

**Haim-Munk 综合征:** 掌跖角化病,牙周炎,甲弯曲,蜘蛛脚样指。AR,组织蛋白酶 C 缺陷。

**Vohwinkel 综合征:** 蜂巢状角化过度,假阿洪病,海星状角化病,瘢痕性秃发,AD,GJB2/ 连接蛋白 26(经典型伴有耳聋)或兜甲蛋白(残毁型伴鱼鳞病)缺陷。

**Bart-Pumphrey 综合征:** 指节垫,白甲病,耳聋,AD,GJB2/连接蛋白 26。

**先天性掌跖角化病:** 手套袜套状掌跖角化病,越线性,多汗症,假阿洪病,甲营养不良,硬腭高拱,AR,SLURP1 缺陷。

**Costa 肢端角化性类弹力纤维病:** 肢端侧缘无症状坚硬的半透明丘疹,青春期起病,不常见,与硬皮病相关性有争议,AD,但女 > 男,若活检未见弹性纤维离解,则诊断为灶性肢端角化过度,鉴别诊断包括角化性弹性纤维病(因慢性日光暴露和外伤)。

**Howel-Evans 综合征:** 胼胝症,点状掌跖角化病,非越线性,食管癌,跖 > 掌,AD,TOC 缺陷。

**Carvajal 综合征:** 掌跖角化病,羊毛状发,左心室心肌病。AR,桥粒斑蛋白缺陷。

**Naxos 病:** 掌跖角化病,羊毛状发,右心室心肌病。AR,盘状球蛋白缺陷。

**Richner-Hanhart 综合征(播散性掌跖角化病伴角膜营养不良):** Ⅱ 型酪氨酸血症,疼痛性掌跖角化病,负重表面,肘 / 膝可见斑块,黏膜白斑病,精神发育迟滞,角膜溃疡。AR,酪氨酸转氨酶缺陷。

**对称性进行性红斑角皮病 /Gottron 综合征:** 非游走性,角化过度性红色斑块,四肢及臀部好发,掌跖角化病,假性阿洪病。AD,兜甲蛋白缺陷。

Huriez 综合征:硬化性萎缩,指端硬化,掌跖角化病,甲发育不良,鼻皮肤异色病,唇毛细血管扩张,少汗症,第五指挛缩,鳞状细胞癌,Bowen 病,AD。

点状掌跖角化病/Buschke-Fischer-Brauer 综合征:角栓,可仅限于掌褶,AD。

播散性浅表性日光性汗孔角化病(DSAP):30~40 岁,女 > 男,在汗孔角化病综合征中恶变风险最低(除外点状型,该型无风险;线状和长期存在皮损风险最大)。AD,SART3 缺陷。

## 获得性皮肤角化病

绝经期皮肤角化病:肢端承受压力部位,围绝经期,可表现为银屑病。

散发性跖汗孔角化病:受力部位表面边界清楚的,疼痛性橡胶样结节,成年女性,鳞状细胞癌。

## 皮肤棘层松解病

Darier 病(毛囊角化病):面部,躯干,屈侧,污秽的恶臭丘疹,掌/跖点状角化病,V 形切口,红/白甲板,黏膜鹅卵石样变,点状白斑,精神分裂症,精神发育迟滞。AD,ATP2A2/SERCA2 缺陷。

Hopf 疣状肢端角化病:手/足背侧疣状丘疹,掌/跖点状凹陷,甲营养不良。AD,ATP2A2 缺陷。

Hailey-Hailey 病/良性家族性慢性天疱疮:水疱,痂壳,间擦部位糜烂,青春期发病。AD,ATP2C1 缺陷。

剥脱性皮肤综合征/先天性剥脱性角质松解:表皮剥脱和鳞屑 ± 红斑和瘙痒,特别是掌/跖,AR。

# 毛发、指(趾)甲、外胚层病变

## 毛发

毛发硫营养不良:硫(胱氨酸,半胱氨酸)- 缺乏性脆发,虎尾极化,裂发,角质层缺乏,免疫缺陷,骨硬化;PIBIDS:光敏,鱼鳞病,脆发,智力减退,生殖力减弱,矮小。AR,ERCC2/XPD,ERCC3/XPB,TFB5 一 所有 TFIIH 亚基和 TTDN1/C70RF11(非光敏性 TTD)缺陷(译者注:TTD= 毛发硫营养不良)。

Marinesco-Sjögren 综合征:TTD+ 新生儿张力减退,小脑性共济失调,先天性白内障,精神发育迟滞,薄脆甲,矮小,性腺功能减退症,肌病,咀嚼困难。AR,SIL1 缺陷。

**Hallermann-Streiff 综合征**：钩形鼻，小眼畸形，小颌畸形，下颌骨发育不全，牙畸形，先天性白内障，毛发稀少症（沿颅缝走向），侏儒症。

**Klippel-Feil 综合征**：后发际低下，短蹼颈，颈椎融合，脊椎侧凸，肾畸形，听力受损，斜颈，心脏室间隔缺损，腭裂，女性发病率上升，AD 或 AR。

**Pili Torti（扭发）**：扭曲，脆发，AD，综合征：Menkes 综合征，Bjornstad 综合征，Crandall 综合征，TTD，少汗型外胚层发育不良，Bazex 综合征，神经性厌食，Laron 综合征。

**Bjornstad 综合征**：耳聋，扭发。AD，BCS1L 缺陷。

**Crandall 综合征**：耳聋，性腺功能减退，扭发。

**Citrullinemia 综合征**：扭发，口周炎症。AR，缺陷：精氨（基）琥珀酸合成酶或 SLC25A13。

**Menkes 综合征**：钢羊毛状发，扭发，念珠形发，结节性脆发病，癫痫，低体温，铜和血浆铜蓝蛋白减少。XLR，ATP7A 缺陷。

**蓬发综合征**：AR，玻璃丝发，纵向凹槽，三角形沟纹纤毛。

**念珠型毛发**：串珠状发，干燥、脆、稀释，毛发角化症，脆甲。AD 或 AR：2 型发角蛋白 KRTHB1，3，或 6 缺陷（AD），桥粒核心糖蛋白 -4（AR）。

**结节性脆发病**：精氨（基）琥珀酸（呈红色荧光），Citrullinemia 综合征，Menkes 综合征，TTD，Netherton 综合征，维维 A 酸，甲状腺功能减退，物理性 / 化学性创伤，黑人近端和基因型对应白人和亚裔远端。

**套叠性脆发症**：竹节状毛发，Netherton 综合征。

**环状发**：环状发，闪烁的，交替带（裸眼的亮带 = 光学显微镜暗带 = 毛干皮质（母质）内充慢空气的凹陷），与斑秃相关，AD。

**羊毛状发**：发病：出生时，"非非洲裔的非洲发型"，相关疾病：毛发角化病，掌跖角化病，面部同质异形，脆皮，神经病，皮肤骨瘤，腹泻，眉部瘢痕性红斑；鉴别诊断：Noonan 综合征，CFC，Trichodento-Osseous 综合征，CHANDS 综合征，羊毛状发痣，Carvajal 综合征，Naxos 综合征。

**获得性进行性扭结发（APKH）**：迅速、青春期发病，卷曲，无光泽，鬈缩发，前颞和顶部，可发展为雄激素源性脱发。

**局限性多毛症**：Becker 痣（色素性毛表皮痣），管型，POEMS 综合征，胫前黏液水肿，肘，外耳。

**泛发型先天性多毛症 / 疏绵状毛发**："狼人"，卷毛，掌跖及黏膜不受累,X 连锁。

**先天性颞三角脱发**:发病:出生至 6 岁,单侧或双侧,毛囊数目正常单都是毳毛 AD。

**扭结发**:Menkes 综合征,羊毛状发综合征,羊毛状发痣,扭发综合征,假念珠形发,蓬发,APKH,毛 - 牙 - 骨综合征,口服维 A 酸。

**GAPO 综合征**:生长发育迟滞,脱发,假无牙,视萎缩,颅骨缺陷,额隆起,脐疝,肌肉型外观,肾疾病。

**Cantu 综合征**:先天性多毛症,骨软骨发育不良,心脏长大,精神发育迟滞,身材矮小,巨颅,(器官)距离过远,皮肤松弛,掌跖皱纹,关节伸展过度,AD。

**Decalvans 小棘毛囊角化病**:角膜发育不良,畏光,毛发角化病(变为萎缩性),瘢痕性脱发(头皮,眉毛),掌跖角化病,特应性体质,氨基酸尿症,XLR。

**无毛症伴丘疹皮损**:无毛,粟丘疹,头皮色素减退条纹。AR,无发缺陷(遗传性维生素 D 依赖佝偻病可被识别 + 低钙血症,甲状旁腺亢进症,骨软化病,佝偻病)。

## 毛发颜色

**苯丙酮尿症**:金发。

**高胱氨酸尿症**:漂白发。

**Menkes 综合征**:浅色发。

**Chediak-Higashi 综合征,Griscelli 综合征,Elajalde 综合征**:银发。

**铁缺乏症**:节段性异色症(铁质缺乏节段性白发病)。

**毛发早白**:家族性,Hutchinson-Gilford,Werner,Book 综合征(前磨牙再生不良,多汗,和永久性白发病)。

**灰斑病**:斑驳病,白癜风,Vogt-Koyanagi-Harada 综合征,神经纤维瘤病 1 型,Tietze 综合征,Alezzandrini 综合征,结节性脑硬化。

## 甲及口腔疾病

**先天性厚甲症**:1 型(Jadassohn-Lewandowsky 综合征):厚甲,黄色,鳌甲,掌跖角化病,肘 / 膝毛囊角化,口腔黏膜白斑病;2 型(Jackson-Sertoli 综合征):1+ 多发性脂囊瘤,掌跖角化症可有水疱、多汗,早生乳牙;3 型:1+2+ 视损害,唇损害;4 型:1+2+3+ 薄空甲,精神发育迟滞,喉受累。AD,缺陷:KRT6A 和 16(1 型),KRT6B 和 17(2 型)。

**先天性角化不良（Dyskeratosis congenita，DC 或 DKC）/ Zinsser-Cole-Engman 综合征：**甲薄，纵嵴，口腔黏膜白斑（癌前病变），颈 - 血管萎缩性皮肤异色症，细发，手足：背侧萎缩 / 腹侧角化过度，溢泪，再生障碍性贫血，龋 / 骨疡，缺陷：DKC1（XLR）TERC（AD）（Hoyeraal-Hreidarsson 综合征 -DC+ 小脑发育不良）。

**甲 - 髌综合征：**低或无甲，三角形甲弧影，髌发育不全 / 缺乏，脱白，后髂嵴，肾发育不良，GU 异常，Lester 虹膜炎。AD，LMX1B 缺陷。

**Iso-Kikuchi 综合征 /COIF：**食指先天性甲发育不良（COIF），短指，短手，腹股沟疝，指动脉狭窄，AD。

**黄甲综合征：**黄甲，淋巴水肿，胸腔积液，支气管扩张。AD，FOXC2/MFH1 缺陷。

**Naegeli-Franceschetti-Jadassohn 综合征：**甲角化过度伴先天性相对位偏，网状色素沉着（腋，颈），点状掌跖角化病，釉质发育不全，少汗，皮纹异常。AD，KRT14 缺陷。

**Cannon 综合征：**黏膜白色海绵状痣，非癌前病变。AD，KRT4 和 13 缺陷。

**口 - 面 - 指节 -1/Papillon-League：**Bifid 舌，accessory frenulae 唇系带增生，唇 / 腭裂，唇结节，粟丘疹，脱发，眼角变位，并指 / 趾现象，短指 / 趾，中枢神经系统异常，多发性肾囊肿。XLD，CXORF5/OFD1Q 缺陷。

**Rubinstein-Taybi 综合征：**精神发育迟滞，宽大拇指 / 大足趾，多毛症，高拱腭，牙齿拥挤，构形鼻，脓眉，毛细血管畸形，瘢痕，毛母质瘤（亦有报道多发性毛母质瘤合并 Steinert 强直性肌营养不良），Turner 综合征，结节病）心脏疾病。AD 或 AR，CREBBP 或 EP300 缺陷。

**Cooks 综合征：**无甲 - 甲发育不良（手指和脚趾）指节指骨缺乏或发育不良 AD。

## 外胚叶发育不良

**有汗外胚叶发育不良 /Clouston：**少毛症，甲发育不良，角皮症，牙正常，出汗正常。AD，GJB6/ 连接蛋白 30 缺陷。

**少毛 / 无汗性外胚叶发育不良 /Christ-Siemens-Touraine 综合征：**热耐受 2/2 出汗减少或无汗，牙发育不全，稀疏细发，脆甲，厚唇，鞍鼻，深陷颊，额突起，细胞介导免疫低下，IgE 水平升高，鼻炎，味觉和嗅觉丧失，唾液分泌异常，肺活量 / 消化道分泌减低，干燥症，湿疹。XLR：获得性大疱表皮松解症，AD：

EDAR,AR:EDAR,EDARADD。

少汗性外胚叶发育不良合并免疫缺陷 ± 骨质疏松症及淋巴水肿:AR,NEMO 缺陷。

Witkop/ 牙 - 甲综合征:甲发育不良,足甲 > 手甲,乳牙保留。AD,MSX1 缺陷。

毛 - 牙 - 骨综合征:白色卷发,脆甲,干燥症,牙凹点,长冠牙,高个子。AD,DLX3 缺陷。

Ellis-Van Creveld-Weyers 综合征 / 肢端 - 牙 - 骨发育不良:甲发育不良,毛发稀疏,矮小症(四肢远端短小),圆锥形牙齿(手),胎生牙,心脏室间隔损伤。

P63 综合征:EEC,AEC,Rapp-Hodgkin,4 型肢乳综合征,ADULT 综合征,所有均为 AR。

先天性缺指 / 趾 - 外胚层发育不良 - 唇腭裂 /EEC:龙虾爪畸形,外胚层发育不良,头发稀疏并且呈金色,钉型牙,甲营养不良,唇腭裂,泪腺导管损伤。

睑缘粘连 - 外胚层发育不良 - 唇腭裂 /ACE:睑缘粘连,外胚层发育不良,唇腭裂,慢性糜烂性皮炎 – 特别是头皮,斑状脱发,少毛症,泪腺导管缺损,尿道下裂,包括 CHAND(Curly Hair-Ankyloblepharon-Nail Dysplasia,卷发 - 睑缘粘连 - 甲发育不良)综合征。

Rapp-Hodgkin 综合征:外胚叶发育不良,裂,甲发育不良,干金属丝状发,牙发育不全,尿道下裂。

4 型肢体乳综合征:无乳头 / 乳腺,肢体缺陷,甲发育不良,精神发育迟滞,毛发缺陷。

肢端 - 皮肤 - 甲 - 泪腺 - 牙 /ADULT 综合征:先天性缺指 /趾,雀斑,甲发育不良,泪腺导管缺损,牙发育不良。

## Ectomesdermal(外中胚叶)发育不良

Goltz 综合征:沿 Blaschko 线分布的 Cribiform 脂肪疝,鼻周红色丘疹,生殖器和皮肤皱褶部位乳头瘤,马赛克少毛症,甲发育不良,瘢痕性脱发,并指,眼缺陷,牙发育不良,条纹骨病,缺损。XLD,PORCN 缺陷。

MIDAS 综合征:小眼畸形,皮肤发育不全,硬化性角膜,线状萎缩性 Blaschko 线丘疹,精神发育迟滞,缺损,斜视,中枢神经系统损害,心脏缺陷。XLD,全细胞色素 C 合成酶 /HCCS 缺陷。

### 斑痣性错构瘤病

结节性硬化:血管纤维瘤,血管肌脂瘤,鲨鱼皮斑,Koenen

肿瘤，白色叶状斑，CALM，淋巴管平滑肌增多症，牙凹陷，心横纹肌瘤，指/趾骨囊肿，视网膜神经胶质瘤，癫痫/抽搐，牙龈纤维瘤，脑钙化灶，皮赘。AD，TSC-1(Hamartin)和TSC-2(Tuberin)缺陷。

**1型神经纤维瘤病**：诊断-至少2条：>6CALM，>2神经纤维瘤或1丛状神经纤维瘤，腋下/腹股沟雀斑，视网膜神经胶质瘤，一级亲属，Lisch结节，翼状蝶骨，嗜铬细胞瘤(1%患者)。AD，神经纤维瘤蛋白缺陷。

**2型神经纤维瘤病**：神经纤维瘤，双侧听神经瘤，神经鞘瘤，后囊下晶状体浑浊。AD，Merlin缺陷。

**NF-Noonan重叠**：AD，神经纤维瘤蛋白缺陷。

**SPRED 1NF-1样综合征**：腋部雀斑，CALM，巨头，Noonan样表现。AD，SPRED1缺陷。

### 颅面异常

**Treacher Collins综合征**：下颌颜面骨发育不全，眼下行，眼睑缺损，耳异常，NL智力。AD，TCOF1缺陷。

**Beare-Stevenson回状皮肤**：黑鸡皮病，耳异常，肛门与生殖器异常，软纤维瘤，脐带残端突出。AD，FGFR2缺陷。

**Apert综合征**：颅缝早闭，颅面异常，严重并指，痤疮样损，多毛症，10%心脏缺陷，10%GU异常。散发，FGFR2缺陷。

**Crouzon**：颅缝早闭，器官距离过远，鹦鹉鼻，突眼，AD，FGFR2缺陷。

**Crouzon伴黑棘皮病**：AD，FGFR3缺陷。

**Cornelia/Brachmann de Lange**：连眉，多毛症，低发际，精神发育迟滞，心脏缺陷，薄唇，小鼻，矮胖耳，网状青斑/大理石纹皮肤，小手小足，隐睾/尿道下裂。缺陷：NIPBL(AD)，SMC1L1(XL)，SMC3(中度，AD)-均包括于黏蛋白综合征。

**Costello综合征**：皮肤松垂症样皮肤，疣状乳头瘤(面，肛门，腋部)，软纤维瘤，黑棘皮病，掌跖角化症，面部粗糙，巨舌，器官距离过远，宽鼻根，厚唇，甲发育不良，手指伸展过度，身材矮小，恶性肿瘤(膀胱)，神经母细胞瘤，横纹肌肉瘤)，痣，必须与Noonan综合征和心面皮肤综合征鉴别，AR，HRAS或KRAS缺陷。

**发鼻趾综合征**：稀疏脆发，梨状鼻，长人中，短指骨，圆锥指节骨骺，手指弯曲，矮小，脆甲，矮小，皮肤松弛，软骨外生性骨疣。AD，缺陷：1型和3型：TRPS1；2型：连续性TRPS1和EXT1缺失。

**Goldenhar综合征/眼耳脊椎发育不良综合征/半侧颜面**

**发育不全**：外耳附件，迷芽瘤，眉毛缺失，颈椎异常，心脏缺陷。

**皮脂腺痣综合征**：线状肾病综合征癫痫/抽搐，中枢神经系统异常，缺失，骨骼缺损。

**Noonan 综合征**：微小型 Turner，肢端淋巴水肿，痣，器官距离过远，矮胖耳，粗卷发，前发际线低、宽/蹼颈，萎缩性毛发角化病，眉部瘢痕性红斑，身材矮小，胸部畸形，心脏畸形，出血素质。AD，PTPN11/SHP2，KRAS，SOS1 缺陷。

**心-面-皮肤综合征**：睫毛稀疏或缺失，毛发角化病，前发际线低，鱼鳞病，掌跖角化症，稀疏卷发，短颈，肺动脉瓣狭窄，房室间隔缺损，身材矮小，与 Noonan 相似。AD，KRAS，BRAF，MEK1，MEK2 缺陷。

**Fanconi 贫血**：全血细胞减少症，弥散性色素增加/色素减退，CALMs，大拇指及桡骨缺失(~40%)，视网膜出血，斜视，身材矮小，泌尿生殖系统异常。AR，Fanconi 贫血互补群基因 A-N。

## 肿瘤症候

**Cowden 综合征**：外毛根鞘瘤，口腔黏膜乳头瘤病/鹅卵石样，肢端角化，脂肪瘤，硬化纤维瘤，甲状腺损害(2/3)(特别是腺瘤性甲状腺肿或毛发腺瘤)，纤维囊性乳腺损害，乳腺癌(3/4 女性)，胃肠道多发性息肉，泌尿生殖系统损害(1/2 女性，子宫内膜癌)，增殖腺面容，硬腭高拱，皱襞舌，肢端丘疹神经瘤病，内翻性毛囊角化病。AD，PTEN 缺陷。

**Gardner 综合征**：表皮囊肿(毛母质瘤样)，硬纤维瘤，纤维瘤(特别后/脊椎旁/项)，骨瘤，脂肪瘤，平滑肌瘤，神经纤维瘤，额外牙，胃肠道息肉(常恶变)，CHRPE，牙异常，肾上腺瘤，肝母细胞瘤，中枢神经系统肿瘤(Turcot 综合征)，甲状腺癌。AD，APC 缺陷。

**多发性内分泌瘤(MEN)Ⅰ型**：甲状旁腺，垂体，胰腺，肾上腺，甲状腺肿瘤，脂肪瘤，包裹性囊肿，血管纤维瘤，胶原瘤，CALMs，牙龈斑，AD，Menin 缺陷。

**MEN Ⅱa 型**：髓样甲状腺癌，嗜铬细胞瘤，甲状旁腺腺瘤，淀粉样斑片和苔藓。AD，RET 缺陷。

**MEN Ⅱb 型**：髓样甲状腺癌，嗜铬细胞瘤，黏膜神经瘤，巨唇，脊柱前弯症，膝外翻，驼背，CALMs，雀斑，马凡综合征样体质，连眉，巨结肠/神经节瘤病。AD，RET 缺陷。

**Von Hippel-Lindau 综合征**：视网膜血管瘤，小脑髓样血管母细胞瘤,胰腺囊肿,肾细胞癌,嗜铬细胞瘤,红细胞增多症。AD。

**Brooke-Spiegler 综合征**:毛发上皮瘤,圆柱瘤,汗腺腺瘤,粟丘疹。AD,CYLD 缺陷。

**多发性家族性毛发上皮瘤/Brooke 囊状腺样上皮瘤**:毛发上皮瘤,粟丘疹。AD,位于染色体 9p21(区别于 Brooke-Spiegler 综合征)。

**Birt-Hogg-Dubé 综合征**:纤维毛囊瘤,毛盘瘤,软纤维瘤,脂肪瘤,胶原瘤,肾细胞癌(50% 嫌色细胞/嗜铬细胞杂合),气胸肺囊肿,高钙血症,结肠息肉。AD,FLCN 缺陷。

**Schopf-Schulz-Passarge 综合征**:眼睑汗腺囊肿,牙发育不全,少毛症,甲缺失,掌跖角化症,小汗腺汗管纤维腺瘤,AR。

**多发性皮肤和尿道横纹肌瘤(纤维瘤)**:15%~60% 发展为肾导管或乳头状肾Ⅱ型癌,罕见大脑海绵状血管瘤。AD,延胡索酸水合酶缺陷(纯合子突变导致严重线粒体脑病,富马酸尿)。

**Li-Fraumeni 综合征**:多种恶性肿瘤-乳腺,白血病,脑部,软组织/骨肉瘤,肾上腺,黑素瘤。

## KA 综合征

**Muri-Torre 综合征**:KA,皮脂腺癌,皮脂腺腺癌,结肠直肠癌(50%),泌尿生殖系统肿瘤(25%),乳腺/肺肿瘤。AD,MSH2,MLH1,或 MSH6 缺陷。

**Ferguson-Smith 综合征**:多发性自愈 Kas,发病:10~20 岁,通常曝光部位,瘢痕,单个或群发。AD,9q31(接近 PTCH1)。

**Grzybowski 型**:多发性小皮疹(2~3mm),成人发病口腔黏膜和喉可受累,瘙痒。

**Witten 和 Zak 型**:Ferguson-Smith 综合征和 Grzybowski 型合并存在。

**离心性边缘性角化棘皮瘤**:巨大伴随边缘生长中心自愈,非卷曲性,手背及小腿。

**其他**:甲下,KA dyskeratoticum 和 segregans,和 Kas 发生于紫外线后,外科手术后,5% 咪喹莫特乳膏后,或者激光再次治疗后。

## 基底细胞痣综合征

**Rombo 综合征**:基底细胞痣,毛发上皮瘤,少毛症,虫蚀状皮肤萎缩,粟丘疹,唇/手/足发绀,毛细血管扩张,AD。

**Bazex-Dupré-Christol 综合征**：基底细胞癌，毛囊性皮肤萎缩，扭发，粟丘疹，眉部瘢痕性红斑，阴囊舌，多棘性角化过度，脑病，XLD。

**Gorlin 综合征 / 基底细胞痣 / 痣样基底细胞癌**：基底细胞癌，掌跖角化症凹陷，牙源性颌囊肿，器官距离过远，额突出，卵巢癌 / 纤维瘤，髓样母细胞癌，粟丘疹，脂肪瘤，表皮囊肿，毛基皮层单元增殖区钙化，融合 / 两裂肋骨，眼异常，性腺功能低下。AD，PTCH1 缺陷。

## 结缔组织疾病

**骨膜增生厚皮症 /Touraine-Solente-Gole 综合征**：皮肤明显增厚，面部、头皮、四肢发生褶皱，杵状指，AD。

**先天性皮肤再生不良（ACC）**：1 型：孤立性头皮 ACC；2 型：头皮 ACC+ 肢缺损；3 型：头皮 ACC+ 表皮 / 皮脂腺痣；4 型：头皮 ACC 重叠胚胎学缺陷；5 型：ACC+ 胎儿纸状（线形 / 星状、躯干或四肢）；6 型：ACC+ 大疱表皮松解症；7 型：四肢局限型 ACC；8 型：因单纯疱疹病毒，水痘带状疱疹病毒，他巴唑导致 ACC（肛门闭锁）；9 型：13 三体发生 ACC（Patau 综合征，大片膜状头皮缺损），4p-（Wolf-Hirschhorn），Setleis 综合征，Johanson-Blizzard，Goltz，羊膜索，Delleman，Xp22（直线围着的）。

**Adams-Oliver 综合征**：皮肤再生不良，大理石纹皮肤，心脏缺陷，肢体发育不良，AD。

**Bart 综合征**：皮肤再生不良（特别是腿部），DDEB>JEB。

**Setleis 综合征**：双颞钳样皮损，狮面，睫毛脱落，前发际线低，眶周肿胀，扁平鼻梁，上斜式眉毛，大嘴唇，球根状鼻子（Brauer 综合征 - 孤立的颞部皮损），AD 或 AR。

**弹性纤维性假黄瘤 /PXE/Gronblad-Strandberg**：弹性纤维钙化 / 簇状 / 碎裂，"拔毛鸡样"皮肤，angoid 条纹，Bruch 膜撕裂，眼出血，视网膜色素改变，跛行，CAD/MI，消化道出血，HIN，EPS，AR，ABCC6 缺陷。

**PXE 样**：PXE 样表型 + 皮肤松弛症，依赖维生素 K 凝血因子缺乏，脑动脉瘤，微小眼症状或体征。AR，GGCX 缺陷，PXE 样综合征可见于镰刀细胞或 β- 珠蛋白生成障碍性贫血，又称"地中海贫血"。

**Goltz/ 局灶性真皮发育不全**：沿 Blaschko 线分布的筛状脂肪疝，乳头瘤（生殖器、肛周、面部），条纹状骨病，并指 / 并趾畸形，少指 / 少趾畸形，缺损。XLD，PORCN 缺陷。

**Buschke-Ollendorff 综合征**：全身脆弱性骨硬化 / 骨斑症，弥散性晶状体状 CT 痣，局灶性骨硬化。AD，LEMD3 缺陷。

**Marfan 综合征**：关节过度伸展，蜘蛛足样指 / 趾，主动脉瘤，分割 / 不全，MVP，晶状体向下异位，PTX，细线，干燥症，EPS，高个子，长脸，漏斗胸。AD，原纤维蛋白 -1 缺陷（原纤维蛋白 -2 缺陷 =Beals，先天性挛缩性蜘蛛足样指 / 趾 -"摺皱耳"）。

**成骨不全**：脆骨，薄而半透明皮肤，EPS，青紫，关节过度伸展，虫蚀状骨，听力丧失，牙正常，~ 身高正常，疝，老年环，2 型呼吸衰竭 /2 脊柱后侧凸，治疗：二膦酸盐，1 型：蓝色巩膜；2 型：围产期致死 / 先天性；3 型：进行性致畸型，巩膜正常；4 型：正常巩膜。基因学基础 -1 型，2A，3，4：AD COL1A1 或 COL1A2 缺陷；2B 型，7：AR CRTAP 缺陷。

**皮肤松弛症**：弹性组织离解，松垂皮肤，猎狗样外观，声音低沉，肺气肿，憩室炎，疝，钩状鼻，羊水过少，CV(心血管) 异常。AR（FBLN4 或 5，或 ATP6V0A2），AD（弹性蛋白或 FBLN5），XL（ATP7A-EDS9 和 Menkes）。

**Ehlers-Danlos 综合征**（先天性结缔组织发育不全综合征）（皮肤弹性过度）

| 类型 | 遗传 | 缺陷 | 特征 |
|---|---|---|---|
| I | AD | COL5A1,2 | 脆性皮肤,关节 / 皮肤伸展过度,易碰伤,"香烟纸"瘢痕,新生儿早产,拟软体动物假性肿瘤（瘢痕处）,SQ 球状体 |
| II | AD | COL5A1 | 与重型相似,但症状较轻 |
| III | AD | COL3A1,腱糖蛋白（黏蛋白）-XB | 明显的大小关节活动过度,错位,轻度皮肤损害,MSK 痛 |
| IV | AD | COL3A1 | 动脉,肠道,子宫破裂,易碰伤,薄、半透明皮肤,可见曲张静脉,仅有轻度小关节伸展过度,肌腱及肌肉断裂,EPS,面 - 空鼻、凹颊、凹视目 |
| V | XLR | | 与轻型相似,易碰伤 / 皮肤伸展过度 > 皮肤脆性 |
| VI | 赖氨酸羟化酶,PLOD1 - AR | | 皮肤/关节松弛,脆性角膜/巩膜,圆锥角膜,眼出血,肌张力减退（新生儿,脊柱后侧凸,动脉破裂,泌尿系吡啶交联减少 |

续表

| | 类型 | 遗传 | 缺陷 | 特征 |
|---|---|---|---|---|
| ⅦA，B | 多发性关节松弛型 | AD | COL1A1，2 | 先天性髋关节脱位，严重的关节活动过度，皮肤软，非正常瘢痕，短小颌 |
| ⅦC | 皮肤脆裂症型 | AR | 前胶原 IN-蛋白水解酶/ADAMST2 | 脆性皮肤（皮肤脆裂症="皮肤撕裂"），皮肤塌陷冗赘，关节/皮肤伸展过度，易碰伤，短小颌 |
| Ⅷ | 牙周病型 | AD | | 类似于重型/轻型 Ehlers-Danlos 综合征+突出牙周病，胫前色素沉着（糖尿病脂性渐进性坏死样）疤痕 |
| Ⅸ | 枕骨角/皮肤松弛症 | XLR | ATP7A 三磷酸腺苷 7A | 枕外生骨疣，锁骨异常，铜转运异常，关节活动过度，泌尿生殖系统异常 收缩可矫碍 Menkes 综合征的基因 |
| Ⅹ | 纤维结合蛋白缺陷型 | AR | 纤维结合蛋白 | 瘀伤，凝血异常，血小板聚集缺陷，皮肤松池，关节活动过度 |
| Ⅺ | 大关节高可动性 | AD | | |

AD，常染色体显性遗传；AR，常染色体隐性遗传；XLR，X 连锁遗传。

**早老症 /Hutchinson-Gilford 综合征**：萎缩性、硬皮病样、皮肤异色症样皮肤，静脉突出，脱发，鸟样脸，生长迟滞，须发早白，身材矮小症，髋外翻，屈曲挛缩，生齿异常，早死于动脉粥样硬化性心脏病。AR。LMNA 基因缺陷。

**肢端早老症**：可能是血管性 EDS 的一个谱系，肢端萎缩性皮肤，斑驳性色素沉着，甲发育不良，小颌畸形，鼻尖萎缩。

**Werner 综合征 / 成人早衰**：短小，高音阶声音，鹰钩鼻，白内障，2 型糖尿病，肌萎缩，骨质疏松症，硬皮病样改变，痛性胼胝（硬结），严重的动脉粥样硬化，进行性脱发，白发病，肘膝掌跖角化过度，缺血性溃疡，生育下降，肉瘤，甲状腺癌。AR，RECQL2 缺陷。

**Rothmund-Thomson 综合征 / 遗传性先天性皮肤异色症**：光敏，皮肤异色症，手背角化症（25% 转变为鳞状细胞癌），毛发稀疏，眉毛 / 睫毛脱落，矮小，骨缺陷（桡骨和手），幼年板层间白内障（50% 失明），精神发育迟滞，牙发育不全，EPS，骨肉瘤，性腺机能减退，AR，RECQL4 缺陷。

**Cockayne 综合征**：须发早白，恶病质侏儒症，视网膜萎缩，耳聋，眼深陷，钩形鼻，巨耳，光敏，毛细血管扩张，痴呆，早衰，皮下脂肪丢失，细发，屈曲挛缩，严重精神发育迟滞，椒盐样视网膜。AR，CSA-ERCC8 缺陷，CSB-ERCC6 缺陷。

**幼年性系统性纤维瘤病 / 婴儿系统性透明变性**：头颈部结节（耳 / 鼻 / 头皮）和手指，牙龈肥大，关节挛缩，骨质减少，身材矮小症，肌病。AR，毛细管形态蛋白 -2（CMG2/ANTXR2）缺陷。

**Francois 综合征 / 皮软骨角膜营养不良**：手背、鼻、耳丘疹结节，牙龈增生，软骨营养障碍，角膜营养不良，AR。

**限制性皮肤病**：紧绷的半透明的，张口，关节挛缩，关节挛缩，肺动脉瓣关闭不全。AR，LMNA 或 ZMPSTE24 基因缺陷。

**吹口哨面容 /Freeman-Sheldon 综合征**：肌肉挛缩（手足颈），小口畸形，眼深陷，斜视，眼组织缺损，脊柱侧凸，隐睾病。

## 胶原类型

| 类型 | 分布 | 疾病 |
|------|------|------|
| I | 皮肤（85% 成熟真皮），骨骼，肌腱，细胞外基质 | 多关节松弛，成骨不全 |

续表

| 类型 | 分布 | 疾病 |
|---|---|---|
| Ⅱ | （眼）玻璃状液、软骨 | Stickler 综合征（遗传性关节眼病），Kneist 发育不良，椎骨骺发育不良（原文拼写错误），软骨成长不全，股骨头无血管坏死，抗体：复发性多软骨炎 |
| Ⅲ | 皮肤（10% 成熟真皮），胎儿皮肤，消化道 / 肺，脉管系统 | 血管型 > 关节活动过度运动型 |
| Ⅳ | 基底膜 | Goodpasture 综合征，Alport 综合征，良性家族性血尿症，脑穿通畸形，弥漫性平滑肌瘤病 |
| Ⅴ | 广泛存在 | Gravis/Mitis 型大疱性表皮松解症 |
| Ⅵ | 软骨、皮肤、主动脉、胎盘、其他 | Ullrich 肌萎缩，Benthlem 肌病 |
| Ⅶ | 锚纤维、皮肤、角膜、黏膜、羊膜 | DEB，孤立性脚趾甲发育不良，新生儿暂时性大疱疾病，痒疹样 EB，抗体：瘢痕性类天疱疮和大疱性红斑狼疮 |
| Ⅷ | 内皮细胞，皮肤，Descemet 氏膜 | Fuchs 角膜发育不良 |
| Ⅸ | 软骨 | Stickler 综合征（遗传性关节眼病），多发性骨骺发育不良 ± 肌病，椎间盘疾病易感性 |
| Ⅹ | 软骨（肥大） | 干骺端软骨发育不良 |
| Ⅺ | 透明软骨 | Stickler 综合征（遗传性关节眼病），Marshall 骨骼发育不良，家族性耳聋，耳脊椎骨骺发育不良 |
| ⅩⅦ | 皮肤半桥粒 | JEB，泛发型萎缩性 EB，抗体：大疱性类天疱疮 |

纤维形成：Ⅰ，Ⅱ，Ⅲ，Ⅳ，Ⅴ，Ⅺ。

纤维相关胶原和中断的三螺旋：Ⅸ，Ⅻ，ⅩⅣ，ⅩⅥ，ⅩⅨ，ⅩⅩ，ⅩⅪ。

微纤维：Ⅵ。

网形成：Ⅷ，Ⅹ。

跨膜结构域：Ⅷ，ⅩⅦ。

赖氨酰氧化酶——纤维交联；相关因子 - 维生素 C，$B_6$，铜。

胱硫醚合成——纤维交联；高胱氨酸尿。

结合腕蛋白 -XB——EDS3 和 EDS 样综合征。

# 代谢性疾病

## 酶缺陷

**苯丙酮尿症**：精神发育迟滞，癫痫/抽搐，色素稀释，特应性皮炎。AR，苯丙氨酸羟化酶或二氢蝶啶还原酶缺乏。

**高胱氨酸尿症**：马凡综合征样，早产心脏疾病，智商低，癫痫/抽搐，骨质疏松，鳕鱼脊椎体塌陷，小腿青斑，细而稀疏头发。色素稀释，向上的晶状体异位。AR，胱硫醚β合成酶或者MTHFR缺陷。

**尿黑尿酸症**：黑尿/汗液，关节炎，褪色软骨，脊柱后侧凸，关节毁坏，肌腱断裂，耳聋，对应因羟基醌，苯酚，苦味酸所致外源性褐黄病。AR，黑尿酸氧化酶/黑尿酸1,2-双氧酶缺乏。

**Lesch-Nyhan 综合征**：HGPRT缺乏，高尿酸血症，自残，精神发育迟滞，痉挛性脑瘫，痛风石。XLR，HPRT缺陷。

**Niemann-Pick（尼曼 - 皮克病，简称 NPD，又称神经磷脂单核巨噬细胞病或神经鞘磷脂积累病）**：经典婴儿型（A，Ashkenazi），内脏型（B，成人，非神经病变性），亚急性/幼年型（C），Nova Scotia型（D），成人型（E），HSM（肝脾肿大），淋巴结病，精神发育迟滞，樱桃红斑，黄皮肤，口腔黑斑。AR，神经磷脂酶或NPC1缺陷。

**Gaucher（戈谢病，又称/葡萄糖脑苷脂病）**：脑、肝、脾、骨髓中葡萄糖苷（脂）酰鞘氨醇/GlcCer/葡萄糖脑苷脂堆积，1型："非神经病变，"HSM（肝脾肿大），青铜色皮肤，巩膜结膜黄斑，成人；2型："急性神经病变"，婴儿，可继发于鱼鳞病；3型："亚急性神经病变"，青少年，慢性神经症状或体征；3C型：心脏血管钙化。AR，酸β-糖苷酶缺陷（除外非典型 Gaucher-PSAP/Saposin C 缺陷）。

**Fabry 综合征**：弥漫性体血管角皮瘤，螺旋状角膜浑浊。尿液"马尔替司轮"，痛性感觉异常，神经酰胺在心脏、自主神经系统和肾脏内堆积（主要死因），CVA/MI（第二主要死因），自身抗体（特别是 LAC 和抗磷脂抗体，）血栓，XLR，α-牛乳糖 A。

### 血管角皮瘤

**孤立丘疹**：常位于肢端，创伤后形成。

**局限性**：巨大单个沿 Blaschko 线分布斑块，肢端。

**全身泛发型**：Fabry 综合征，岩藻糖苷贮积病。

**Mibelli 汗孔角化症**：手指足趾，青年，冷促发。

**Fordyce 病**：阴囊，女阴，中年

**鱼子酱斑点**:舌部。

**岩藻糖苷贮积病**:全身泛发型血管角皮瘤,皮肤粗糙肥厚,精神发育迟滞,癫痫/抽搐,痉挛,多发性骨发育障碍,内脏肥大,生长发育迟滞,呼吸道感染。AR,α-L-岩藻糖苷酶。

**Hartnup 综合征**:色氨酸分泌错误,烟酸缺乏症样皮损,精神改变。AR,SLC6A19 缺陷。

**Hurler 综合征**:HSM,BM 衰竭厚唇,巨舌,精神发育迟滞,角膜浑浊,宽手伴爪样手指,尿液干后使甲苯胺蓝转为紫色,尿含硫酸软骨素 B 和硫酸肝素。AR,α-L-艾杜糖苷酸酶缺乏。

**Hunter 综合征**:与 Hurler 类似,但症状更轻,铺路石样皮损,XLR,硫酸艾杜糖醛酸酶缺乏。

**草酸过多症**:网状青斑,肾钙质沉着症,心肌病。AR,1 型——丙胺酸-乙醛酸转氨酶(AGXT)缺陷,乙醛酸还原酶/羟基丙酮酸还原酶(GRHPR)缺陷。

**Tangier(丹吉尔病)**:α脂蛋白缺乏,肿大扁桃体上橘黄色-黄色条纹,脾脏长大,神经病,胆固醇减低。AR,ATP 结合盒-1(ABC1)缺陷。

**脂质肉芽肿病 /Farber 综合征**:腕/踝关节周围 SQ 包块,关节炎,声嘶,喉部、肝、脾、肾、中枢神经系统受累。AR,酸性神经酰胺酶(亦称为 N-(脂)酰基(神经)鞘氨醇酰胺水解酶-ASAH)缺陷。

## 脂肪瘤病

**Madelung/Launois-Bensaude/ 家族性对称性脂肪瘤病**:酒精中毒,肝脏疾病,2 型糖尿病,痛风,高脂血症,颈部及躯干上部大量的对称性脂肪瘤,"健美运动员"外形。

**Dercum/Adiposa dolorosa(疼痛性脂肪瘤)**:精神问题,肥胖妇女,多发性痛性脂肪瘤,衰弱,AD。

**家族性多发性脂肪过多症**:AD,肩颈部不受累。

## 全身性脂肪营养不良

**Bernadelli-Seip 综合征(先天性全身性脂肪营养不良)**:先天性全身性/泛发性脂肪营养不良,食欲增加,体重上升速度增快,黑棘皮病,色素沉着,厚卷发,中度精神发育迟滞,2 型糖尿病,CAD,高甘油三酯血症,脂肪肝。AR,1 型——1-甘油酯-3-磷酸 O-脂肪酰转移酶-2(AGPAT2)缺陷,2 型——Seipin(BSCL2)缺陷。

**Seip-Lawrence 综合征**:获得性全身性脂肪营养不良,15

岁前发病,继发于感染或结缔组织病,2 型糖尿病,黑棘皮病,肝脏受累更严重,常为致死性,肌肉萎缩,生长发育迟滞。

## 部分性脂肪营养不良

Kobberling-Dunnigan(家族性科伯林 - 邓尼甘综合征):在青春期,四肢、臀部和躯干下部丢失 SQ 脂肪,面部、颈部、背部和腋部脂肪增多,黑棘皮病,多毛症,PCOS,2 型糖尿病,甘油三酯增高。AD 或 XLD,1 型—未知基因缺陷,2 型—LMNA缺陷,3 型 PPARG 缺陷。

Barraquer-Simons 综合征:获得性进行性脂肪营养不良,在病毒性疾病后 10~20 年发病,起初发生于面部,然后向下累及髂嵴 / 臀部,C3 肾炎因子升高,血管球性肾炎,第三孕程流产,2 糖尿病,LMNB2 缺陷。

胰岛素缺乏性部分脂肪营养不良合并 /Rieger anomaly/SHORT(伴里格尔异常胰岛素缺乏型部分性脂肪营养不良):婴儿期,面部和臀部脂肪消失,生长发育、骨龄、出牙迟滞,2 型糖尿病伴胰岛素低,无黑棘皮病,Rieger anomaly= 眼、牙异常,S=stature 身材;H=hyperextensibility of joints or hernia 关节伸展过度或疝气;O=ocular depression 眼下陷,R=Reiger anomaly;T=出牙延迟。

**卟啉病**

| 疾病 | 遗传 | 酶/诱因 | 临床及实验室表现 |
|---|---|---|---|
| 假性卟啉病 | - | 2/2 非甾体类抗炎药物,四环素,血液透析,人工晒身箱(黑光室),噻嗪,呋塞米 | 血尿便正常;迟发性皮肤卟啉症样,光敏性皮肤大疱和皮肤脆性(增加)(皮肤易碎);无多毛症/色素沉着/硬皮病样改变 |
| 迟发性皮肤卟啉症 | AD | 尿卟啉原脱羧酶 | 尿/血:尿卟啉 3 x > 类卟啉;粪:异卟啉;光敏性大疱,皮肤易碎,多毛症,硬皮病样改变 |
| 肝性红细胞生成卟啉病 | AR | 尿卟啉原脱羧酶 | 治疗:放血疗法,抗疟药,检查铁,便查铁,丙型肝炎病毒,血色病毒;血色素沉积症与迟发性皮肤卟啉症相似,便相似,加上红细胞原卟啉升高,与先天性红细胞生成性卟啉病相似,婴儿期光敏性大疱,多毛,色素沉着,神经系统病变,贫血,小便颜色深(译者注:粉红至葡萄酒色),红牙 |
| 变异性卟啉病 | AD | 原卟啉原氧化酶 | 尿:δ-氨基-γ-戊酮酸,卟胆原,卟胆色素原(译者注:也有译作卟胆原)(发作期);类卟啉症>尿卟啉(不同于迟发性皮肤卟啉症)<br>血:626nm 荧光<br>便:类卟啉上升 > 原卟啉 |

续表

| 疾病 | 遗传 | 酶 | 临床特征 |
|---|---|---|---|
| 急性间歇性卟啉病 | AD | 卟吩胆色素原脱氨酶 | 大多数常无症状；可有迟发性皮肤卟啉症状皮肤，急性间歇性卟啉病样神经样病变和胃肠道症状<br>遮免沉积因素<br>尿:卟吩胆色素原，δ-氨基γ-戊酮酸血；δ-氨基γ-戊酮酸<br>腹痛,肌无力,精神症状,无皮肤改变及光敏,肝癌危险因素 |
| 遗传性粪卟啉病 | AD | 粪卟啉原氧化酶 | 尿:粪卟啉，δ-氨基γ-戊酮酸，卟吩胆色素原(发作期)<br>粪:粪卟啉(常见)<br>迟发性皮肤卟啉症样神经样神经病变和胃肠道症状 |
| 先天性红细胞生成性原卟啉病(Gunther) | AR | 尿卟啉原Ⅲ合成酶 | 尿/便/红细胞;尿卟啉和粪卟啉<br>严重光毒,红牙,残余性瘢痕,多毛症,睑毛脱落,红色尿,贫血,胆结石<br>治疗:输血以维持 Hct 33%(关闭卟啉生成) |
| 红细胞生成性原卟啉病 | AD AR | 亚铁螯合酶 | 尿:正常血/红细胞/便;原卟啉<br>严重光敏(原卟啉Ⅸ上升),紫癜,糜烂/结痂,蜡样/"weather beate"增厚(鼻子,指节),胆结石,贫血,肝功能不全<br>治疗:β胡萝卜素,抗组胺药,窄谱中波紫外线逐渐诱导紫外线耐受 |

U.尿;B.血。

## 色素性疾病

**Carney 综合征（卡尼综合征）:NAME**（Nevi 痣，Atrial myxoma 心房黏液瘤，Myxomatous neurofibromata 黏液样神经纤维瘤，Ephelids 雀斑），**LAMB 综合征**（Lentigines 痣，Atrial myxoma 心房黏液瘤，Myxoid tumors 黏液样肿瘤，Blue nevi 蓝痣），Sertoli 细胞瘤，沙砾样黑素细胞瘤样神经纤维瘤，乳腺肿瘤，CVA 来自心脏栓子，色素性结节性肾上腺肿瘤，垂体腺瘤。AD,PPKAR1A 缺陷。

**LEOPARD 豹斑综合征 /Moynahan 综合征:**Lentignes 黑子，EKG abnormalities 心电图异常，Ocular hypertelorism 眼距过宽，Pulmonic stenosis 肺动脉狭窄，Abmornal genitalia 生殖器异常，growth Retardation 生长迟缓，Deafness 耳聋。AD,PTPN1 缺陷。

**Peutz-Jeghers 综合征:**90% 小肠受累，肠绞痛，出血，肠套叠，直肠脱垂，20%~40% 消化道息肉恶变，癌（乳腺，卵巢，睾丸，子宫，胰腺，肺），睾丸支持间质细胞瘤，口腔黑子（亦见于面部，手足，生殖器，肛周），纵向黑甲，青春期前或青春期早期出现。AD,STK11 缺陷（比较:Laugier-Hunziker:非家族性口唇色素斑与 Peutz-Jeghers 相似无消化道受累，白种人 20~40 岁时出现）。

**家族性胃肠道间质瘤（GISTs）伴色素沉着:**胃肠道间质瘤，会阴色素沉着，色素沉着斑（口周，腋下，手，会阴——无口唇受累），± 色素性荨麻疹。AD,C-KIT 缺陷（激活突变）。

**Bannayan-Riley-Revalcaba/Bannayan-Zonana 综合征:**巨颅，生殖器黑子，精神发育迟滞，错构瘤（胃肠道息肉），脂肪瘤，血管瘤。AD,PTEN 缺陷。

**Russell-Silver 综合征:**生长迟缓，喂养困难，三角形面容，唇下翻，蓝色巩膜，肢体不对称，第五指手指弯曲变形，咖啡牛奶斑，泌尿道异常，10% 表现出 7 号染色体母源单亲二体症。

**McCune-Albright 综合征:**"缅因州海岸" CALM，青春期早熟，多骨性纤维性结构不良（骨折，不对称，假性囊肿影像学损害），内分泌病（甲状腺机能亢进，Cushing 征，生长激素分泌过多，高泌乳素血症，甲状旁腺机能亢进）。马赛克激活 GNAS1 缺陷。

**Albright 遗传性骨发育不良（奥尔布赖特遗传性骨发育不良）:**假性甲状旁腺机能减退或假假性甲状旁腺机能减退，第

4、5 指短小,皮肤骨瘤,身材矮小,关节上小凹,精神发育迟滞。母系遗传 GNAS1 突变。

**Pallister-Killian 综合征:** 沿 Blaschko 线出现色素沉着,粗面,暂时性少毛症,CV 异常,精神发育迟滞。12 染色体短臂四倍体综合征。

**OCA1A,1B/ 酪氨酸酶阴性白化病(OCA=oculocutaneous albinism 眼皮肤白化病):** 1A:无酪氨酸酶活性,斜视,畏光,敏锐度减低,1:酪氨酸酶活性稍及。AR,酪氨酸酶缺陷(若温度敏感性突变→"暹罗猫"模式)。

**OCA2(2 型眼皮肤白化病):** 酪氨酸酶阳性,黑人和南亚人发病率高,1%Prader-Willi 综合征患者和 Angleman 患者患有 OCA2。AR,P 基因缺陷。

**OCA3(3 型眼皮肤白化病):** 黑色,铜色 / 姜黄色发,轻度晒伤皮肤,± 眼部受累。AR,TYRP1 缺陷。

**Rufous oculocutaneous albinism/ROCA(Rufous 眼皮肤白化病):** 铜红色皮肤 / 毛发,虹膜颜色减淡,南非。AR,TYRP1 缺陷。

**OCA4(4 型眼皮肤白化病):** AR,MATP/SLC45A2 缺陷。

**Cross-McKusick/ 眼大脑综合征伴色素减退:** 白化病,精神发育迟滞,癫痫 / 抽搐,痉挛性双下肢为主瘫痪 / 四肢瘫痪,银灰色发。

**Hermansky-Pudlak:** 酪氨酸酶阳性,出血性体质,血小板中缺乏致密体,眼球震颤,蓝眼睛,肉芽肿性结肠炎,肺受累,进行性色素恢复,波多黎各人,犹太人,穆斯林。AR,HPS1-8 缺陷(包括 DTNBP1 和 BLOC1S3)。

**Piebaldism(斑驳病):** 白色额发,无色素斑("钻石斑")。AD。C-KIT 缺陷(未激活突变)。

**Waardenberg:** 色素脱失斑,感觉神经缺乏,白色额发,内眦外移(眼角变位),虹膜异色症,宽鼻根。白睫毛,唇裂,阴囊舌,巨结肠(4 型),肢体缺损(3 型)AD>AR,1 型:PAX3,2A 型:MITF,2D 型:SNAI2,3 型:PAX3,4 型:SOX10,内皮缩血管肽 B 受体,或内皮缩血管肽 -3 缺乏。

**IP/Bloch-Sulberger 综合征:** 四个阶段①水疱;②疣状;③色素沉着;④色素减退 / 萎缩;嗜酸粒细胞增多 / 白细胞增多,固定齿,癫痫 / 抽搐,精神发育迟滞,斜视,瘢痕性脱发,甲发育不良,眼 sxs。XLD,NEMO 缺陷。

**IP Acromians/ 伊藤型色素减少症:** 色素减退痣(线状 / 螺纹状)+ 中枢神经系统异常,斜视,癫痫 / 抽搐,精神发育迟滞,马赛克染色体异常。

**线状和螺纹状 / 图形状痣样色素减退 / 色素增多**: 无大疱,沿 Baschko 线分布, 常有精神发育迟滞, PDA, ASD。

**Kindler-Weary 综合征**: 肢端, 儿童期创伤性大疱, 硬化性皮肤异色症, 光敏, 牙周变性, 假性并指, 硬皮病 / 着色性干皮病样面容, 食管狭窄, 口腔白斑, 鳞状细胞癌。AR, KIND1 缺陷。

**网状色素性皮病**: 泛发性网状色素沉着, 出汗失调, 皮纹减少, 非瘢痕性脱发, 甲发育不良, 掌跖角化病。AD, KRT14 缺陷。

**进行性肢端黑变病**: 罕见, 手足黑色素沉着, 5 岁前发病并扩散。

**土肥肢端色素沉着症 / 遗传性对称性色素异常症**: 肢端网状分布的色素增加及色素减退斑, 特别是手足背部。AD, DSRAD 缺陷。

**Dowling-Degos 综合征**: 青春期后, 进行性, 棕色, 屈侧网状色素沉着, 无色素减退斑, 软纤维瘤, 凹陷性口周瘢痕, 罕见化脓性汗腺炎, 组织病理 = 延长的色素增加表皮脚, 乳头板变薄, 真皮黑素沉着。AD, KRT5 缺陷 (Galli-Galli—棘层松解性 Dowling-Degos; Dowling-Degos 与 Haber 有一些共同特征—早期酒糟鼻, trunkal 角化症 (特别是腋部 SK/VV 样, 脂溢性角化症, 寻常疣), 凹陷性瘢痕, 掌跖角化症)。

**Kitamura 网状肢端色素沉着 (北村网状色素沉着)**: 手掌线状小凹, 手背及手掌网状色素沉着斑, 1~4mm, 无色素减退斑。AD, KRT5 缺陷。

**家族性进行性色素沉着症**: 出生时色素沉着斑, 扩散, 累及结膜和颊黏膜, AD。

**色素角化性斑痣性错构瘤病**: 斑点状黑子样痣 (往往西洋跳棋盘样) + 器官样痣伴皮脂腺分化 ± 肌肉骨骼, 神经及眼异常。

**血色病**: 发病: 40~60 岁, 经典四合体: 青铜色皮肤 (特别是脸), 肝肿大, 2 型糖尿病, 心肌病; 因 (基底部) 黑色素和含铁血黄素而形成的色素沉着, 心脏节律障碍, 关节病, 黑色瘀滞性皮炎, 治疗: 放血和螯合剂。AR, HFE 缺陷。

## 非遗传性综合征性色素疾病

**Vogt-Koyanagi-Harada 综合征**: 皮肤 / 睫毛色素脱失, 慢性肉芽肿性虹膜睫状体炎, 视网膜脱落, 无菌性脑膜脑炎。

**Alezzandrini 综合征**: 单侧退行性色素性视网膜炎, 身体同侧白癜风,白发病。

Cronkhite-Canada 综合征:手指黑变病性斑,比 Peutz-Jephers 色素沉着更弥散,脱发,甲发育不良,蛋白丢失性肠病,胃肠道息肉。

Riehl 黑变病:面部色素性接触性皮炎,特别是棕灰色色素异常前额 / 颞部,往往因化妆品导致,病理表现为界面皮炎。

灰婴综合征:氯霉素。

青铜色婴儿综合征:因胆红素血症而光疗导致的并发症。直接胆红素升高,肝功能不全,因胆红素和胆绿素光产物而引起。

## 血管疾病

变形综合征:部分性手足部巨人症,脂肪瘤,线状疣状痣,巨头,骨肥大,PWS,身体半侧肥大,眼异常,脊柱侧凸。

先天性皮肤大理石纹样毛细血管扩张 /Van Lohuizen:持续性青斑,萎缩 / 溃疡,中枢神经系统缺陷,精神发育迟滞,颅面部异常,青光眼,伴有皮肤大理石纹的综合征:Adams-Oliver,Cornelia de Lange,Coffin-Siris(相关病症:巨头 -CMTC 综合征—巨头 + 皮肤大理石纹 + 下列几个另外的特征:张力减退,中线面部鲜红斑痣,额部突出)。

Maffucci 综合征:内生软骨瘤,骨肉瘤增多,血管畸形。AD,PTHR1 缺陷尚未确证(Oliver- 无血管畸形)。

Gorham-Stout/ 骨消失或幻影骨:发病:儿童或青少年,1个或多个骨进行性骨溶解,血管畸形(骨及皮肤)病理性骨折,肢体细小脆弱,胸导管闭塞,乳糜胸,治疗:放疗。

Beckwith-Wiedemann 综合征:面部 PWS,巨舌,脐突出,半侧肥大,肾上腺皮质癌,胰胚细胞瘤,肝母细胞瘤。缺陷:p57/KIP2/CDKN1C 或 NSD1。

Cobb 综合征:皮肤脑膜脊髓血管瘤病,某一脊髓节段和它相应皮区的血管瘤或血管畸形。

蓝色橡皮疱样痣综合征 /Bean:疼痛性蓝色结节伴多汗,胃肠道出血。

Roberts/SC 海豹肢症 /SC 假反应停综合征:面部 PWS,短肢畸形,少毛症,生长迟滞,唇腭裂,肢体缺损。AR,ESCO2 缺陷。

血小板减少 - 桡骨缺乏 /TAR:桡骨缺乏,血小板减少,PWS。

Alagille 综合征:动脉 - 肝发育不良综合征,黑头粉刺痣,

第一部分　皮肤病学

191

黄瘤,视网膜色素异常,外周动脉狭窄,肺动脉瓣狭窄,"水牛"脊椎,深部腱反射缺乏,宽额,蒜头鼻尖,按透视法缩短的手指。AD,JAG1 或 NOTCH2 缺陷。

**PHACES 综合征**:后颅窝异常,血管瘤,动脉异常(包括颅内动脉瘤),心脏异常(常为主动脉狭窄),眼异常,胸骨缺陷,常为女性,多为左侧血管瘤,Dandy-Walker 畸形,腭裂。

**Sturge-Weber 综合征**:V1 PWS,V2 和 V3 可被累及,但必与 V1 联合,完全型 V1 受累比部分型 V1 受累有更大的风险,青光眼,癫痫/抽搐,身体同侧脑膜血管畸形和铁轨样钙化,精神发育迟滞。

**Kilppel-Trenaunay 综合征**:毛细血管畸形及肢肥大,静脉/淋巴管畸形,血管角皮瘤,淋巴管瘤,动静脉瘘管,静脉炎,血栓形成,溃疡。

**Von Hippel-Lindau 综合征**:手/颈部毛细血管畸形,视网膜/小脑血管母细胞瘤,肾上腺瘤,胰腺囊肿。AD,VHL 缺陷。

**多发性皮肤黏膜静脉畸形 /VMCM**:AD,TIE2 缺陷。

**毛细血管畸形 - 动静脉畸形 /CM-AVM**:非典型毛细血管畸形 + 动静脉畸形,动静脉瘘管,或 Parkes Weber 综合征。AD,RASA1 缺陷。

**共济失调毛细血管扩张 /Louis-Bar 综合征**:小脑共济失调先发生(0~1 岁),至 12 岁只能坐在轮椅上,眼皮肤毛细血管扩张症发生于 3~6 岁,窦肺部感染,IgG 和 IgA 减少,IgE 和 IgM 可减少,早衰,皮肤异色症和硬皮病样皮肤,精神发育迟滞,胰岛素抵抗型 2 型糖尿病,AFP(导致肝脏肿瘤筛查困难)及 CEA 升高,放射线敏感,淋巴/实体(胃,乳腺)恶性肿瘤,皮肤肉芽肿。AR 但异质结合体有癌症风险,ATM 缺陷。

**Bloom 综合征**:身材矮小症,毛细血管扩张性面部红斑,颊发育不全,光敏,性腺机能减退/生殖力减弱,高声调声音,白血病,淋巴瘤,IgM 和 IgA 降低,复发性肺炎,CALM(肺囊性腺瘤样畸形),唇痂壳/水疱,窄脸,2 型糖尿病(及黑棘皮病),精神发育迟滞,无睫毛。AR,RECQL3=RECQ2 缺陷。

**Osler-Weber-Rendu 综合征 / 遗传性出血性毛细血管扩张**:黏膜/面部/手/足毛细血管扩张,鼻衄,胃肠道出血,肺部动静脉畸形。AD,内皮素(HHT1),ALK-1(HHT2),HHT3,或 HHT4 缺陷。

**着色性干皮病**:A-G 型,A 型最严重,A 型日本最常见(30%),和总体而言 D(20%)最常见,缺陷性紫外线损伤修复,睑外翻,睑缘炎,角膜炎,智力低下,痴呆,共济失调,雀斑,早衰,NMSC 非黑素瘤皮肤癌,黑素瘤,AK 砷角化病,AR。

**De Sanctis-Cacchione 综合征**:A 型着色性干皮病,精神发育不全,侏儒,性腺机能减退。AR,ERCC6 缺陷。

**Nonne-Milroy 综合征**:先天性淋巴水肿,单侧或双侧胸水,乳糜腹水,阴囊肿胀,蛋白丢失性肠病,淋巴管肉瘤和血管肉瘤风险,右腿 > 左腿。AD 但女 > 男,FLT4/VEGFR3 缺陷。

**Meige 综合征 / 早发性淋巴水肿**:原发性淋巴水肿的最常见型,AD,FOXC2 缺陷(亦导致黄甲综合征,淋巴水肿 - 双行睫,及淋巴水肿和 Ptosis 综合征)。

**黄甲综合征**:淋巴水肿,胸腔积液,支气管扩张,黄甲。AD,FOXC2/MFH1 缺陷。

## 非遗传性综合征性血管疾病

**APACHE 综合征**:儿童肢端假性淋巴瘤性血管角皮瘤。

**Kasabach-Merritt 综合征**:消耗性凝血病伴有大血管性病变特别是 Kaposi 样血管内皮瘤或丛状血管瘤。

**Mondor 综合征**:胸腹部静脉血栓性静脉炎,往往位于胸部,有时为扭伤 / 创伤。

**POEMS 综合征 /Crow-Fukase 综合征**:肾小球样血管瘤,多神经病,器官肿大(肝,淋巴结,脾),内分泌病,单克隆蛋白(IgA 或 M)骨髓瘤(15%Castleman 病),皮肤病变(色素沉着,皮肤增厚,多毛,硬皮病样改变),硬化性骨损害,水肿,乳头水肿。

**Secretan 综合征**:肢端人工性淋巴水肿。

**Stewart-Treves 综合征**:乳房切除术 - 血管肉瘤。

**Stewart-Bluefarb 综合征**:假性 Kaposi 肉瘤,腿部动静脉畸形。

**Wyburn-Mason(脑 - 视网膜动静脉瘤综合征)**:面部 PWS,身体同侧视网膜 / 视通路动静脉畸形。

**Hennekam(Hennekam 淋巴管扩张 - 淋巴水肿综合征)**:先天性淋巴水肿,肠道淋巴管扩张,肠淋巴管扩张症,精神发育迟滞。

**Coats 病(外渗出性视网膜病变或外层出血性视网膜病变)**:视网膜毛细血管扩张,身体同侧 PWS。

**伴有光敏的综合征**:着色性干皮病,Bloom 综合征,Rothmund-Thomson 综合征,Cockayne 综合征,Hartnup 综合征,卟啉症,TTD,Cockayne 综合征,Kindler 综合征,脯氨酰氨基酸二肽酶缺乏症,Hailey-Hailey 病(慢性家族性良性天疱疮),

Darier 病（毛囊角化病）。

## 免疫缺陷性症候

**X- 连锁丙种球蛋白缺乏症 /Bruton**：男性，发病：婴儿期，反复感染（窦肺部革兰氏阳性菌感染，脑膜脑炎，关节炎），Ig 水平降低或检测不到，特应性体质，血管炎，荨麻疹，无生发中心或浆细胞，类风湿性关节炎样症状，中性白细胞减少症，慢性肺部疾病，前 B 细胞分化至 B 细胞障碍，治疗：静脉用免疫球蛋白。XL，BTK 缺陷。

**孤立性 IgA 缺乏症**：50% 伴有反复感染，25% 伴有自身免疫性疾病，腹腔的，溃疡性结肠炎，特应性皮炎，哮喘，静脉用免疫球蛋白静脉使用可能导致过敏反应 2/2 IgA 抗体，因为 IgA 在儿童中出现迟缓，故 4 岁前很难确诊。

**CVID（常见变异型免疫缺陷病）**：20 多岁近 30 岁发病，出现典型症状及确诊，HLA-B8，DR3 升高，复发性窦肺部感染，自身免疫性疾病增多，淋巴网状细胞和胃肠道恶性肿瘤，关节炎，非干酪样肉芽肿（可能与结节病相混淆），某些 T 细胞功能缺陷，Ig 水平下降（特别是 IgG 和 IgA，1/2 患者亦有 IgM 降低），治疗：静脉用免疫球蛋白。

**孤立性 IgM 缺乏症**：1/5 伴有湿疹样皮炎，寻常疣，蕈样肉芽肿和腹腔疾病患者可出现继发性 IgM 缺乏，甲状腺炎，脾肿大，出血性贫血。

**高 IgM 综合征**：反复感染，IgG，IgE，IgA 降低，呼吸道感染，腹泻，耳炎，口腔溃疡，寻常疣，复发性中性白细胞减少症，治疗：静脉用免疫球蛋白，骨髓移植。XL（CD40L），AR（CD40，AICD，HIGM3）。

**DiGeorge 综合征**：锯齿状矮胖耳，小颌畸形，人中缩短，眼距过宽，无甲状旁腺→新生儿低钙血症，胸腺发育不良，心脏异常（躯干动脉病，主动脉弓中断），精神症状，唇腭裂，CHARGE 重叠，1/3 完全型 DiGeorge 患者患有湿疹样皮炎。AD，22 号染色体长臂近端缺损（TBX1 特别重要）。

**胸腺发育不良伴免疫球蛋白正常 /Nezelof**：T 细胞不足，严重念珠菌感染，水痘，腹泻，肺部感染，Ig 正常，AR。

**Omenn/ 家族性网状内皮细胞增多症伴嗜酸粒细胞增多症**：剥脱性红皮病，脱发，嗜酸粒细胞增多症，肝脾肿大，淋巴结病，感染，腹泻，低丙种球蛋白血症，高 IgE 综合征，B 细胞减少，T 细胞增多。AR，RAG1，RAG2 缺陷。

**SCID 重症联合型免疫缺陷病**：缺乏细胞免疫和体液免疫，念珠菌感染，腹泻，肺炎，AR，阿糖腺苷脱氨基酶，RAG1，RAG2 缺陷。

**Wiskott-Aldrich 综合征（维斯科特 - 奥尔德里奇综合征）**：幼年男孩，三联征（特应性皮炎，复发性感染，特别是有荚膜的病原微生物，血小板减少），小血小板，恶性淋巴增生性疾病，细胞免疫和体液免疫缺陷，自身免疫性疾病，常出现出血（因包皮环切或腹泻），细胞免疫和体液免疫缺陷：IgM 缺乏常伴 IgA 和 IgE 升高，IgM 正常，肝脾肿大，治疗：骨髓移植。X 连锁隐性遗传，WASP 缺陷。

**慢性肉芽肿性疾病 /CGD**：长骨，淋巴组织，肝脏，皮肤，肺部复发性化脓性和肉芽肿性感染，2/3 发生于男孩，湿疹，NADPH 氧化酶复合物缺陷，自身免疫病，X 连锁携带者狼疮样体征，（皮疹，关节痛，口腔溃疡，疲乏，但 ANA（抗核抗体）常阴性），基因：X 连锁隐性遗传占 60%；CYBB，常染色体隐性遗传型：NCF1，NCF2，CYBA（p22-，p47-，p67-，及 p91-phox（吞噬细胞氧化物））

**髓过氧化物酶缺乏症**：大多数无症状。AR，髓过氧化物酶（MPO）缺乏。

**高 IgE 综合征（高免疫球蛋白 E 综合征）**：特应性皮炎样皮损，复发性化脓性感染 / 冷脓肿，嗜酸粒细胞增多，可有掌跖角化症，哮喘，慢性念珠菌病，荨麻疹，面部皮肤粗糙 - 宽鼻 - 眼距宽，关节过度伸展，骨折，淋巴瘤，肺大泡，保留乳牙，脊柱侧凸，病理性骨折。AD：STAT3 缺陷，AR（常染色体隐性遗传）：TYK2 缺陷（AR 型有严重的病毒感染，单纯疱疹病毒，重度嗜酸粒细胞增多，神经系统并发症，无骨骼 / 牙缺陷），亚型伴有 **Job 综合征**：女孩有红发，雀斑，蓝眼，关节过度伸展。

**APECED 综合征**：自身免疫性多发性内分泌病，（慢性皮肤黏膜）念珠菌病，外胚叶发育不全，常见 Addsion 病和（或）甲状旁腺减低症，对于念珠菌病，斑秃，白癜风，口腔鳞状细胞癌选择性 T 细胞无反应性。AR，AIRE（急性心肌硬塞雷米普利效果试验）缺陷。

**白细胞黏附分子缺陷**：脐带分离延迟，牙周炎，牙龈炎，伤口愈合差，治疗：骨髓移植。AR，CD18β2 整联蛋白（不能结合 CD11，C3b）。

| | Chediak-Higashi 综合征 | Elajalde 综合征 | Griscelli 综合征 |
|---|---|---|---|
| 神经病学 | 正常(成人型很少有缺陷) | 严重缺陷,精神的及运动的,退行性 | 1 型缺陷,2、3 型正常 |
| 免疫 | 多形核白细胞,NK 细胞(自然杀伤细胞)和淋巴细胞缺陷,致死性加速期(不受控制的巨噬细胞和淋巴细胞活化) | 正常 | 1 型和 3 型正常,2 型有缺陷(淋巴细胞和 NK 细胞),无致死性加速期 |
| 毛发 | 小颗粒地银色,规则黑色素团(6× 小于 Elajalde 或 Griscelli 颗粒) | 大、小颗粒中银色,规则黑色素团 | 大、小颗粒中银色,规则黑色素团 |
| 皮肤 | 色素淡化 | 色素淡化 | 色素淡化 |
| 血小板 | 致密颗粒缺陷 | 致密颗粒缺陷 | 致密颗粒缺陷 |
| 眼科 | 缺陷 | 缺陷 | 缺陷 |
| 遗传 | AR,LYST | AR,MYO5A | AR,MYO5A(1 型)RAB27A(2 型)MLPH 或 MYO5A(3 型) |

## 遗传性周期性发热综合征

**家族性地中海热 /( Familial mediterranean fever )FMF:** 反复发热(数小时至数天),复发性浆膜炎(腹膜,滑膜,胸膜),AA 蛋白淀粉样变,肾衰竭,丹毒样红斑特别是大疱性红斑狼疮(BLE),少见相关疾病:过敏性紫癜和结节性多动脉炎,AR 或 AD,MEFV/pyrin 热蛋白缺陷。

**肿瘤坏死因子受体相关周期性发热 /TRAPS/ 爱尔兰热:** 反复发热(常 >5 天,一般 1~3 周),肌痛(W/ 重叠游走性红斑),胸膜炎,腹痛,结膜 / 眶周水肿,匐行性、水肿性、紫癜性或网状皮损,特别是肢端,淀粉样蛋白 A 蛋白淀粉样变,肾衰竭,白细胞增多,血沉升高。特应性皮炎,TNF 受体 1 缺乏。

**高 IgD 综合征伴周期性发热 /HIDS:** 反复发热(3~7 天,相距 1~2 月),腹痛,腹泻,头痛,关节痛,颈部淋巴结病,红色斑疹 > 丘疹和结节,IgD 和 IgA 升高,少见伴发症状:过敏性紫癜和持久隆起性红斑,甲羟戊酸尿症。常染色体隐性遗传,MVK甲基乙烯基甲酮缺乏。

**Cryopyrin 相关周期性发热**(Cryopyrin 是核苷酸结合区蛋白家族的一名成员)

组织病理:大量多形核白细胞,无肥大细胞。

**家族性寒冷性自身炎症/荨麻疹/**(Familial cold autoinflammatory syndromes,FCAS):荨麻疹样皮疹,肢痛,复发性发热,AA 蛋白淀粉样变。AD,CIAS1 缺陷。

**Muckle-Wells 综合征**:荨麻疹样皮疹,肢痛,复发性发热,AA 蛋白淀粉样变(比 FCAS 常见得多)耳聋。AD,CIAS1 缺陷。

**新生儿发作性多系统炎症性疾病/NOMID/CINCA**:中枢神经系统疾病三联征,关节病,和皮疹(水肿性荨麻疹样丘疹和斑块,中性粒细胞外泌汗腺汗腺炎);亦有耳聋及视觉障碍,反复发热,AD,CIAS1 缺陷。

**化脓性无菌性关节炎,坏疽性脓皮病和痤疮/PAPA 综合征**:周期性发热伴阿弗他口腔炎,咽炎和颈腺病(PFAPA),发作持续 5 天,AD,PSTPIP1 缺陷(对应:SAPHO:滑膜炎,痤疮,脓疱病,骨肥大,骨炎)。

**Blau 综合征**:关节炎,眼葡萄膜炎,肉芽肿性皮炎——早发性结节病。AD,NOD2/CARD15 缺陷。

**Majeed 综合征**:亚急性或慢性多灶性骨髓炎伴嗜中性皮病或 Sweet 综合征,AR,LPIN2 缺陷。

## 其他

**Melkersson-Rosenthal 综合征(梅尔克松-罗森塔尔综合征)**:皱襞舌,口面部肿胀,面神经麻痹。

**Ascher 综合征(阿斯切尔综合征)**:眼睑松弛,双上唇,内分泌异常(甲状腺肿大)。

**疣状表皮发育不良**:人体乳头瘤病毒类型 3,5,8,鳞状细胞癌。AR,EVER1 或 EVER2 缺失。

**Prader-Willi 综合征(普拉德-威利综合征)**:出生 12 月后肥胖,精神发育迟滞,skin picking(皮肤痛觉减弱),在 60% 的 15 号染色体缺失(父系遗传),口角歪斜,杏仁形眼,色素减退。

**Angelman 综合征**:快乐木偶综合征,精神发育迟滞,癫痛/抽搐，淡蓝色的眼睛，舌头前伸，无端发笑，色素减退，15号母系染色体缺失或(1/4)泛素蛋白连接酶 E3A(UBE3A)缺陷。

Donahue 综合征(多诺霍综合征)：矮妖精貌综合征，脂质营养不良，AN，多毛症。AR，INSR(胰岛素受体)缺陷。

CADASIL 综合征(Cerebral Arteriopathy, Autosomal Dominant, with Subcortical Infarcts and Leukoencephalopathy 常染色体显性遗传病合并皮肤下梗死和白质脑病)：脑动脉病变，AD，伴皮质下梗死和白质脑病，复发性缺血性中风，早老性痴呆，电镜下血管平滑肌细胞周围和基底膜下嗜锇颗粒沉着，常染色显性遗传，NOTCH3 缺陷。

Lafora 病(拉福拉病)：起病：10~18 岁儿童和青少年，10年内死亡，进行性肌阵挛性癫痫，共济失调，小脑萎缩，PAS 染色 ± 胞浆小汗腺导管包涵体。AR，EPM2A/Laforin 缺陷。

Heck 病/局灶性上皮增生：发生在美洲印第安人，爱斯基摩人，拉美裔，口腔黏膜 HPV 13,32 感染。

Lhermitte-Duclos 综合征：发育不良神经节细胞瘤，单发或伴 Cowden. 病。AD，PTEN 基因缺陷。

Branchio-oculofacial 综合征(鳃-眼-面部综合征)/BOF：颈侧银屑病样皮损，与先天性皮肤发育不全相似，鼻泪管异常→感染，头皮皮脂腺囊肿，耳廓低，副耳屏，宽鼻，器官间距过远(眼距增宽)，点状色素脱失，早衰，AD。

Barber-Say 综合征：多毛症，皮肤松垂，指纹异常，眼睑外翻，巨口畸形，精神发育迟滞。

CHIME 综合征：游走性鱼鳞病样皮病，眼缺损，心脏缺陷，游走性鱼鳞病样皮炎，精神发育迟滞，耳缺损(耳聋)；亦有癫痫/抽搐，步态异常。

Van der Woude 综合征(唇腭裂与先天性唇瘘综合征)：先天性下唇瘘，腭裂，牙发育不全。AD，IRF6 缺陷。

进行性骨化性纤维发育不良：大趾畸形，皮肤骨瘤(软骨内)。AD，ACVR1 缺陷。

Riley-Day 综合征(利赖-戴综合征)/家族性自主神经异常：喂养困难，无情感性流泪(译者注：文献为：婴儿哭闹时不能流泪)，舌部菌状乳头缺乏(比较，地图样舌的丝状乳头缺乏)，反射/疼痛/味觉减退，表皮内注射组胺无潮红，流涎，血压不稳定，进食时斑点状红斑，肺部感染，德系犹太人。AR，IKBKAP 缺陷。

### 其他非遗传综合征

Schnitzler 综合征（施尼茨勒综合征，又称荨麻疹和巨球蛋白血症）：荨麻疹性血管炎、骨痛、发热，骨质增生、IgM 单克隆丙种球蛋白病、关节痛、淋巴结病、肝脾肿大，血沉增高。

Frey 综合征（弗瑞综合征）：味觉多汗症综合征，常于腮腺手术 / 创伤后发生（耳颞神经区）。

## 皮肤镜学

### 偏振法（Polarized，PD）与非偏振法（又称浸润法）（nonpolarized，NPD）

● 浸润法要求液体界面（在皮肤表面滴加浸润液），直接皮肤接触（用凝胶而非酒精，可减少压力性扭曲）

● 浸润法对粟丘疹样囊肿，粉刺样开口，胡椒样 / 退行性变，蓝白区，浅色皮损更好

● 偏振法对血管，红色区域，亮 - 白色条纹 / 纤维变性更好

### 法则

● 两步法——①黑素细胞性或非黑素细胞性；②若为黑素细胞性，则用球形模式和局部特点鉴别黑素瘤

● CASH 法——颜色，结构，对称性，均质性（CASH 为 color，architecture，symmetry，homogeneity 的首字母缩写）

### 色素网（pigment network）

● 色素网——典型（棕色、狭窄，规则的蜂窝状网格结构）或非典型（深黑，棕色或灰色线条，不规则网格结构，提示黑素瘤）

● 假色素网——位于面部

● 色素网络但非黑素细胞性皮损——脂溢性角化症，皮肤纤维瘤，副乳头

### 提示黑素瘤的特征

色素纹——黑素瘤

蓝白幕——黑素瘤，Spitz（痣），血管角皮瘤

黑斑片——如果不规则，提示黑素瘤（如果均一，考虑 Reed 痣）

退行性结构——黑素瘤（特别是伴有胡椒样黑色素）

辐射纹 / 伪足 / 分枝条纹 / 破网状结构——黑素瘤

乳白色 - 红色区域——早期黑素瘤

小点 / 小球——如果不规则,提示黑素瘤

## 肢端黑素细胞性皮损

● 平行——凹沟,原纤维的,点阵样或均一模式——肢端黑素细胞痣

● 平行——棘突隆起模式——肢端黑素瘤(末端汗管开口于棘突隆起,棘突隆起宽于凹槽)

## 提示脂溢性角化症的特征

粟丘疹样囊肿——脂溢性角化症,乳头状皮内痣 IDN (Intradermal Nevi)

粉刺样开口——脂溢性角化症,乳头状皮内痣

外生性乳头状结构——脂溢性角化症

肥胖指——脂溢性角化症

脑回状表面——脂溢性角化症,基底细胞癌

## 提示基底细胞癌的特征

(枫叶)叶状区——基底细胞癌

蓝灰斑 / 卵圆巢 / 小球——色素性基底细胞癌

粉红 - 白色亮区——基底细胞癌

轮辐射状——基底细胞癌

## 血管皮肤镜

弧状血管——良性黑素细胞性皮损

树枝状血管——基底细胞癌

发夹状血管(又称发卡样血管)——脂溢性角化症,黑素瘤(如果不规则),砷角化症,鳞状细胞癌

小点 / 不规则血管——黑素瘤

多形性血管——黑素瘤

螺丝状血管——转移性无黑色素性黑素瘤

冠状 / 花环状 / 花冠状血管——包绕皮脂性增生(中心黄色小球状结构)

肾小球状血管——鳞状细胞癌,原位鳞状细胞癌

点状血管——黑素细胞肿瘤,浅表上皮肿瘤(日光角化症,原位鳞状细胞癌)

**提示其他皮损的特征**

红 - 蓝 / 黑腔 / 球囊——血管瘤, 血管角皮瘤 (深色腔), 角层下 / 甲下血肿

中心白斑——皮肤纤维瘤 (纤细色素网包围的星状白色区域)

白色睫状区包围的红色均质区域 PG——化脓性肉芽肿

虫蚀状和指纹状结构——日光性黑子

灰蓝区域——蓝痣

大疱表皮松解痣——常表现某种与黑素瘤相关的特征 (非典型色素网, 不规则小点 / 小球, 非典型血管模式), 而无其他特征 (蓝 - 白幕, 退行性结构 / 蓝白区, 不规则条纹, 小黑点)

苔藓样角化病——随病情进展而不同, 局部 (早期) 或分散 (晚期) 色素性颗粒模式, 退行性特征 (蓝白瘢痕样色素脱失或血管结构)

面部恶性雀斑——不对称性色素性毛囊开口, 深色棱形结构, 石板色 - 灰色小点及小球

疥疮——三角形 (δ 滑翔机) 类似卷曲的重音符号 (与头和前腿相对应) 二羟基丙酮可导致痣改变 (上升的小球和粉刺样假性毛囊开口)

**黑素细胞痣 / 皮损模式**——网状, 小球状, 均质 (蓝), 放射状 (完全放射状——Reed 痣, Spitz 痣; 不完全放射状——黑素瘤), 平行的 (肢端的), 多成分 (黑素瘤), 大鹅卵石 (乳头状皮内痣和先天性痣), 非特异性

**皮肤镜特征对应的组织病理**
- 颜色与黑色素位置相关
  - 黑色——表皮上部
  - 棕色——表皮真皮交界处
  - 石板蓝——真皮乳头层
  - 钢蓝 (灰蓝) ——真皮网状层
- 色素网——线 = 表皮突; 空隙 = 乳头层上部
- 面部假色素网——附件结构 = 孔 (面部小表皮突)
- 小点和小球——不同深度的黑素细胞样细胞巢
- 黑斑片——任何部位的色素 (放射状的, 表皮和真皮)
- 脑回样表面——脑回 = 胖手指; 脑沟 = 色素性角蛋白

- 叶状区域——色素性基底细胞癌岛(大岛 = 蓝灰色卵圆巢)
- 蓝白幕——白色 = 正角化过度;蓝色 = 真皮黑素

# 病理学

## 组织化学染色

| 染色 | 目的 |
|---|---|
| 苏木素 - 伊红 | 常规 |
| Masson 三色 | 胶原(绿),肌肉(红),细胞核(黑),有助于鉴别平滑肌瘤(红)与皮肤纤维瘤(绿) |
| Verhoeff von Gieson 染色 | 弹力纤维 |
| 平库斯地衣酸 (Pinkus acid orcein) | 弹力纤维 |
| Gomori 醛复红染色 | 弹力纤维(蓝);胶原(红) |
| Movat's pentachrome | 结缔组织 |
| 硝酸银 | 黑色素,网状纤维 |
| Fontana Masson | 黑色素 |
| Schmorl's | 黑色素 |
| 多巴氧化酶 | 黑色素 |
| 革兰氏染色 | 阳性:蓝紫色;阴性:红色 |
| 六胺银(Gomori,GMS) | 真菌,杜诺凡小体,弗里希杆菌,骨髓,尿酸钠 |
| Grocott | 真菌 |
| PAS(过碘酸 - 希夫) | 糖原,真菌,中性黏多糖(淀粉酶消化糖原) |
| 阿辛蓝 pH 0.5 | 硫酸黏多糖 |
| 阿辛蓝 pH 2.5 | 酸性黏多糖 |
| 甲苯胺蓝 | 酸性黏多糖 |
| 胶体铁 | 酸性黏多糖 |
| 透明质酸酶 | 透明质酸 |
| 黏液胭脂红 | 上皮黏蛋白 |

| 染色 | 目的 |
| --- | --- |
| Leder | 肥大细胞（氯乙酸酯酶） |
| 姬姆萨 | 肥大细胞颗粒,酸性黏多糖,骨髓颗粒,利什曼原虫 |
| Fite | 抗酸杆菌 |
| Ziehl-Neelson | 抗酸杆菌 |
| Kinyoun's | 抗酸杆菌 |
| Auramine O | 抗酸杆菌(荧光) |
| Perls 氰亚铁酸钾 | 含铁血黄素/铁 |
| 普鲁士蓝 | 含铁血黄素/铁 |
| 特恩布尔蓝 | 含铁血黄素/铁 |
| 碱性刚果红 | 淀粉样物质（刚果红变种佛塔红 9 号/Dylon 对淀粉样物质更具特异性） |
| 硫磺素 T | 淀粉样物质 |
| 地衣红酸姬姆萨 | 淀粉样物质 |
| 甲酚紫 | 淀粉样物质,褐黄病 |
| Von kossa 矿化结节染色法 | 钙 |
| 茜素红 | 钙 |
| 五羟基黄烷醇 | 钙 |
| 猩红 | 脂质 |
| Oil red O | 脂质 |
| 苏丹黑 | 脂质,脂褐素 |
| 四氧化锇 | 脂质 |
| 多巴 | 酪氨酸酶 |
| 瓦辛斯泰雷 | 螺旋体,杜诺凡小体 |
| 镀银染色法（银染） | 螺旋体 |
| 施泰纳 | 螺旋体 |
| 博迪恩 | 神经纤维 |
| 蛋白基因产物 9.5 | 神经纤维 |
| 神经胶质酸性蛋白 | 神经胶质,星形胶质细胞,schwann 细胞(雪旺细胞) |
| Feulgen | DNA |

续表

| 染色 | 目的 |
|------|------|
| 甲基绿派若宁 | DNA |
| Foote's, Snook's | 网织纤维 |
| 磷钨酸苏木素 | 纤维蛋白,婴儿指节纤维瘤病包含物(也可为三色法染色),颗粒细胞瘤中的颗粒,阿米巴 |
| 亚甲蓝 | 褐黄病 |
| Brown-Hopps | 细菌 |
| Brown-Brenn | 细菌 |
| McCallum-Goodpasture | 细菌 |
| DeGalantha | 尿酸盐结晶(20% 硝酸银也染痛风石,痛风石可用乙醇防腐保存) |
| 荆豆凝集素 | 内皮细胞 |
| 花生凝集素 | 组织细胞 |
| 神经元特异烯醇酶 NSE | 神经、神经内分泌、Merkel 细胞、颗粒细胞肿瘤 |
| 巨囊性病的液体蛋白 GCDEP | 乳癌中顶浆分泌细胞,Paget 细胞 |

## 免疫组织化学染色

| 上皮源性的 | |
|------|------|
| CK20 角蛋白 20 | Merkel 细胞(核周小点) |
| CK7 角蛋白 7 | Paget's |
| EMA 上皮膜抗原 | 外泌汗腺、顶泌汗腺、皮脂腺(也包括浆细胞,淋巴瘤样丘疹病,间变性皮肤 T 细胞淋巴瘤 - 原发于系统原而非于皮肤) |
| CEA 癌胚抗原 | 见于腺癌,Paget 病,外泌汗腺、顶泌汗腺 |
| BerEP4 | 基底细胞癌 +,Merkel 细胞癌 +,鳞状细胞癌 – |
| 间叶源性的 | |
| Desmin(结蛋白) | 肌肉 |
| Vimentin(波形蛋白) | 间叶细胞(非典型性纤维黄瘤,黑素瘤,肉瘤) |

| | |
|---|---|
| Actin（肌动蛋白） | 肌肉，血管球细胞肿瘤 |
| Ⅷ因子相关抗原（VWF）（冯威利布兰德因子） | 内皮细胞，巨核细胞，血小板 |
| 荆豆凝集素 I | 内皮细胞，Kaposi 血管肉瘤，角质形成细胞 |
| CD31 | 内皮细胞，血管肿瘤，血管肉瘤，N-乙基顺丁烯二酰亚胺敏感性的融合蛋白，硬化性黏液水肿 |
| CD34 | 隆突性皮肤纤维肉瘤：CD34+，XIIIa 因子 –<br>皮肤纤维瘤：CD34-，XIIIa 因子 +<br>内皮细胞，N-乙基顺丁烯二酰亚胺敏感性的融合蛋白，硬化性黏液水肿<br>硬斑病：CD34 梭形细胞选择性耗竭<br>毛发上皮瘤周围梭形细胞灶性 CD34+，而基底细胞癌则为阴性 |
| 前胶原 I | 硬化性黏液水肿 >NFD/NSF |
| GLUT1 | 婴儿血管瘤和胎盘阳性，血管畸形，RICH，NICH，PG，丛状血管瘤，Kaposi 样血管内皮瘤（婴儿声门下血管瘤减少或阴性）阴性 |
| WT1 及 LeY | 婴儿血管瘤阳性，血管畸形阴性 |
| D2-40* 及 LYVE-1 | 淋巴管及 Kaposi 样血管内皮瘤 |
| **神经外胚层** | |
| S100 | 黑素细胞，神经，朗格汉斯细胞，外泌汗腺，顶泌汗腺，软骨细胞，脂肪细胞 |
| HMB-45 | 黑素细胞 |
| MART-1 | 黑素细胞 |
| Mel-5 | 黑素细胞 |
| CD1A | 朗格汉斯细胞 |
| 突触素 | Merkel 细胞 |
| 嗜铬粒蛋白 | Merkel 细胞 |
| **造血系统的** | |
| XIIIa 因子 | 血小板，巨噬细胞，巨核细胞，树突状细胞，（NSF，硬化性黏液水肿）皮肤纤维瘤阳性，隆突性皮肤纤维肉瘤阴性 |

続表

|---|---|
| HAM-56 | 巨噬细胞 |
| α-1-抗胰蛋白酶 | 巨噬细胞 |
| κ 及 λ | 成熟 B 细胞及浆细胞 |
| BCL1 | 套细胞淋巴瘤 |
| BCL2 | 滤泡中心淋巴瘤(除外原发性皮肤滤泡中心淋巴瘤),基底细胞癌,毛发上皮瘤(bcl-2 除外层细胞) |
| BCL6 | 滤泡中心淋巴瘤 |
| CD2 | T 细胞 |
| CD3 | 全 T 细胞标记,自然杀伤细胞 |
| CD4 | T 辅助细胞,朗格汉斯细胞 |
| CD5 | T 细胞,部分 B 细胞在套区,蕈样肉芽肿中耗竭严重 |
| CD7 | T 细胞,蕈样肉芽肿中耗竭严重 |
| CD8 | 细胞毒性 T 细胞 |
| CD10 | BL(B 细胞淋巴瘤),滤泡中心淋巴瘤,淋巴母细胞淋巴瘤,非典型性纤维黄瘤中 B 细胞 |
| CD14 | 单核细胞 |
| CD15 | 粒细胞,霍奇金淋巴瘤 |
| CD16 | 自然杀伤细胞 |
| CD20 | B 细胞 |
| CD22 | B 细胞 |
| CD23 | B 细胞,边缘带淋巴瘤,慢性淋巴性白血病 |
| CD25(IL-2R) | 在使用地尼白介素之前检测活化的 B 细胞 / T 细胞 / 巨噬细胞 |
| CD30(Ki-1) | 间变性皮肤 T 细胞淋巴瘤,淋巴瘤样丘疹病,间变性大细胞淋巴瘤,活化的 B 细胞/T 细胞,霍奇金 RS 细胞 |
| CD43(Leu-22) | 全 T 细胞标记,肥大细胞,骨髓细胞 |
| CD45(LCA) | CD45RO:记忆 T 细胞<br>CD45RA:B 细胞,幼稚 T 细胞 |
| CD56 | 自然杀伤细胞,血管中心 T 细胞淋巴瘤,Merkel 细胞 |

第一部分 皮肤病学

| CD68 | 组织细胞,非典型性纤维黄瘤 |
| --- | --- |
| CD75 | 滤泡中心细胞 |
| CD79a | B 细胞,浆细胞(浆细胞瘤) |
| CD99 | 前体 B 淋巴母细胞白血病 / 淋巴瘤 |
| CD117(c-kit) | 肥大细胞 |
| CD138 | 浆细胞 |

‡ 隆突性皮肤纤维肉瘤——CD34+,XⅢa 因子 -,溶基质素 -3,CD68-,CD163-,HMGA1/2-;皮肤纤维瘤——CD34-,XIIIa 因子 +,溶基质素 -3+,CD68+,CD163+,HMGA1/2+。与皮肤纤维瘤相比,隆突性皮肤纤维肉瘤基质中透明质酸增多;皮肤纤维瘤中可见在表真皮交界处细胞黏合素阳性,而隆突性皮肤纤维肉瘤中为阴性。

*D2-40——往往阴性,但在先天性血管瘤和丛状血管瘤可有局灶性阳性表达。

**"循环纤维细胞"——前胶原 I+,C11b+,CD13+,CD34+,CD45RO+,MHCII+,CD68+。

† 蕈样肉芽肿通常 CD3+,CD4+,CD5-,CD7-,CD8-,leu-8-,CD45RO+,αβTCR 基因重排有阳性条带;蕈样肉芽肿 CD30 通常为 -,但并非所有 CD30+ 病例都经历前变性大细胞转化(从蕈样肉芽肿、霍奇金淋巴瘤、或淋巴瘤样丘疹病转变来的间变性大细胞淋巴瘤往往呈现 ALK(间变性淋巴瘤激酶)- 及 EMA-,这与原发性系统性间变性大细胞 T 细胞淋巴瘤相似,但与原发性皮肤间变性大细胞 T 细胞淋巴瘤不同)。

## 病理小体

| 小体/征象/线索 | 特征 | 诊断 |
|---|---|---|
| Antoni A 区 | 密集细胞区,细胞核呈栅栏状排列,即 verocay 小体 | Schwann 细胞瘤(神经鞘瘤) |
| Antoni B 区 | 疏松,胶样基质,细胞少,微囊肿改变 | 神经鞘瘤 |
| Arao-Pekins 小体 | 毛毛囊下结缔组织带中的弹力纤维小体 | 雄激素源性脱发 |
| 星状体 | 巨细胞中的星状细胞浆包含物 | 结节和其他肉芽肿性疾病(结核,葡萄状菌病,孢子丝菌病,放线菌病,麻风,异物肉芽肿,铍中毒) |
| Azzopardi 效应 | 嗜碱性血管条纹(挤压血管周围细胞核物质/DNA) | 肿瘤坏死,压伤 |
| Banana 小体 | 1. 电镜下 Schwann 细胞弧形膜包被小体 <br> 2. 新月形,真皮内红土样 | 1. 法韦尔病(痛性肥胖病) <br> 2. 褐黄病 |
| 豆袋细胞 | 大巨噬细胞呈现细胞吞噬运动 | 皮下脂膜炎样 T 细胞淋巴瘤/细胞吞噬性组织细胞脂膜炎 |
| Birbeck 颗粒 | 电镜下网球拍结构 | Langerhans 细胞 |

续表

| 小体/征象/线索 | 特征 | 诊断 |
|---|---|---|
| "Busy dermis" 真皮局灶性细胞增生 | | 环状肉芽肿,间质肉芽肿性皮炎,消退期血管炎,毛囊炎,早期 Kaposi 肉瘤,结缔组织增生性恶性黑素瘤,慢性光化性皮炎,光泽苔藓 |
| Caspary-Joseph 间隙 | 表皮真皮交界处裂隙,伴基底层损伤,亦称 Max-Joseph 裂隙 | 扁平苔藓,光泽苔藓 |
| 毛虫体 | 嗜酸性,节段性,狭长体(表皮),位于水泡顶端(Ⅳ型原) | 卟啉病 |
| 胆固醇裂隙 | 针样结晶 | 新生儿硬肿症,新生儿皮下脂肪坏死(可比硬皮病有更多炎症和钙化),激素后脂膜炎,坏死性黄色肉芽肿,胆固醇栓,类脂质渐进坏死,外毛根鞘囊肿 |
| 大煤块 | 非典型大淋巴样细胞伴核深染 | 淋巴瘤样丘疹病 |
| 雪茄体 | 卵圆型、狭长的酵母细胞 | 孢子丝菌病 |
| 胶样小体 /Civatte 小体 | 表皮内凋亡小体(Civatte)或延伸至真皮乳头(胶样小体) | 扁平苔藓及其亚型 |

| 小体/征象/线索 | 特征 | 诊断 |
|---|---|---|
| 弧形体 | 电镜下胞浆蜷虫样体 | 头部良性组织细胞增生症 |
| 贝壳状体(Schaumann 体) | 巨细胞内贝壳样板层状嗜碱性钙化蛋白复合体 | 结节病和其他肉芽肿性疾病 |
| 谷粒 | 角质层中小的角化不良性角质层松解角化成细胞伴狭长谷样核 | Darier病,Grover病,疣状角化不良(罕见) |
| 圆体 | 大的角化不良性角质层松解角质形成细胞伴圆核和核周晕见于表皮生发层和嗜碱性角化不良核周围 | Darier病,Grover病,疣状角化不良(罕见) |
| 嗜酸包涵体 | 胞浆包涵体 | 基底细胞癌 |
| Cowdry A 型或 B 型 | 嗜酸性,核内包涵体,外周有空晕包绕 | A单纯疱疹病毒,巨细胞病毒感染(+猫头鹰眼细胞,内皮细胞内病毒包涵体,水痘带状疱疹病毒,B脊髓灰质炎病毒 |
| 细胞状体 | 非均质的圆形,卵圆形或多边形沉积物,常位于真皮 | 胶样小体聚集,Russell小体,淀粉样物,弹力球 |
| 利什体(杜诺凡小体) | 巨噬细胞内单个或簇集保险棒状,大头针样细菌 | 腹股沟肉芽肿 |

| 小体/征象/线索 | 特征 | 诊断 |
|---|---|---|
| Dutcher 小体 | 恶性浆细胞内核内假内包涵体,Ig | B 细胞淋巴瘤,多发性骨髓瘤 |
| Farber 小体 | 电镜下成纤维细胞和内皮细胞胞浆内弧状管样结构 | Farber 病 (神经酰胺沉积病) |
| 火焰征 | 边末不清的,小范围无定形嗜酸性物质附于真皮胶原 | 嗜酸粒细胞蜂窝织炎 + 火焰征 = Well 综合征 > 节肢动物咬伤,寄生虫,大疱性类天疱疮,DH (疱疹样皮炎),嗜酸性脂膜炎 |
| 花细胞 | 核沿周边排列的多核巨细胞 | 多形性 (核形细胞) 脂肪瘤 |
| 花型细胞 | 非典型 CD4+T 细胞,核呈明显分叶状 | 人 T 细胞淋巴瘤病毒 -1,成人 T 细胞白血病 |
| 影细胞 | 钙化坏死无核脂肪细胞厚细胞膜 | 胰腺脂膜炎 (+ 皂化)(VS. 毛母质瘤中影 / 鬼影细胞) |
| 嗜中性粒细胞中大颗粒 | 大颗粒 | Chédiak-Higashi 综合征 |
| 麻风球 | 巨噬细胞中抗酸杆菌球团 (泡沫 / 麻风 /virchow 细胞) | 瘤型麻风 |
| Guarnieri 体 | 表皮细胞内胞浆嗜酸性包涵体 | 水痘,牛痘 |
| Henderson-Patterson 体 | 角质形成细胞内大胞浆嗜酸性包涵体 | 传染性软疣 |

211

续表

| 小体/征象/线索 | 特征 | 诊断 |
| --- | --- | --- |
| Homer-Wright 菊形团 | 中枢神经原纤维，外周小肿瘤细胞 | 皮肤神经母细胞瘤 |
| Jordans 畸形 | 外周血图片泡状白细胞 | Dorfman-Chanarin 综合征（鱼鳞病伴多脏器脂质沉积） |
| Kamino 小体 | 由基底膜成分组成的表真皮交界处嗜酸性小球 | Spitz 痣 |
| Lafora 小体 | 同心圆淀粉样沉积（葡聚糖体） | Lafora 病 |
| 脂褐素样颗粒 | 真皮巨噬细胞中黄褐色颗粒 | 胺碘达隆色素沉着 |
| 大黑素体 | 大黑素体 | 咖啡斑，Chediak-Higashi 综合征，着色性干皮病斑，Hermansky-Pudlak 综合征 |
| 华盖征 | 病原体位于巨噬细胞外周 | 利什曼病 |
| 枇杷/硬化小体 | 砖格状细胞，铜币，圆厚壁综色真菌 | 着色真菌病 |
| Michaelis-Gutman 体 | 巨噬细胞及角质层内钙化降解细菌 | 软化斑 |
| Mikulicz 细胞 | 大巨噬细胞包含 Klebsiella 鼻硬结杆菌 | 鼻硬结病 |
| 桑椹胚 | 白细胞胞浆内包含物，Ehrlichia（埃立克体）在细胞空泡内繁殖 | Ehrlichiosis 埃立克体病 |

| 小体/征象/线索 | 特征 | 诊断 |
|---|---|---|
| 桑椹体 | 真皮桑椹样孢子形成/孢子囊 | 无绿藻病（比较：电镜下"桑葚样体"，Fabry 病的外泌汗腺） |
| 桑葚细胞 | 桑椹样，颗粒状，嗜酸性脂肪细胞 | 蛰伏脂瘤 |
| Negri 小体 | 神经元内嗜酸性胞浆包涵体 | 狂犬病 |
| Odland 体 | 电镜下颗粒层内小的板层状富含脂质有膜包被颗粒 | 对于通透性屏障很重要，鱼鳞病丑胎缺乏 |
| 洋葱皮 | 血管周围玻璃样物质 | 类脂质蛋白沉积症（面部肉芽肿，血管纤维瘤中洋葱皮样纤维化） |
| 乳头间原体 | 原始毛球 | 毛母细胞瘤，毛发上皮瘤 |
| Pautrier 微脓肿 | 表皮内 3 个以上异形淋巴细胞 | 蕈样肉芽肿 |
| 毛细血管周围纤维蛋白帽 | | 静脉性小腿溃疡，静脉瘀滞，静脉高压，非静脉性小腿溃疡 |
| Pohl-Pinkus 标记 | 孤立毛干狭窄（严重＝卡口发） | 手术，创伤 |
| 砂粒体 | 同心圆板层状，圆形钙化体 | 皮肤脑膜瘤，卵巢及甲状腺肿瘤，乳头状肾癌，间皮瘤 |

续表

| 小体/征象/线索 | 特征 | 诊断 |
|---|---|---|
| Milian 脓疱卵圆体 | 带空晕的大嗜酸性颗粒 | 颗粒细胞瘤 |
| Russell 体 | 浆细胞内免疫球蛋白沉积 | 鼻硬结病,浆细胞增多症 |
| 蛛网细胞 | 球状,纹状,空泡细胞 | 成人横纹肌瘤 |
| Splendore-Hoeppli 沉积物 | 病原体周围火焰样嗜酸性沉积物 | 寄生虫,真菌,细菌 |
| Verocay 小体 | 嗜酸性胞浆周围栅栏状排列细胞核 | 神经鞘瘤 |
| Weibel-Palade 体 | 电镜下密集棒状或卵圆形细胞器 | 内皮细胞 |

Adapted from Solky BA, Jones JL, Pipkin CA. *Boards' Fodder-Histologic Bodies* (http://www.aad.org/members/residents/fodder.html)

## 其他的皮肤病理惯用语、特征、鉴别诊断

| 病理改变 | 相关疾病 |
|---|---|
| **通用语** | |
| "锯齿征" | 扁平苔藓 |
| "抱球状" | 光泽苔藓（亦可见组织细胞） |
| "蜂群" | 斑秃 |
| "玩具兵"、"珍珠串"、"意大利宽面条样胶原" | 蕈样肉芽肿 |
| 血管周围"袖套样"淋巴细胞浸润 | 环形红斑（考虑淋巴细胞性血管炎） |
| "茶杯"屑/茶杯样征（倾斜、向上成角的角化不全） | 玫瑰糠疹 |
| "脏脚" | 日光性雀斑（对应"脏手指"-单纯雀斑），Becker痣 |
| "间质泡泡糖样变" | 神经纤维瘤 |
| "玻璃样变胶原" | 瘢痕疙瘩 |
| "真皮内蝌蚪/精子" | 汗管瘤（如果为透明细胞亚型，考虑糖尿病） |
| "玉米片" | 角质肉芽肿 |
| "红蜡笔"（血管） | 白色萎缩 |
| 眼线征（"细棕褐色线条"——基底层防止侵袭），"被风吹的" | Bowen病 |
| "水母头"（放射性条纹状毛囊/皮脂腺） | 毛囊瘤 |
| "碎石人行道" | 胶样粟丘疹 > 结节型淀粉样变 |
| 胶原蛋白捕获 | 皮肤纤维瘤，隆突性皮肤纤维肉瘤（+脂肪包埋） |

| 病理改变 | 相关疾病 |
|---|---|
| 鳞状窝 | 刺激性脂溢性角化症,倒置性毛囊角化病,色素失禁症 |
| 角化不全/正角化过度棋盘样交替 | 毛发红糠疹 |
| 脊样隆起性角化不全 | 玫瑰糠疹(+海绵形成,红细胞渗出)点滴状银屑病(+多形核白细胞),苔藓样糠疹(界面皮炎,淋巴细胞性血管炎),钱币状湿疹 |
| 真皮带状浸润 | 糖尿病性类脂质渐进性坏死(+渐进性坏死,浆细胞) |
| 三明治征(多形核白细胞在正角化过度和角化不全之间) | 癣 |
| 囊壁为蔓藤花样囊肿 | 硬化性脂膜炎 |
| 核铸型 | Merkel细胞癌("葡萄串"),转移性神经内分泌癌 |
| 粉刺型坏死("粉刺"样伴中心坏死) | 皮脂腺癌 |
| 金属丝样胶原(真皮乳头纤维增生) | 蕈样肉芽肿 |
| **生长模式** | |
| 席纹状/车辐状模式 | 席纹状/硬化性/层板胶原瘤,皮肤纤维瘤,皮肤隆突性纤维肉瘤,纤维黏液样纤维瘤,神经鞘瘤,孤立性纤维瘤,神经束膜瘤,原发性皮肤脑膜瘤 |
| 鲱骨状模式 | 纤维肉瘤 |
| 七巧板模式(+"粉红色角质层") | 圆柱瘤 |
| 组织培养模式(+微囊肿) | 结节性筋膜炎("黏液样瘢痕") |
| 网状(鸡笼状井网)血管模式 | 黏液样脂肪肉瘤(血管内膜崩解) |
| 瑞士奶酪模式("油囊肿") | 硬化性脂肪肉芽肿 |

| 病理改变 | 相关疾病 |
| --- | --- |
| 网状模式 | Pinkus 纤维上皮瘤,网状脂溢性角化症,毛囊漏斗部肿瘤 |
| 外周栅栏样 | 肿瘤:基底细胞癌,毛发上皮瘤,基底细胞样毛囊错构瘤,毛鞘瘤(基底膜厚),毛囊漏斗部肿瘤,皮脂腺瘤,毛发肿瘤,神经鞘瘤,上皮样肉瘤(渐进性坏死);皮损:环状肉芽肿(黏蛋白),类风湿关节炎/类风湿性结节(纤维蛋白样坏死),痛风(尿酸盐结晶),糖尿病性类脂质渐进性坏死(渐进性坏死),渐进性坏死性黄色肉芽肿(胶原变性),栅栏样嗜中性粒细胞及肉芽肿性皮炎,发疹性黄瘤 |
| **鉴别诊断** | |
| 嗜酸细胞性海绵水肿 | 节肢动物叮咬,色素失禁症(第一阶段)(寻找坏死的角质形成细胞),天疱疮(特别是增殖型),大疱性类天疱疮,瘢痕性类天疱疮,妊娠疱疹,妊娠瘙痒性荨麻疹性丘疹和斑块,变应性接触性皮炎,嗜酸性毛囊炎,皮内注射药物 |
| Grenz 带(即无浸润带) | 面部肉芽肿,持久隆起性红斑,麻风,皮肤淋巴细胞瘤,B 细胞淋巴瘤/白血病,慢性萎缩性肢端皮炎,隆突性皮肤纤维肉瘤/皮肤纤维瘤 |
| 真皮梭形细胞中度增生 | 皮肤纤维瘤,隆突性皮肤纤维肉瘤,神经纤维瘤,皮肤肌纤维瘤,平滑肌瘤(核周晕),孤立性纤维瘤 |
| 非典型真皮梭形细胞增生 | 非典型性纤维黄瘤,黑色素瘤,鳞状细胞癌,平滑肌肉瘤,血管肉瘤("脱念"外观),Kaposi(+嗜酸小体,突起征,浆细胞) |
| 真皮小蓝细胞增生 | 血管球瘤,Merkel 细胞瘤,淋巴瘤,小汗腺腺瘤,转移癌 |
| 红色深部边界清楚小肿瘤 | 血管平滑肌瘤 |
| 真皮局灶性细胞增生 | 环状肉芽肿,间质肉芽肿性皮炎,消退期血管瘤,毛囊炎,早期 Kaposi 肉瘤,结缔组织增生性恶性黑素瘤,慢性光化性皮炎,乳腺癌 |

| 病理改变 | 相关疾病 |
| --- | --- |
| 矩形/方形活检 | 硬皮病,硬化病,硬化性黏液水肿,NLD,正常背部皮肤,放射性皮炎(显著的毛细血管扩张) |
| ~ 正常外观 | 持久斑疹性毛细管扩张(TMEP,telangiectasia macularis eruptiva perstans),淀粉样变性(色素失禁症呈苔藓样/斑疹样),结缔组织痣,黏液性水肿,鱼鳞病,皮肤松弛症,皮肤松垂,花斑癣,移植动物抗宿主病,银质沉着病 |
| 单列细胞 | 白血病,(假性)淋巴细胞瘤,转移癌(乳腺),血管球细胞瘤,环状肉芽肿,先天性黑素细胞痣,微囊肿附属器癌 |
| 假水疱(大片真皮浅层水肿) | 多形性日光疹,Sweet 综合征,丹毒,类丹毒,节肢动物叮咬反应,冻疮/冻伤 |
| 苍白表皮 | 烟酸缺乏症,肠病性肢端皮炎,坏死性游走性红斑,Hartnup 综合征(色氨酸代谢异常综合征),透明细胞棘皮瘤/丘疹病 |
| 基底膜增厚(伴皮疹) | 狼疮,硬化性苔藓,皮肌炎(原著拼写错误) |
| 附件息肉样皮损 | 副耳(毳毛),副乳头(平滑肌,创伤性/断端神经瘤),副指/趾(神经 - 对应获得性趾部纤维角化瘤中显著的通常为垂直的胶原) |
| Paget 样扩散 | Paget 病(基底层未受累),黑色素瘤,鳞状细胞癌,Bowen 病,皮脂腺癌,蕈样肉芽肿,神经内分泌瘤,直肠癌 |
| 楔形 | 淋巴瘤样丘疹病(浸润),蜱叮咬反应(浸润),Degos 病(梗死),急性苔藓豆疹样糠疹(浸润)(多形红斑样伴角化不全),扁平苔藓(颗粒层楔形增生),黑素细胞痣(特别是晕痣) |
| 外周环状包绕 | 分叶状毛细血管瘤,樱桃状血管瘤,黏液样囊肿,血管角皮瘤,非典型性纤维黄瘤,皮脂腺腺瘤,透明细胞棘皮瘤 |
| 淋巴样滤泡 | 血管淋巴样增生伴嗜酸细胞增多症,假性淋巴瘤(顶端大,分化良好,着色体巨噬细胞),B 细胞淋巴瘤(底部大,分化差) |

| 病理改变 | 相关疾病 |
|---|---|
| **人工现象** | |
| 空泡状角质形成细胞 | 冰冻的人工现象 |
| 带状蓝色物质 | 凝胶泡沫人工现象 |
| "麦擦伤"（梭形表皮细胞） | 电离子烧灼人工现象 |
| **米诺环素色素沉着** | |
| Ⅰ型：面部,深蓝色,瘢痕 | 铁染色 +,黑色素染色 –（与Ⅱ型和Ⅲ型不同,Ⅰ型与延长暴露于米诺环素无关） |
| Ⅱ型：四肢,灰蓝色 | 铁染色 +,Fontana 反应 +"但"无黑色素 |
| Ⅲ型：沿曝光部位分布或者泛发,暗棕色 | 表皮黑素增多症,黑色素染色 +,铁染色 – |
| **巨细胞** | |
| Touton 巨细胞 | 细胞核成环状排列（"花环"）,中心玻璃样变及周围泡沫状胞质 |
| Langhans 巨细胞 | 细胞核呈马蹄形排列 |
| 异物巨细胞 | 细胞核杂乱排列 |

| 囊肿 | 内衬,内容物 | 临床,提示 |
|---|---|---|
| 角质的,漏斗型（表皮样的） | 表皮样,包括颗粒层,疏松正角蛋白 | 斑点,异物巨细胞反应 |
| 粟粒疹 | 类 KCIT,但壁薄而小 | |
| 角质的,毛根鞘型（毛发的） | 复层鳞状上皮,无颗粒层,胆固醇裂隙,致密角质层 | 头皮,可钙化 |
| 皮脂腺囊瘤 | 有皱褶的,薄复层鳞状上皮,玻璃样淡红色外观,皮脂腺 | Ⅱ型先天性厚甲,KCIT 样角蛋白,躯干 |
| 毳毛囊肿 | 薄的上皮样囊壁,层状角蛋白,毳毛 | 小,躯干,特应性皮炎,很多,± 色素 |
| 毛囊色素沉着 | 复层鳞状上皮,许多着色的毛发 | 男性>女性,色素沉着,面部 |

第一部分 皮肤病学

| 囊肿 | 内衬,内容物 | 临床,提示 |
|---|---|---|
| 顶泌汗腺汗囊瘤 | 顶泌细胞 | 单个、小的、H/N,Schopf-Schulz-Passarge 综合征,局灶性真皮发育不全 |
| 皮样囊肿 | 复层鳞状上皮,附件结构 | 眉外侧,眼周,中线,新生儿/婴儿 |
| 人乳头瘤病毒相关 | 上皮样+内含物,空泡样变,颗粒层增厚,疣状囊壁 | 跖部 HPV-60 相关型 |
| 甲状舌管 | 复层鳞状上皮,可有纤毛,柱形/立方形细胞 | 甲状腺滤泡,颈中线 |
| 鳃裂 | 复层鳞状上皮,可有纤毛,假复层柱状上皮 | 淋巴组织,颈侧面,颌,耳前 |
| 支气管来源的 | 杯状细胞,纤毛,呼吸道上皮内衬 | 胸骨上,心前区,平滑肌,软骨,颈部常见 |
| 皮肤纤毛 | 纤毛,柱状/立方状 | 女性>男性,大腿/臀部 |
| 中缝 | 假复层柱状,黏蛋白细胞 | 阴茎腹侧/阴囊 |
| 胸腺的 | 复层鳞状上皮或立方状,±纤毛 | 胸腺组织,颈,纵隔 |
| 耳部假性囊肿 | 软骨内,无内衬 | 通常无症状,耳上部 |
| 指黏液样变 | 无真正的内衬,星状成纤维细胞,黏液样,上覆薄层表皮 | 指背 |
| 黏液囊肿 | 无真正的内衬,黏蛋白,纤维组织,巨噬细胞 | 下唇,颊,唾液腺 |
| 藏毛的 | 窦道,炎症,毛干 | 骶尾的 |

# 第二部分
## 皮肤外科学

# 外科手术切缘指南

| 肿瘤类型 | 肿瘤特征 | 边缘切除范围 |
|---|---|---|
| 黑色素瘤 | 原位癌 | 0.5cm |
| | 深度≤1mm | 1cm |
| | 深度为 1.01~2mm | 1~2cm+ 前哨淋巴结 |
| | >2mm | 2cm+ 前哨淋巴结 |
| | (见黑素瘤指南) | |
| 基底细胞癌 | 直径 <2cm | 3~4mm |
| | 直径 >2cm | 6mm 或莫氏外科手术 |
| 鳞状细胞癌 | 低危 * | 4mm |
| | 高危 ** | 6mm 或莫氏外科手术 |

  * 低危鳞状细胞癌:边界清楚、高分化、发生于低危部位、原发肿瘤。
  ** 高危鳞状细胞癌:边界不清、瘤体大(>2cm)、低分化、肿瘤高危部位、复发性肿瘤、侵犯皮下脂肪、侵犯周围神经,器官移植或免疫抑制患者。

Adapted from Huang C and Boyce SM. Surgical margins of excision for basal cell carcinoma and squamous cell carcinoma. *Semin Cutan Med Surg.* 2004;23:167-173.

## Mohs(莫氏)外科显微手术的适应证

  部位
  ● 邻近功能性或美容性结构:眼、鼻、唇、手指、手、足、生殖器。
  ● 高危部位:面部 H 区、覆盖软骨和骨的皮肤:眶周(内眦、眼睑);耳周(耳、耳前区、耳后沟);鼻、颞部;口周(鼻唇沟、人中、上唇、唇红边缘)。
  肿瘤特征
  ● 瘤体较大(>2cm,任何部位;>1cm,面、颈、头皮;>0.6cm,面部 H 区)
  ● 边界不清的肿瘤
  ● 复发或前期未完全切除
  ● 进展期的组织学表现:

- 基底细胞癌:硬斑型、小结节型、基底鳞状细胞型或硬化型
- 鳞状细胞癌:低分化、棘状、腺鳞型、成纤维型、浸润型
- 侵犯周围血管或神经
- 其他肿瘤:微囊性附件肿瘤、隆突性皮肤纤维肉瘤、默克尔细胞癌、恶性纤维性组织细胞瘤
- 位于瘢痕组织、慢性溃疡处(Marjolin 溃疡)
- 肿瘤发生于曾接受放疗的部位

患者特征

- *免疫抑制、器官移植受体、慢性淋巴细胞性白血病、HIV病毒感染患者*
  - 多重皮肤癌病史
  - 基底细胞痣、着色性干皮病、Bazex 综合征

## 术前预防性抗生素使用指南

高危心脏疾病患者感染组织处行外科手术可能导致心内膜炎,需预防性应用抗生素,详述如下。

| 抗生素(规格) | 成人 | 儿童 |
|---|---|---|
| 头孢氨苄(500mg,250mg/5ml) | 2g | 50mg/kg |
| 双氯西林(500mg,250mg/5ml) | 2g | 50mg/kg |
| *若对青霉素过敏* | | |
| 阿奇霉素(250,500mg) | 500mg | 15mg/kg |
| 克拉霉素(500mg,250mg/5ml) | 500mg | 15mg/kg |
| 克林霉素(300mg) | 600mg | 20mg/kg |
| **口腔部位** | | |
| 阿莫西林(500mg,250mg/5ml) | 2g | 50mg/kg |
| *若对青霉素过敏* | | |
| 阿奇霉素(250,500mg) | 500mg | 15mg/kg |
| 克拉霉素(500mg,250mg/5ml) | 500mg | 15mg/kg |
| 克林霉素(300mg) | 600mg | 20mg/kg |
| **腹股沟和下肢部位** | | |
| 头孢氨苄(500mg,250mg/5ml) | 2g | 50mg/kg |

| 抗生素（规格） | 成人 | 儿童 |
|---|---|---|

**若对青霉素过敏**

甲氧苄啶 - 磺胺甲噁唑双倍剂量左　500mg
氧氟沙星

手术前 1 小时口服（均为口服剂量）。

## 术前预防性抗生素使用流程

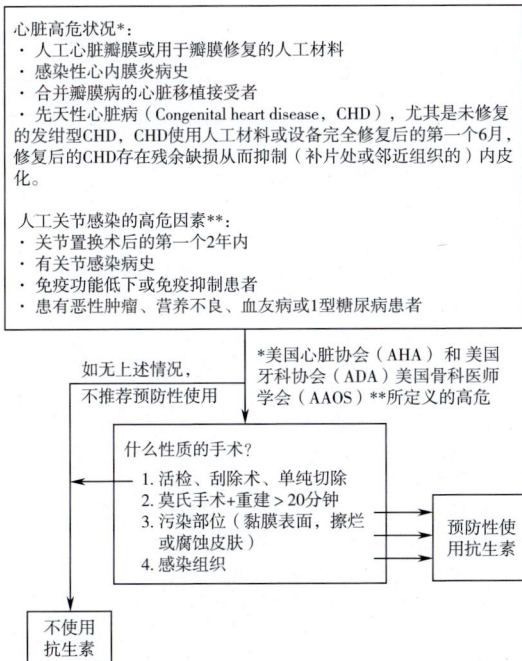

心脏高危状况*：
· 人工心脏瓣膜或用于瓣膜修复的人工材料
· 感染性心内膜炎病史
· 合并瓣膜病的心脏移植接受者
· 先天性心脏病（Congenital heart disease，CHD），尤其是未修复的发绀型CHD，CHD使用人工材料或设备完全修复后的第一个6月，修复后的CHD存在残余缺损从而抑制（补片处或邻近组织的）内皮化。

人工关节感染的高危因素**：
· 关节置换术后的第一个2年内
· 有关节感染病史
· 免疫功能低下或免疫抑制患者
· 患有恶性肿瘤、营养不良、血友病或1型糖尿病患者

如无上述情况，
不推荐预防性使用

*美国心脏协会（AHA）和美国牙科协会（ADA）美国骨科医师学会（AAOS）**所定义的高危

什么性质的手术？
1. 活检、刮除术、单纯切除
2. 莫氏手术+重建 > 20分钟
3. 污染部位（黏膜表面，擦烂或腐蚀皮肤）
4. 感染组织

预防性使用抗生素

不使用抗生素

Adapted from *Wilson W. et al. Prevention of Infective Endocarditis. Circulation 2007；116：1736-54；Messingham MJ and Arpey CJ. Update on the Use of Antibiotics in Cutaneous Surgery. Derm Surg 2005；31：1068-78；**Wright TI, et al. Antibiotic prophylaxis in dermatologic surgery：advisory statement 2008. *J Am Acad Dermatol* 2008；59：464-473.

第二部分　皮肤外科学

# 预防性抗病毒治疗指南

　　口腔颌面部有单纯疱疹病毒(HSV)感染病史是面部重建或颌面手术预防性使用抗病毒治疗的指征。在表皮细胞再生期间使用阿昔洛韦、伐昔洛韦或泛昔洛韦治疗 7~14 天可抑制病毒再次活跃。

　　阿昔洛韦(舒维疗)400mg 每天 3 次 ×7~14 天

　　伐昔洛韦(维德思)500mg 每天 2 次 ×7~14 天

　　泛昔洛韦(泛维尔)250mg 每天 2 次 ×7~14 天

# 麻醉药

　　**作用机制:** 通过阻滞钠离子流入周围神经细胞从而可逆地抑制神经传导，即去极化神经阻滞。

**减轻注射疼痛的实用方法**

患者
- 分散注意力，捏起皮肤
- 浸润麻醉前使用表面麻醉(如利多卡因乳膏)

麻醉剂
- 加热至 37~42℃
- 用碳酸氢钠缓冲利多卡因(使 pH 从 3.3 上升至 7.4)

添加 1ml 8.4% $NaHCO_3$ 至 10ml 利多卡因

注射技巧
- 细针(27 或 30 号)
- 缓慢注射
- 尽可能穿过扩张的毛孔或伤口边缘
- 进针越深疼痛越轻(从皮下深部到致密真皮)
- 通过扇形移动减少细针穿刺
- 可考虑行神经阻滞或环形阻滞

---

### 剂量计算

1%=1g/100ml=10mg/ml

0.1%=0.1g/100ml=1mg/ml

---

## 肿胀麻醉

0.05%~0.1% 利多卡因 +1:1 000 000 肾上腺素

最大肿胀剂量是 35~50mg/kg

利多卡因浓度在 12~14 小时达到峰值水平

| 成分 | 剂量(ml) |
|---|---|
| 0.9% 生理盐水 | 1 000 |
| 1% 利多卡因 | 50~100 |
| 8.4% 碳酸氢钠 | 10 |
| 1:1 000 肾上腺素 | 1 |

## 皮肤麻醉剂（见"药物"章节，305 页）

| | |
|---|---|
| LMX4 | 4% 利多卡因 |
| EMLA * | 2.5% 利多卡因 +2.5% 丙胺卡因 |

\* 存在高铁血红蛋白血症的风险。也可能造成表皮上层的人为空泡化或肿胀和基底层损伤或裂隙形成。

Cavef A et al. Histologic Cutaneous Modifications After the Use of EMLA Cream. *Arch Derm*. 2007；143：1074-1076.

## 局部麻醉剂的不良反应

| 不良反应 | 脉搏 | 血压 | 症状体征 | 处理 |
|---|---|---|---|---|
| 血管迷走神经反应 | ▼ | ▼ | 发汗、过度换气、恶心 | 特伦德伦伯卧位、冷敷 |
| 肾上腺素反应 | ▲ | ▲ | 出汗、呼吸急促、头痛、心悸 | 安慰、β 受体阻滞剂 |
| 过敏反应 | ▲ | ▼ | 心动过速、支气管痉挛 | 1:1 000 肾上腺素 ×0.3ml 皮下注射。抗组胺药、维持气道通畅 |

| 不良反应 | 脉搏 | 血压 | 症状体征 | 处理 |
|---|---|---|---|---|
| **利多卡因毒性** | | | | |
| 1~6µg/ml | NI | NI | 口周感觉异常、金属味、耳鸣、头晕目眩 | 观察 |
| 6~9µg/ml | NI | NI | 颤抖、恶心、呕吐、幻觉 | 地西泮、气道管理 |
| 9~12µg/ml | ▼ | ▼ | 抽搐、心肺功能衰竭 | 呼吸支持 |
| >12µg/ml | - | - | 昏迷、心脏骤停 | 心肺复苏/高级生命支持 |

Adapted from Snow SN, Mikhail GR. Mohs Micrographic Surgery. Madison：The University of Wisconsin Press，2004，2nd Edition. Chapter 14. Table 14-3.

局部麻醉剂

| 通用名称 (caine 前含"l"=酰胺类) | 商品名 | 妊娠安全级别† * | 效价 | 起效时间(分) | 无肾上腺素 | | 有肾上腺素 | |
|---|---|---|---|---|---|---|---|---|
| | | | | | 持续时间(分钟) | 成人最大剂量(mg/kg) | 持续时间(分钟) | 成人最大剂量(mg/kg) |
| 酰胺类 | | | | | | | | |
| 利多卡因 | 赛罗卡因 | B | 中 | <2 | 30~120 | 4.5(70kg使用30ml) | 60~400 | 7(70kg使用50ml) |
| 布比卡因 | 麻卡因,布比卡因 | C* | 高 | 2~10 | 120~240 | 2.5 | 240~480 | 3 |
| 甲哌卡因 | 卡波卡因 | C* | 中 | 3~20 | 30~120 | 6 | 60~400 | 8 |
| 丙胺卡因 | Citanest | B | 中 | 5~6 | 30~120 | 7 | 60~400 | 10 |
| 依替卡因 | Duranest | B | 高 | 3~5 | 200 | 4.5 | 240~360 | 6.5 |
| 酯类 | | | | | | | | |
| 普鲁卡因 | 奴佛卡因 | C | 低 | 5 | 15~30 | 10 | 30~90 | 14 |
| 氯普鲁卡因 | 纳塞卡因 | C | 低 | 5~6 | 30~60 | 10 | - | - |
| 丁卡因 | 潘妥卡因 | C | 高 | 7 | 120~240 | 2 | 240~480 | 2 |

† 肾上腺素妊娠安全分级为C级;* 布比卡因和甲哌卡因:因对胎儿有潜在的心动过缓风险妊娠安全分级为C级。* 译者注:麻醉药后缀 caine 前面部分如果有"l"这个字母,那么就属于酰胺类,如利多卡因(Lidocaine)中 Lido 里面就有 l。

|  | 代谢途径 | 排泄 | 变态反应 |
|---|---|---|---|
| 酰胺类 | 肝脱烷基化作用 | 肾 | 罕见,含防腐剂对羟基苯甲酸甲酯所致(如果出现过敏:换用无防腐剂的利多卡因 |
| 酯类 | 组织(假胆碱酯酶) | 肾 | 较常见,对氨基苯甲酸(p-氨基苯甲酸)代谢物所致(如果过敏,换用酰胺类) |

## 神经阻滞

见文末彩图 1~ 彩图 4。

# 外科解剖学

## 面部解剖学

### 面部中央的美容单位

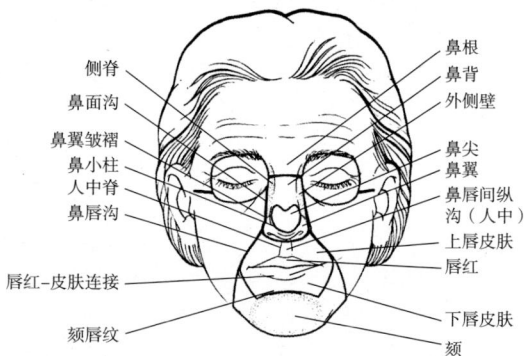

From Robinson JK(ed.). *Atlas of Cutaneous Surgery*. WB Saunders: 1996, p. 2, with permission from Elsevier.

## 面颊美容单位

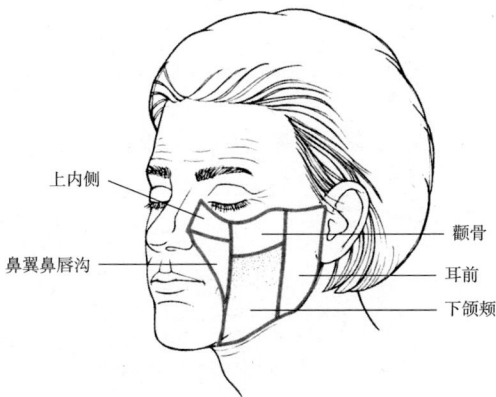

上内侧
颧骨
鼻翼鼻唇沟
耳前
下颌颊

From Robinson JK（ed.）. *Atlas of Cutaneous Surgery*. WB Saunders：
1996, p. 2, with permission from Elsevier.

## 前额美容单位

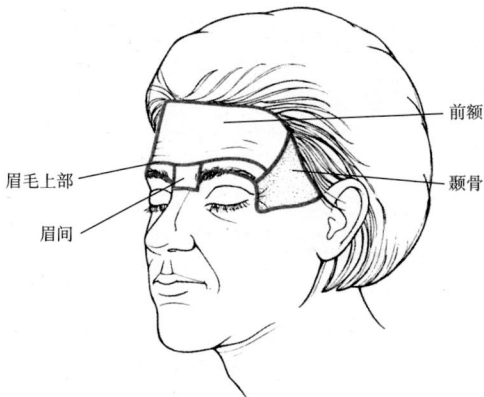

前额
眉毛上部
颧骨
眉间

From Robinson JK（ed.）. *Atlas of Cutaneous Surgery*. WB Saunders：
1996, p. 2, with permission from Elsevier.

**鼻部美容单位**

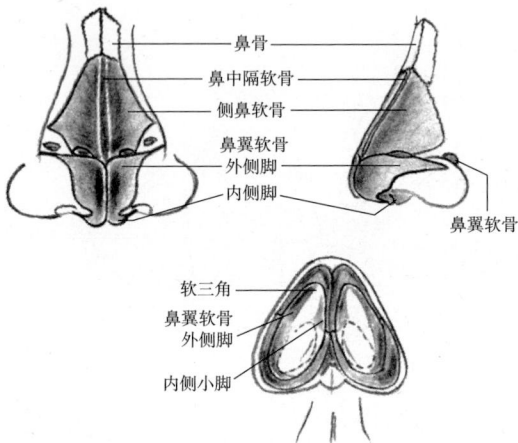

鼻骨
鼻中隔软骨
侧鼻软骨
鼻翼软骨
外侧脚
内侧脚

鼻翼软骨

软三角
鼻翼软骨
外侧脚
内侧小脚

由 Dr. Quan Vu 提供

**鼻软骨解剖**

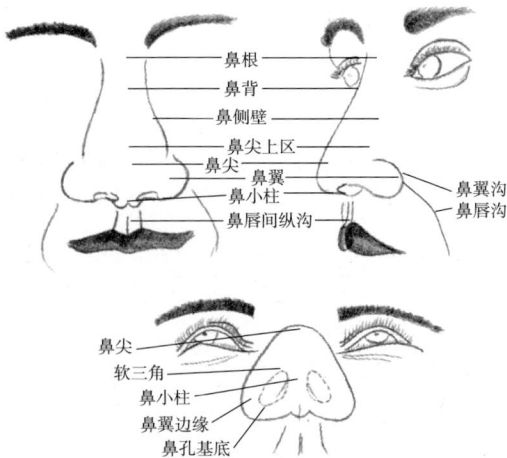

鼻根
鼻背
鼻侧壁
鼻尖上区
鼻尖
鼻翼
鼻小柱
鼻唇间纵沟

鼻翼沟
鼻唇沟

鼻尖
软三角
鼻小柱
鼻翼边缘
鼻孔基底

由 Dr. Quan Vu 提供

## 耳部解剖

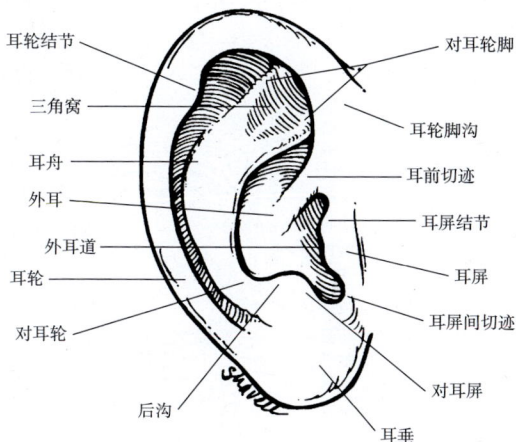

耳轮结节 — 对耳轮脚
三角窝 — 耳轮脚沟
耳舟 — 耳前切迹
外耳 — 耳屏结节
外耳道 — 耳屏
耳轮 — 耳屏间切迹
对耳轮 — 对耳屏
后沟 — 耳垂

From Robinson JK (ed.). *Atlas of Cutaneous Surgery*. WB Saunders:
1996, p.186, with permission from Elsevier

## 眼部美容单位

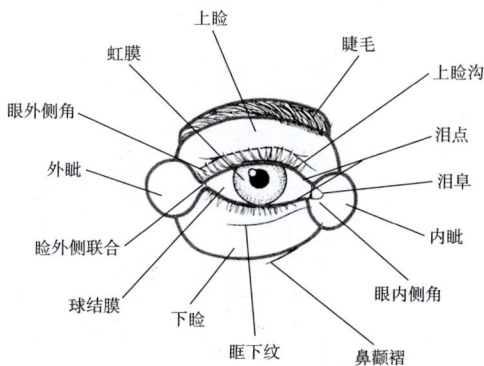

上睑 — 睫毛
虹膜 — 上睑沟
眼外侧角 — 泪点
外眦 — 泪阜
睑外侧联合 — 内眦
球结膜 — 眼内侧角
下睑 — 鼻颧褶
眶下纹

From Robinson JK (ed.). *Atlas of Cutaneous Surgery*. WB Saunders:
1996, p. 3, with permission from Elsevier

**眼部解剖**

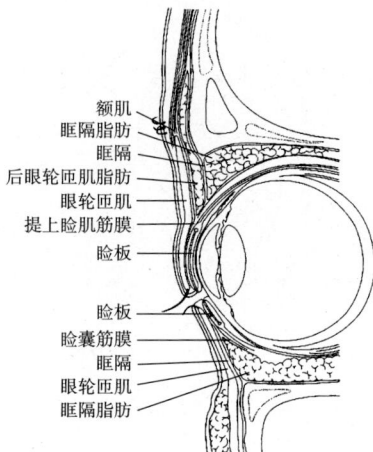

额肌
眶隔脂肪
眶隔
后眼轮匝肌脂肪
眼轮匝肌
提上睑肌筋膜
睑板

睑板
睑囊筋膜
眶隔
眼轮匝肌
眶隔脂肪

From Robinson JK(ed.). *Atlas of Cutaneous Surgery*. WB Saunders：1996，p. 3，with permission from Elsevier

## 指甲解剖学

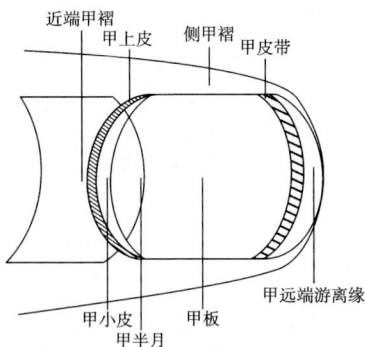

近端甲褶
甲上皮
侧甲褶
甲皮带

甲小皮
甲半月
甲板
甲远端游离缘

From Scher RK and Daniel CR. *Nails：Therapy，Diagnosis，Surgery*. WB Saunders：1997，pp. 13-14，with permission from Elsevier.

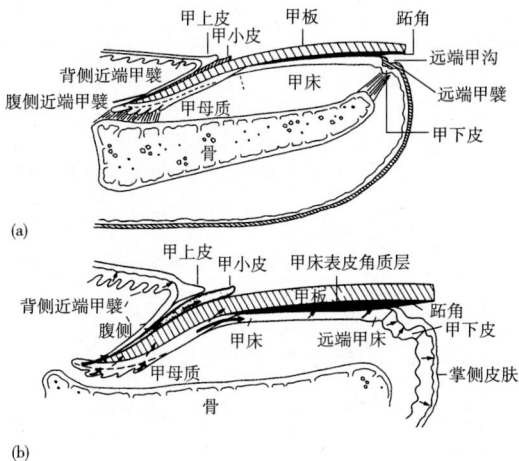

(a)

(b)

甲上皮　甲板　跖角
甲小皮
背侧近端甲襞　　甲床　　远端甲沟
腹侧近端甲襞　　　　　远端甲襞
甲母质　　　　甲下皮
骨

甲上皮　甲小皮　甲床表皮角质层
背侧近端甲襞　　　甲板　　跖角
腹侧　　　　　　　　　甲下皮
甲床　远端甲床
甲母质　　　　　掌侧皮肤
骨

## 外科手术危险区域

### 面部危险区域

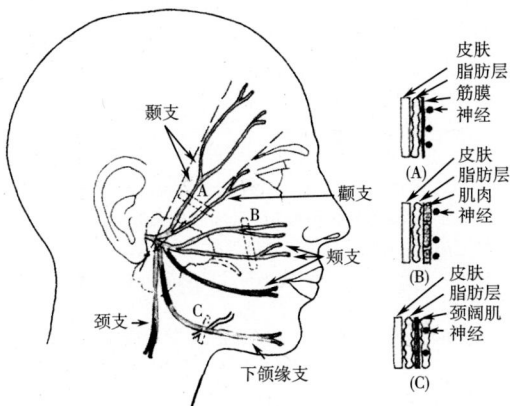

颞支
颞支
颊支
颈支
下颌缘支

皮肤
脂肪层
筋膜
神经
(A)

皮肤
脂肪层
肌肉
神经
(B)

皮肤
脂肪层
颈阔肌
神经
(C)

From Bernstein G. *J Dermatol Surg Oncol.* 12; 1986, p. 725, with permission from BC Decker Inc.

**危险区域：定位与神经支配分布**

1. 第Ⅶ对脑神经颞支

最容易受伤的部位：颧弓中段。

神经走行：神经位于腮腺上前部分，从耳屏下 0.5cm 走行于眉侧上 1.5cm，位于皮肤、皮下脂肪和表浅肌肉腱膜系统（SMAS）之下。

运动神经支配：额肌、眼轮匝肌上部和皱眉肌。

损伤表现：不能上抬眉毛、皱额。导致额部扁平和眉毛下垂。

2. 第Ⅶ对脑神经下颌缘支

最容易受伤的部位：位于下颌中部，距离口周联合侧面 2cm。

神经走行：神经位于腮腺前部下份，沿下颌角横跨面动脉和静脉。当头部旋转和过伸时可能位于下颌骨下缘 2cm 或更下方。位于皮肤、皮下脂肪和表浅肌肉腱膜系统（SMAS）下方。

运动神经支配：眼轮匝肌、笑肌、颏肌和口角降肌。

损伤表现：口角下垂，微笑时口唇不能向外和向下运动。

3. 耳大神经（C2 和 C3）

最容易受伤的部位：外耳道下 6.5cm 沿胸锁乳突肌后缘。

神经走行：神经从颈外静脉向耳垂后走行。

损伤表现：感觉神经支配受损，导致耳下 2/3 和邻近面颊、颈部的麻木。

4. 脊副神经（第Ⅺ对脑神经）

最容易受伤的部位：Erb 点。

神经走行：神经从胸锁乳突肌后的 Erb 点，斜向下穿过后三角。从下颌角向乳突画一直线，Erb 点位于此直线中点垂直向下 6cm，胸锁乳突肌后缘（在 2cm 区域内）。也可定义为从喉结至胸锁乳突肌后缘平行连线区域（上下 1cm）。

神经支配：耳大神经、枕小神经和脊副神经。脊副神经支配斜方肌。

损伤表现：翼状肩胛—不能耸肩，手臂不能外展。

# 颈部危险区域:Erb 点

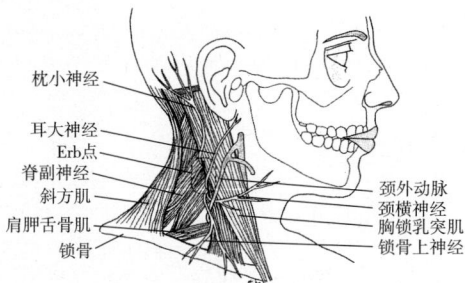

枕小神经
耳大神经
Erb点
脊副神经
斜方肌
肩胛舌骨肌
锁骨

颈外动脉
颈横神经
胸锁乳突肌
锁骨上神经

## 皮肤感觉神经分布

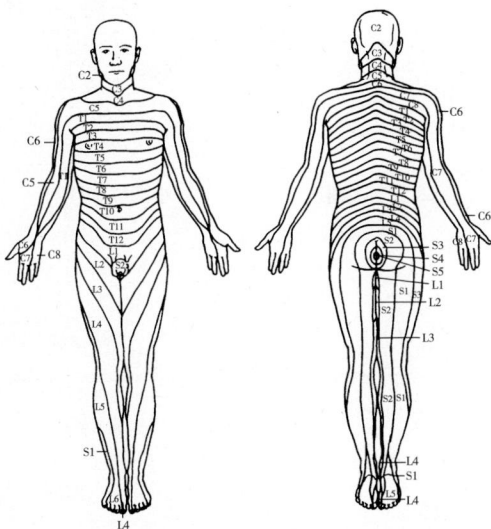

## 下肢静脉系统解剖

From Min RJ et al. Duplex ultrasound evaluation of lower extremity venous insuffi-ciency. *J Vasc Interv Radiol* 2003;14:1233-1241,with permission from Elsevier.

### 大隐静脉解剖

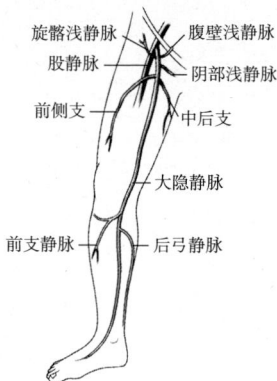

旋髂浅静脉
腹壁浅静脉
股静脉
阴部浅静脉
前侧支
中后支
大隐静脉
前支静脉
后弓静脉

### 交通静脉解剖

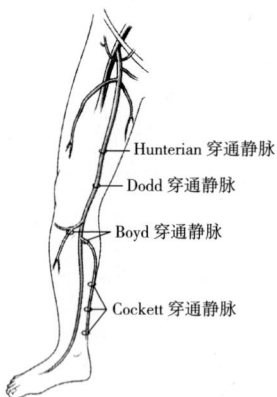

Hunterian 穿通静脉
Dodd 穿通静脉
Boyd 穿通静脉
Cockett 穿通静脉

### 小隐静脉解剖

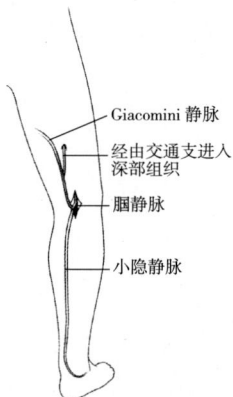

Giacomini 静脉
经由交通支进入深部组织
腘静脉
小隐静脉

# 皮肤重建

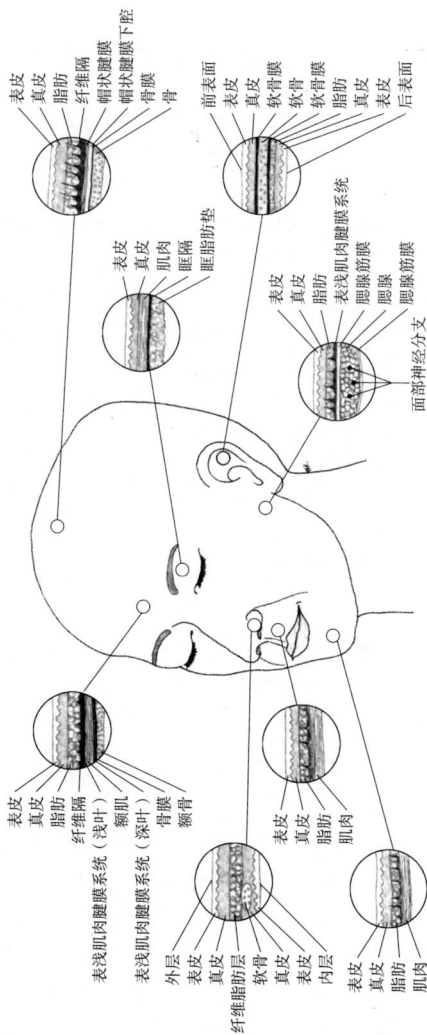

表皮
真皮
脂肪
纤维隔
帽状腱膜
帽状腱膜下腔
骨膜
骨

前表面
表皮
真皮
软骨膜
软骨
软骨膜
脂肪
真皮
表皮
后表面

表皮
真皮
肌肉
眶隔
眶脂肪垫

表皮
真皮
脂肪
表浅肌肉腱膜系统
腮腺筋膜
腮腺
腮腺筋膜

面部神经分支

表皮
真皮
脂肪
纤维隔（浅叶）
额肌
表浅肌肉腱膜系统（深叶）
骨膜
额骨

外层
表皮
真皮
软骨
表皮
内层

纤维脂肪层

表皮
真皮
脂肪
肌肉

表皮
真皮
脂肪
肌肉

第二部分 皮肤外科学

## 重建术中的底切深度

| 头皮 | 帽状腱膜下 |
|---|---|
| 前额 | 帽状腱膜下或额筋膜上的皮下脂肪 |
| 颞部或颧弓 | 面神经颞支上的浅层皮下脂肪 |
| 下颌 | 面神经下颌缘支上的浅层皮下脂肪 |
| 耳 | 软骨膜上 |
| 唇 | 口轮匝肌上 |
| 鼻 | 软骨膜或骨膜上 |
| 面部其余部位 | 浅层皮下脂肪,腮腺导管上 |
| 终毛覆盖部位 | 深达毛囊 |
| 颈侧面 | 脊副神经上的浅层皮下脂肪 |
| 躯干或四肢 | 肌筋膜上 |
| 手和足 | 皮下 |

## 修复选项:阶梯图

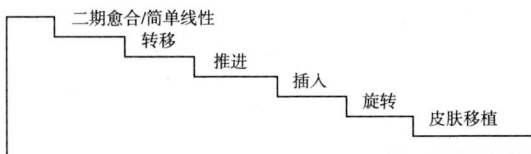

## 二期愈合

### 不同解剖部位的伤口通过二期愈合达到的美容效果

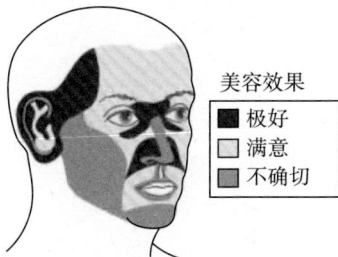

美容效果

- ■ 极好
- □ 满意
- ▨ 不确切

From Zitelli JA. Wound healing by secondary intention. *J Am Acad Dermatol.* 1983;9:407-415, with permission from Elsevier.

- 最理想的
  - 凹面部位:眦周(内眦)、颞部、外耳窝、翼褶
  - 表浅的缺陷(如胫骨)
  - 皮肤白皙患者(伤口愈合时倾向出现白色瘢痕)
  - 不适合手术患者
- 可能需要数周或数月愈合,所以患者必须进行伤口护理
- 可能愈合后伴有萎缩、增生、白色瘢痕
- 可以在 2~4 周进行延迟修复或移植

### 简单线性闭合

- 长度:宽度 =3:1~4:1
- 在美学亚单位结合点沿皮肤张力松弛线方向

**从皮肤张力松弛线**（Relaxed skin tension line，RSTL）**指示了简单线性闭合方向**

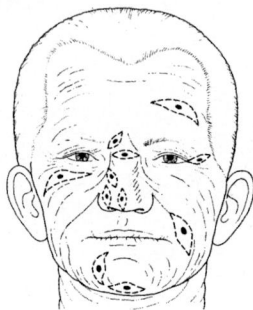

From Burge S and Rayment R. *Simple Skin Surgery*. Blackwell Scientific，1986，with permission from Blackwell Publishing.

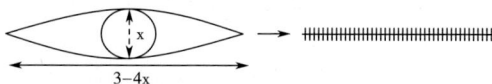

## M 成形术

- 线性闭合的改良
- 目的：缩短瘢痕长度

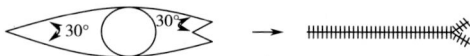

## 移位皮瓣

- 目的：张力矢量重建
- 皮瓣以蒂的基底为枢轴点旋转，被转移至正常皮岛上
- 中枢轴的受限可能限制它的移动
- 需充分深切以预防变形
- 常见皮瓣：菱形、双叶、Z- 成形、横幅状、鼻唇的皮瓣。

## 菱形皮瓣

- 适用于小的缺损，邻近组织能旋转到缺损上

- 沿着二次缺损方向改变张力矢量(与主要缺损的张力相垂直)
- 经典菱形(Limberg)由 60° 和 120° 的平行四边形构成
- 常见部位:内眦、鼻部上 2/3、眼睑下、颞部、颊周

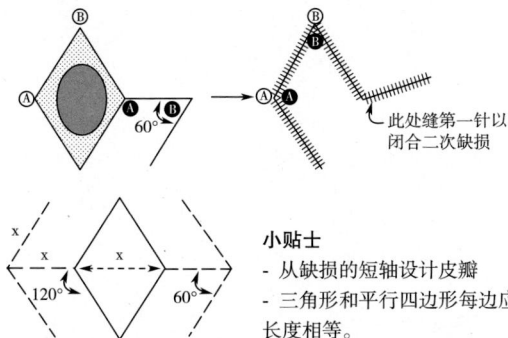

此处缝第一针以闭合二次缺损

**小贴士**
- 从缺损的短轴设计皮瓣
- 三角形和平行四边形每边应长度相等。

*菱形改良皮瓣*

<u>Webster 30° 菱形改良皮瓣</u>

更狭窄的皮瓣,二次缺损更易闭合
减少张力矢量再定位

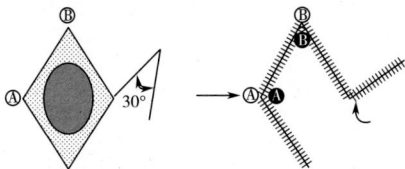

<u>Dufourmental 皮瓣</u>

Limberg 和 Webster 皮瓣的折中
延伸虚线,然后一分为二
二次切口与缺损中线平行

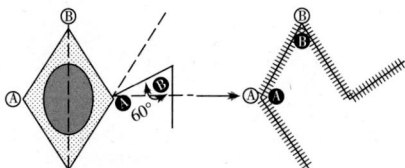

Bi-rhombic 皮瓣

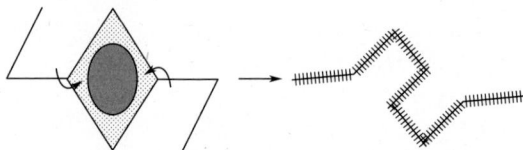

## 双叶皮瓣

- 用于大小约 1~1.5cm 的小缺损。常见部位：鼻部下 1/3
- 张力被第二次和第三次缺损所分担

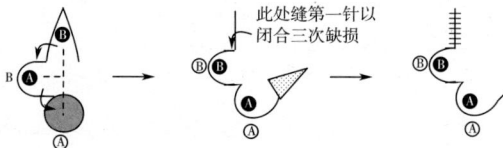

此处缝第一针以闭合三次缺损

Zitelli 改良双叶皮瓣

- 确定直立皮锥的位置，然后画 ~90°（Zitelli 改良）线
- 第一叶在 45° 处——等于或稍小于缺损
- 第二叶在直立皮锥 90° 处
- 肌肉下平面深切以预防"活塞效应"

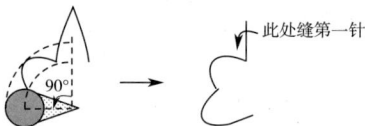

此处缝第一针

Z- 成形术

- 目的：改变瘢痕方向或使瘢痕延长
- Z 形的各边长度应一致

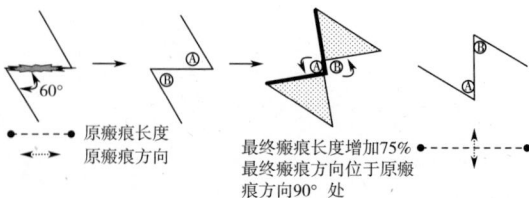

- - - 原瘢痕长度
- - ▸ 原瘢痕方向

最终瘢痕长度增加75%
最终瘢痕方向位于原瘢痕方向90°处

244

- 各边的角度决定了最终瘢痕的方向和长度

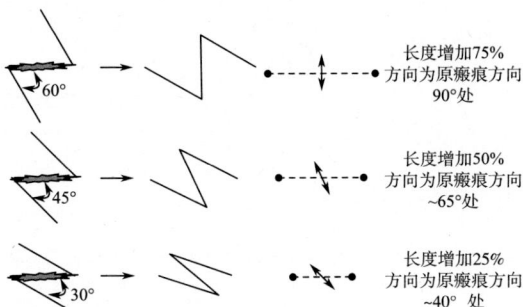

长度增加75%
方向为原瘢痕方向
90°处

长度增加50%
方向为原瘢痕方向
~65°处

长度增加25%
方向为原瘢痕方向
~40°处

## 推进皮瓣

- 目的:线性闭合的改良,将直立皮锥(Burow 三角)移动到一个更合理的位置(即远离游离缘)
- 张力矢量仍与皮瓣运动方向平行
- 改良皮瓣类型:U 成形、H 成形,Burow 改良、新月形推进改良、O→T、岛状皮瓣

### U 成形或 O→T:单边改良

- 在远离缺损的一端建立 Burow 三角
- 适用于沿着眉毛和耳轮边缘

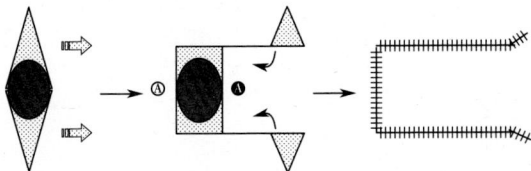

### H 成形或 O→H:双边改良

- 在远离缺损的两边建立 Burow 三角
- 适用于双边均有可供使用的组织储备时

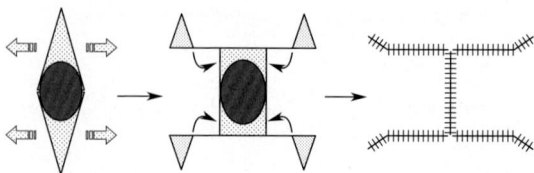

## Burow 推进皮瓣:单边改良

- 将其中一个直立皮锥移动到更合适的位置
- 适用于缺损沿上唇皮肤侧面时→可将其中一个直立皮锥移动至鼻唇沟

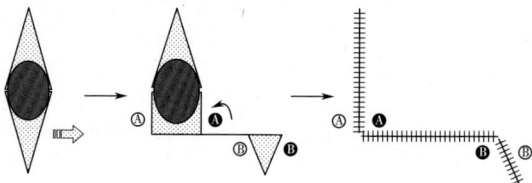

## 改良新月形推进皮瓣:单边改良

- Burow 三角的改良
- 新月形直立皮锥沿着皮瓣推移以延长皮瓣
- 不需要切除直立皮锥

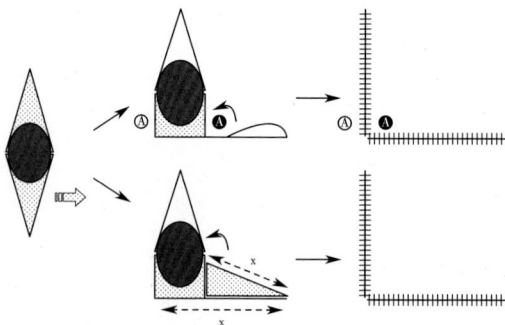

## O→T/T 成形 /A→T:双边改良

- 从两边推移其中一个直立皮锥

- 适用于邻近游离边缘或沿两美学单位间结合处（眉毛、眼睑、前额、唇）

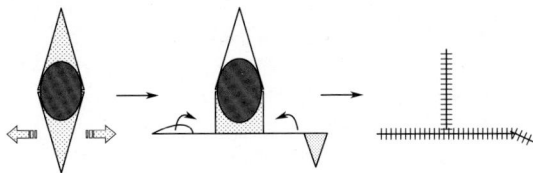

## 岛状皮瓣或风筝状皮瓣或 V→Y 推进

- 组织岛从外周分离，但仍保留下面的皮下和肌肉蒂
- 注意：不要深切皮岛的基底——必须保持皮瓣附着于其下的蒂以保证血供

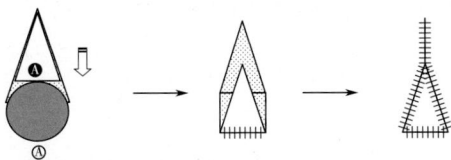

## 插入皮瓣

- 目的：大缺损的覆盖需要皮瓣有充足的血供
- 普遍为轴向模式皮瓣——以直行的皮肤动脉为基础
- 充足的血供允许皮瓣长宽比例增大
- 两步法
- 基底通常位于缺损较远处。蒂必须在完整皮肤间桥的上方或下方
- 皮瓣类型：中线旁的、鼻唇的、上下唇交叉皮瓣（Abbe 瓣）

| 皮瓣 | 动脉血供 | 缺损位置 | 断蒂时间 |
| --- | --- | --- | --- |
| 前额中线旁 | 滑车上动脉 | 鼻部末端大缺损 | 2~3 周 |
| 耳后螺旋 | 任意皮瓣：来自于耳后、颞浅和枕后分支的充足血供 | 耳轮大的缺损 | 3 周 |
| 鼻唇的 | 内眦动脉 | 鼻翼大的缺损 | 2~3 周 |
| Abbe 瓣 | 唇动脉上下支 | 唇部大的缺损 | 3 周 |

## 旋转皮瓣

- 目的:周围有丰富组织储备来覆盖缺损
- 带有弧形切口的中枢皮瓣——皮瓣和缺损形成半圆形
- 围绕缺损附近中轴点的弧形旋转
- 张力矢量沿曲线分配
- 常见部位:头皮、面颊两侧、眼眶下、颞部
- 旋转皮瓣类型:单边旋转、双边旋转(O→Z)、风车状皮瓣、鼻背皮瓣、Tenzel 皮瓣或 Mustarde 皮瓣

### 单边旋转皮瓣

- 为加快淋巴引流和减少皮瓣水肿,皮瓣常位于下面或侧面
- 考虑开口向上以提高移动性

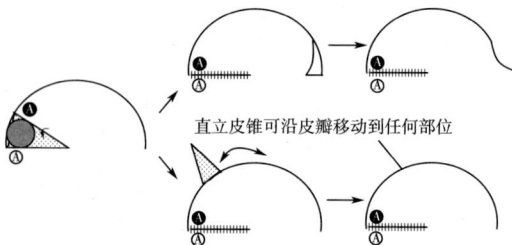

直立皮锥可沿皮瓣移动到任何部位

### O→Z 成形术 / 双边旋转皮瓣

- 适用于没有充足的组织储备用于单边皮瓣时
- 常见部位:头皮

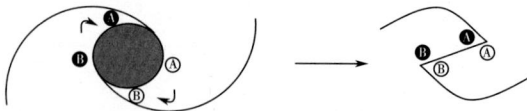

### 鼻背旋转 /Reiger/ 斧形皮瓣

- 适用于鼻部下 2/3,<2.5cm 的缺损,最好是中线部位
- 皮瓣沿着整个鼻背
- 深切至软骨膜或骨膜水平

- 上口位于眉间

## Mustarde/Tenzel 旋转皮瓣

- 横向的面颊旋转皮瓣
- 适用于缺损沿中上部面颊或眼睑下
- 对于 >1/2 眼睑的缺损，Mustarde 皮瓣适用于整个面颊
- 对于 <1/2 眼睑的缺损，Tenzel 皮瓣适用于部分面颊

## 皮肤移植术

- 目的：不适用于邻近局部皮肤闭合或通过二期愈合的手术缺损；适用于大的伤口，尤其是需肿瘤监测的部位
- 皮肤移植步骤

| 阶段 | 事件 | 移植 | 时间表 |
|------|------|------|--------|
| 吸收 | "缺血期"—营养物质通过渗透作用（填充物增强渗透作用） | 深色，水肿的 | 24~48 小时 |
| 吻合 | 现存血管吻合 | 粉红色 | 48~72 小时（多达 10 天） |
| 新血管生成 | 新生毛细血管从创口向移植处生长 | 色素减退，水肿减轻 | 6~7 天 |

- 三种主要类型：
- (1) 全厚皮片移植（FTSG）= 表皮 + 真皮全层
- (2) 断层皮片移植（STSG）= 表皮 + 部分真皮
- (3) 复合皮片移植 = 皮肤（表皮和真皮）+ 其他组分（软骨或脂肪）

## 全厚皮片（FTSG）

- 最少感染率 ~15%
- 较断层皮片（STSG）好的美容效果——有更好的色泽、纹理且厚度匹配
- 必须有完整的软骨膜或骨膜才能存活——较 STSG 有更高的代谢需求 = 移植失败率更高
- 最适用于小于 3cm 的缺损
- 常见部位：眼睑、内眦、耳轮边缘、外耳窝、鼻尖、指 / 趾
- 好的供区：耳前或耳后区域、锁骨上、固定三角（Burow

皮片），外耳窝、上眼睑、前额

**断层皮片**（STSG）

- 感染风险高，美容效果差
- 适用于非常大的缺损：可使用开窗或使用建网来增加大小
- 通过二期愈合的供区可能出现疼痛
- 大的皮片需要特殊的设备获得
- 因营养需求低，故较 FTSG 易存活
  - 薄：0.012 7~0.031cm
  - 中等：0.031~0.046cm
  - 厚：0.046~0.071cm

**复合移植**

- 不易感染，美容效果较好
- 因无血管组织（软骨）和皮片厚，故坏死风险高
- 适用于需要容积和支撑结构的移植手术（即鼻翼缺损）

| 移植类型 | 营养需求 | 移植失败风险 | 美容效果和组织匹配 | 感染风险 | 耐久性/力量 | 感觉 |
|---|---|---|---|---|---|---|
| FTSG | 高 | 较高 | 好 | 中等 | 好 | 好 |
| STSG | 低 | 较低 | 差 | 高 | 差 | 一般 |
| 复合 | 高 | 最高 | 好 | 低 | 极好 | 一般 |

*移植失败原因*

- 血供和营养供给差：使用尼古丁、营养不良、胶原血管病
- 皮片着床差：皮片移动（活动、创伤、制动差）、血肿、血清凝块
- 感染：免疫抑制、糖尿病、系统疾病、伤口护理差
- 医师技巧：脱脂不完全、大小不恰当导致高张力、组织处理粗糙，过度烧灼

# 手术缝合线

## 可吸收的缝合线

| 材料 | 来源 | 纤维 | 50% 抗张强度 | 吸收 | 反应性 | 降解 |
|------|------|------|-------------|------|--------|------|
| 一般羊肠线 | 动物胶原 * | 扭曲的 | 1 周 | 14~80 天 | 高 | 蛋白质水解 |
| 快速吸收羊肠线 | 动物胶原 * | 扭曲的 | 3~7 天 | 21~42 天 | 高 | 蛋白质水解 |
| 快薇乔 | 羟乙酸乳酸聚酯 | 编织的 | 5 天 | 42 天 | 中等 | 水解 |
| 单乔 | 聚卡普隆 | 单丝 | 1 周 | 90~120 天 | 低 | 水解 |
| 含铬羊肠线 | 用铬盐鞣制的一般羊肠线 | 扭曲的 | 2~3 周 | 30~80 天 | 高,不及一般羊肠线 | 蛋白质水解 |
| 德胜 | 聚羟基乙酸 | 编织的 | 2~3 周 | 90 天 | 低 | 水解 |
| 薇乔 | 羟乙酸乳酸聚酯 | 编织的 | 3 周 | 80~90 天 | 中等 | 水解 |
| PDS 线 | 聚对二氧环己酮 | 单丝 | 4 周 | 180 天 | 低 | 水解 |
| Maxon 线 | 聚甘醇碳酸 | 单丝 | 4 周 | 180 天 | 非常低 | 水解 |

* 羊肠线由绵羊或牛小肠的黏膜或黏膜下层所制作。

## 不可吸收的缝合线

| 材料 | 来源 | 细丝 | 抗张强度 | 反应性 | 弹性 | 操作 |
|---|---|---|---|---|---|---|
| 丝线 | 丝 | 编织或扭曲的 | 低，3~6 个月 | 高 | 无弹性柔软缝线 | 最好 |
| Prolene/Surgilene 缝线 | 聚丙烯 | 单丝 | 高，2 年 | 最小 | 非常有弹性硬缝线 | 一般 - 好 |
| Ethilon/Monosol/Dermalon 缝线 | 尼龙 | 单丝 | 高，每年消失 10%~20% | 低 | 中等弹性硬缝线 | 一般 |
| Surgilon/Nurolon 缝线 | 尼龙 | 编织的 | 高，每年消失 10%~20% | 中等 | 中等弹性 | 好 |
| Mersilene 缝线 | 聚酯纤维 | 单丝或编织 | 高，永久 | 低 | 中等弹性 | 非常好 |
| Ethibond/Dacron Novafil 缝线 | 聚丁酯 | 单丝 | 高 | 低 | 非常有弹性 | 非常好 |

## 拆线时间

| 部位 | 拆线时间（天） |
|------|----------------|
| 面部 | 4~5 |
| 颈部 | 5~7 |
| 头皮 | 7 |
| 躯干 | 7~12 |
| 四肢 | 10~14 |

# 电外科学 *

| 形式 | 终端 | 间隙输出 | 电压 | 电流量 | 功能 |
|------|------|----------|------|--------|------|
| 电干燥法 | 1 | 显著衰减 | 高 | 低 | 浅表破坏 |
| 电灼术 | 1 | 显著衰减 | 高 | 低 | 浅表破坏（火花间隙） |
| 电凝术 | 2 | 中度衰减 | 中等 | 中等 | 穿透和破坏深，止血效果好 |
| 电切术 | 2 | 不衰减 | 低 | 高 | 切割 |

\* 电烙术：不是电外科，没有电流，应用热传导。

# 伤口愈合

| 时间 | 抗张强度 vs. 基线 |
|------|-------------------|
| 1 周 | 5% |
| 1 个月 | 40% |
| 1 年 | 80% |

- 伤口愈合三个阶段：炎症（数天）→增生 / 肉芽（数周）→重建（数月）
- 血小板是最先出现的细胞
- 胶原：伤口愈合早期，胶原Ⅲ占优势，随后被胶原Ⅰ取代

## 伤口敷料

| 商品名 | 成分 | 吸收性 | 其他 | 适应证 |
|---|---|---|---|---|
| **自黏型敷料** | | | | |
| 亲水凝胶 Duoderm | 亲水基和聚氨酯黏合剂 | 好,与渗出液形成凝胶状 | 可在伤口处保留 1 周 | 压力性溃疡,二期愈合伤口 |
| 薄膜敷料 Tegederm Op-site Biocclusive | 聚氨酯材料 | 无(可致伤液聚集) 透气 | 细菌无法渗透 | 与薬酸盐或氢结合使用最佳。监测伤口良好。撕裂伤或擦伤或STSG 供区 |
| **非自黏型敷料** | | | | |
| 藻酸盐 Sorbsan algiderm | 海藻酸 | 高 | 止血剂:释放钙离子 | 高渗出伤口 |
| 水凝胶 Vigilon tegagel | 1% 水,交联的高分子半透明凝胶 | 高 | 冷却或减轻疼痛 | 擦伤(激光,磨削术后) |
| 泡沫敷料 Flexzan Allevyn Vigifoam | 亲水性泡沫,聚氨酯、硅胶 | 中等,气体和水渗透 | 依照身体轮廓,压紧慢性小腿伤口 | 压力性溃疡,渗出性溃疡 |

| | 商品名 | 成分 | 吸收性 | 其他 | 适应证 |
|---|---|---|---|---|---|
| 纱布敷料 | Telfa pad<br>Vaseline gauze<br>Xeroform | | 极佳 | 便宜,使用方便 | 用作覆盖非封闭性,不粘连敷料 |

## 消毒擦洗

| 药剂 | 作用机制 | 革兰氏阳性菌 | 革兰氏阴性菌 | 分枝杆菌 | 病毒 | 真菌 | 孢子 | 起效速度 | 残留活性 | 其他 |
|---|---|---|---|---|---|---|---|---|---|---|
| 60%~95%酒精 | 蛋白变性(细菌细胞壁) | +++ | +++ | +++ | +++ | +++ | − | 快 | 无 | 遇激光或电灼术易燃。可在表面自然晾干 |
| 2%~4%氯己定(洗必泰) | 损伤细胞膜 | +++ | ++ | + | +++ | + | − | 中等 | 极佳 | 耳毒性,角膜炎,皮肤刺激 |
| 3%碘(卢戈尔) | 氧化 | +++ | +++ | +++ | +++ | + | + | 中等 | 最低 | 皮肤刺激通过血液或唾液失活 |

| 药剂 | 作用机制 | 革兰氏阳性菌 | 革兰氏阴性菌 | 分枝杆菌 | 病毒 | 真菌 | 孢子 | 起效速度 | 残留活性 | 其他 |
|---|---|---|---|---|---|---|---|---|---|---|
| 碘伏（聚维酮碘）7.5%~10% 聚乙烯酮碘 | 氧化或被游离碘所取代；使 S-H 和 N-H 联接；脂肪酸中 C=C 联接瓦解 | +++ | +++ | ++ | ++ | ++ | - | 中等（需要变干） | 最低 | 皮肤刺激（不及碘酒）。通过血液或唾液失活。可与不透射线碘交叉反应。表面活性剂＋碘＝碘伏 |
| TechniCare PCMX 对氯间二甲苯酚 | 破坏细胞膜 | +++ | + | + | + | + | 未知 | 低 | 好 | 乙二胺四乙酸（EDTA）的添加增强了其对假单胞菌的活性 |
| 0.2%~2% 三氯生 | 破坏细胞壁，抑制脂肪结合成，约束细菌烯脂酰载体蛋白还原酶（ENR fabl） | +++ | ++ | + | +++ | - | 未知 | 中等 | 好 | 与自来水中氯结合形成三氯甲烷和二噁英 |
| 苯甲烃铵（季胺） | 分解细胞膜；破坏细胞间相互作用 | ++ | + | +/- | +亲脂性 | +/- | 未知 | 低 | 好 | 仅与酒精联合使用。眼药水防腐剂。遇棉纱或有机物轻易失活 |

Adapted from CDC. MMWR Recomm Rep. 2002;25;51 (RR-16):1-48.

激光治疗术

| 激光 | 波长(nm) | 类型 | 深度(μm) | 靶位 | 用途 |
|---|---|---|---|---|---|
| $CO_2$ | 10 600 | IR | 20 | 水 | 换肤、破坏、凝固、切割 |
| 铒:YAG | 2 940 | IR | 1 | 水 | 浅表换肤、破坏 |
| 钬:YAG | 2 100 | IR | 200 | 水 | 浅表换肤、破坏 |
| Nd:YAG | 1 064 | IR | 1 600 | 黑色素、血红蛋白 | 真皮深部色素、黑色或蓝色文身、脱毛、非烧灼性换肤、腿部静脉、毛细血管扩张 |
| 二极管 | 800,810,930 | R | 1 400 | 黑色素 | 真皮色素、脱毛、腿部静脉、血管性的 |
| Q开关翠绿宝石 | 755 | R | 1 300 | 黑色素 | 文身(黑色、蓝色、绿色)、脱毛、色素沉着 |
| Q开关红宝石 | 694 | R | 1 200 | 黑色素 | 表皮或真皮文身(黑色、蓝色、绿色)、脱毛 |
| 氩泵染料 | 630,514,488 | O,G,B | 600 | 血红蛋白、黑色素 | 血管性的、表皮色素 |
| PDL | 585-595 | Y | 600 | 血红蛋白、黑色素 | 血管性的、增生性瘢痕 |

続表

第二部分 皮肤外科学

| 激光 | 波长(nm) | 类型 | 深度(μm) | 靶位 | 用途 |
|---|---|---|---|---|---|
| 铜(溴化)蒸汽 | 578,511 | Y、G | 400,300 | 血红蛋白,黑色素 | 血管性的,表皮色素 |
| 氩 | 568,531 | Y G | 400 | 血红蛋白,黑色素 | 血管性的,表皮色素 |
| 倍频 Q 开关 Nd:YAG/KTP | 532 | G | 300 | 血红蛋白,黑色素 | 血管性的,表皮色素,红色文身 |
| 闪光灯泵浦 PDL | 510 | G | 300 | 血红蛋白,黑色素 | 血管性的,增生性瘢痕 |
| 氩 | 488,514 | B | 200,300 | 血红蛋白,黑色素 | 血管性的,表皮色素 |
| 脉冲准分子 | 351,308,193 | UV | 0.5 | 蛋白 | 银屑病,白癜风,LASIK |

IR:红外线;R:红色;O:橙色;Y:黄色;B:蓝色;UV:紫外线;Mel:黑色素;Hb:血红蛋白

| | 单位 | 定义 |
|---|---|---|
| 能量 | 焦耳 | |
| 功率 | 瓦特 | 能量输出速率,激光输出 |
| 能量密度 | 焦耳每平方厘米 | 单位面积能量输出数量 |
| 脉宽 | 秒 | 激光照射的持续时间 |
| 光斑大小 | 毫米 | 激光光束直径 |
| 热弛豫时间 | 秒 | 被加热目标通过弥散减少50%峰值温度所需时间 |
| 色基 | | 激光作用的目标 |

## 激光原理(LASER=Light Amplification by Stimulated Emission of Radiation)

1. 单色性(单一波长)
2. 相干性(时间空间同步)
3. 平行性(平行波)

**选择性光热作用:以下情况选择性加热靶色基**

1. 选择的波长优先被靶色基吸收
2. 能量足够高以破坏色基
3. 激光脉冲时间短于目标的热弛豫时间

$$激光输出 = 功率(W) = \frac{能量密度(J/cm^2) \times 光斑大小(mm)}{脉宽(秒)}$$

增加激光输出→增加能量密度
　　　　　　→增大光斑大小
　　　　　　→缩短脉宽

## 热弛豫时间

| 靶色基 | 大小(μm) | 热弛豫时间 |
|---|---|---|
| 黑素小体 | 0.5~1.0 | 20~40ns |
| 文身色素颗粒 | 0.5~100 | 20ns~3ms |
| 表皮 | 50 | 1ms |
| 毛细血管扩张 | 30~50 | 1ms |
| 血管 | 100~300 | 5~30ms |
| 毛囊黑素 | 200 | 20~100ms |

## 文身色素的激光治疗

| 文身 | 色素 | 吸收波长<br>（nm） | 激光 |
|---|---|---|---|
| 黑色 | 碳（墨汁）、氧化铁、苏木 | 1 064<br>755<br>694 | Nd:YAG<br>Q 开光翠绿宝石激光<br>Q 开光红宝石激光 |
| 蓝色 | 铝酸钴 | 1 064<br>755<br>694 | Nd:YAG<br>Q 开光翠绿宝石激光<br>Q 开光红宝石激光 |
| 绿色 | 氧化铬、铬酸铅、孔雀石、含铁的和铁氰化物、酞菁染料、姜黄 | 755<br>694 | Q 开光翠绿宝石激光<br>Q 开光红宝石激光 |
| 黄色 | 硫化镉 | 无好的激光 | |
| 红色 | 硫化汞（朱砂）、硒化镉、氧化铁（激光治疗后可能变成黑色） | 532<br>510 | Q 开关 Nd:YAG<br>PDL |

## 光诱导的眼损伤

| | 波长（nm） | 暴露危险 | 眼的靶目标 | 眼的影响 |
|---|---|---|---|---|
| UVB/UVC | 200~320 | 晒伤 | 角膜 | 角膜炎（雪盲症） |
| UVA | 320~400 | PUVA、准分子 | 晶状体 | 光化学紫外线白内障,延迟的（数年） |
| 可见光 | 400~760 | 红宝石、PDL、氩 | 视网膜（黑色素、感光器） | 光化学和热视网膜损伤（闪光盲） |
| 红外线 A | 760~1 400 | Nd:YAG | 视网膜 | 同上 |
| 红外线 B | >1 400 | $CO_2$、铒:YAG | 角膜（水） | 角膜灼伤 |

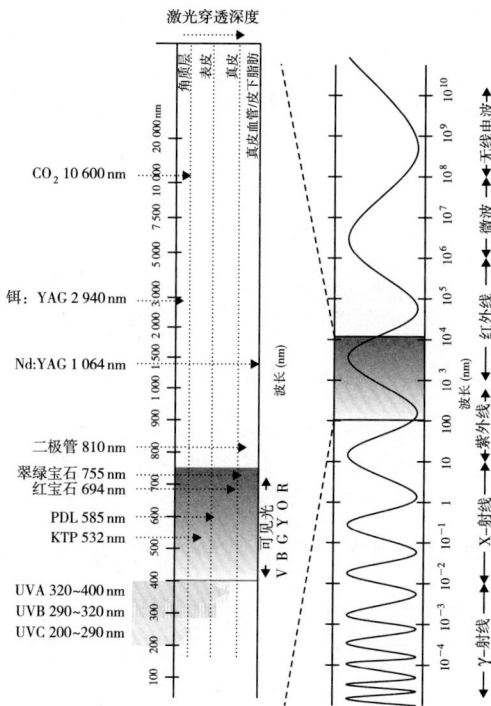

激光穿透深度

角质层 表皮 真皮 真皮血管皮下脂肪

$CO_2$ 10 600 nm
铒：YAG 2 940 nm
Nd:YAG 1 064 nm
二极管 810 nm
翠绿宝石 755 nm
红宝石 694 nm
PDL 585 nm
KTP 532 nm
UVA 320~400 nm
UVB 290~320 nm
UVC 200~290 nm

可见光 V B G Y O R

波长 (nm)

无线电波 微波 红外线 紫外线 X-射线 γ-射线

波长 (nm)

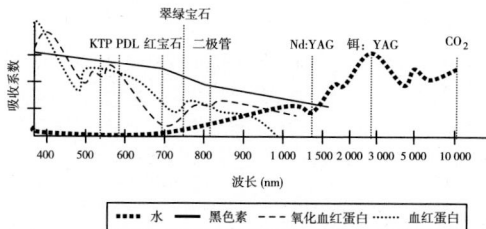

翠绿宝石
KTP PDL 红宝石 二极管 Nd:YAG 铒：YAG $CO_2$

吸收系数

波长 (nm)

······ 水　　—— 黑色素　　--- 氧化血红蛋白　　······ 血红蛋白

# 光动力疗法（Photodynamic Therapy，PDT）

## 基本原理

- 组成成分：①光敏剂；②光源；③组织氧化作用
- 两个步骤：①光敏剂（局部或系统用药）的应用；②可见光的照射
- 效果：
  - 通过 2 型光氧化反应，**光动力疗法（PDT）**产生细胞毒性活性氧（单态氧、超氧自由基、羟基自由基、过氧化氢）→氨基酸、蛋白、脂质的氧化作用→坏死、细胞凋亡
  - 修改免疫反应（即细胞因子表达）
  - 对于痤疮，靶向针对皮脂腺，杀灭痤疮丙酸杆菌（痤疮丙酸杆菌富集卟啉）

## 应用

日光性角化病、痤疮、基底细胞癌、鲍温病、光老化、寻常疣、化脓性大汗腺炎、皮脂腺增生。

## 光敏剂的特性和选择

| 甲基氨基酮戊酸（MAL） | 氨基酮戊酸（ALA） |
|---|---|
| METVIX® 霜 160mg/g | 20% 局部外用 Levulan® Kerastick® 溶液 |
| 更多亲脂性的（部分被动）跨膜扩散 | 更多亲水性（需要主动转运） |
| 渗透更深 | 渗透性较弱 * |
| 在细胞内，MAL 去甲基成为 ALA | 不是光敏剂，但能转化为原卟啉IX（通过血红素合成途径） |
| 红光（光源） | 蓝光（Blu-U） |
| FDA 批准用于光化性角化病的治疗 | FDA 批准用于光化性角化病的治疗 |
| 欧洲批准用于基底细胞癌的治疗 | |

* 通过增加应用时间、封包、丙酮搓洗或使用离子导入法或电穿孔法可增强 ALA 的渗透性。

- 选择性:MAL 和 ALA:①在肿瘤细胞和新生内皮中聚集;②激活需要特定的波长
- 血红素途径:
  - 在细胞质内,ALA→胆色素原→尿卟啉原Ⅲ→粪卟啉原Ⅲ
  - 在线粒体内,粪卟啉原Ⅲ→前原卟啉Ⅸ→原卟啉Ⅸ→通过亚铁螯合酶结合铁
- 系统性光敏剂具有四吡咯结构,因其皮肤渗透性弱需静脉给药;例如:HpD 和卟吩姆钠(Photofrin®)

## 光源

- 氨基酮戊酸(ALA)和甲基氨基酮戊酸(MAL)转化为原卟啉Ⅸ,原卟啉Ⅸ在索雷谱带(~405nm,蓝光光谱内)和更长的波长(Q 谱带 510nm、545nm、580nm 和 630nm 处)具有吸收高峰
- Q 谱带峰值较索雷谱带峰值小 15 倍
- 红光(光源 630nm)较蓝光(Blu-U 405~420nm)穿透皮肤更深。

## 不良反应

- 局部:轻微、暂时的灼痛、瘙痒、红斑、水肿、结痂、脱屑
- 系统:持久广泛的光毒性和光敏(数月)、畏光、眼痛、色素改变、N/V,肝毒性、金属味、系统性红斑狼疮加重。

## 注意事项或禁忌证

- 禁用于患有卟啉病、对光源波长皮肤敏感、对卟啉或 ALA 溶液或 MAL 霜(MAL 霜含有花生或杏仁油)过敏者
- 禁用于妊娠和哺乳期患者
- 应回顾患者可能会影响:①光敏性和②氨基酮戊酸/甲基氨基酮戊酸(ALA/MAL)穿透性(类视黄醇)的所有用药(非处方药、草药、处方药 - 四环素、噻嗪类、灰黄霉素、磺胺类药物、磺脲类、酚噻嗪类)
- 深部复发可在部分(仅是浅表的)肿瘤治疗中发生

## 治疗方案

### 氨基酮戊酸光动力疗法(*ALA PDT*)

- 非皂性清洁剂清洗治疗部位。考虑在使用 ALA 前用丙酮擦洗

- 包装说明书：将 Levulan Kerastick 在两端压碎，然后使药管向下。垂直摇晃药管 2 分钟。必须在配置后 2 小时内使用
- 避免在眼或黏膜表面使用 ALA
- 大面积使用时，使用 ALA 后需等待 30 分钟至 2 小时（对于小的孤立的皮损 15 小时即可）
- 可在使用 ALA 后立即局部外用利多卡因以达到麻醉效果
- 在保温培养期要避免人工光源和太阳光
- 戴防护镜
- 距离 Blu-U 光 2~4 英尺处，治疗时间为 ~16 分钟 40 秒（10J/cm²）
- 治疗后，2 天内避免日光（或强光）（遮光剂不能阻断可见光）照射
- 必要时 2 月时再次治疗

**甲基氨基酮戊酸光动力疗法（MAL PDT）**
- 在治疗部位使用刮匙去除瘢痕
- 使用 MAL 霜（丁腈手套或压舌板）封包
- 在 3 小时的保温培养期，避免日光、明亮的人工光源或寒冷
- 戴防护镜
- 治疗时间：8~10 分钟。距红光 5~8cm 处（37J/cm²）
- 必要时 1 周后重复治疗

## 紫外线光谱

| | | |
|---|---|---|
| 红外线 | >760nm | |
| 可见光 | 400~760nm | |
| 紫外线（UV） | <400nm | |
| 长波紫外线（UVA）I | 340~400nm | 索雷谱带（400~410nm） |
| 长波紫外线 II | 320~340nm | 伍氏灯（320~400nm，峰值为 365nm） |
| 中波紫外线（UVB） | 290~320nm | 窄谱中波紫外线（311nm） |
| 短波紫外线（UVC） | 200~290nm | |

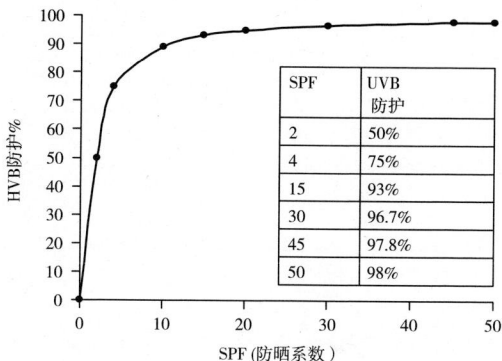

| SPF | UVB防护 |
|-----|-------|
| 2 | 50% |
| 4 | 75% |
| 15 | 93% |
| 30 | 96.7% |
| 45 | 97.8% |
| 50 | 98% |

# 紫外线防护措施

- SPF= 防晒系数 = 使用遮光剂防护：未防护的暴露于中波紫外线（UVB）产生 1 个亚红斑量（MED）的时间比率
- 防水产品是水浸泡 40 分钟后所维持的 SPF 水平
- 耐水（非常防水）是水浸泡 80 分钟后所维持的 SPF 水平
- 长波紫外线防护措施：持久晒黑反应、即刻晒黑反应和长波紫外线（UVA）防护因子
- 关键波长 = 从 290~400nm 整个吸收光谱曲线 90% 处的波长（对于广谱遮光剂，关键波长至少 370nm）

| 遮光剂 | 最大浓度 %* | UVB | UVA II | UVA I |
|-------|-----------|-----|--------|-------|
| 邻氨基苯甲酸甲酯、氨基苯甲酸胺 | 5 | ▨ | ■ | |
| 阿伏苯宗（Parsol, 1789） | 3 | | ▨ | ■ |
| 二苯甲酮 - 羟苯甲酮 | 6 | ▨ | ■ | ▨ |
| 二羟苯宗 | 3 | ▨ | ■ | ▨ |
| 肉桂酸盐 - 桂皮酸盐 | 7.5 | ■ | | |
| 西诺沙酯 | 3 | ■ | | |
| 麦素宁滤光环（依茨舒） | 3 | ▨ | ■ | ▨ |
| 对氨基苯甲酸衍生物 - 帕地马酯 O | 8 | ■ | | |
| 苯甲酸 | 15 | ■ | | |

| 遮光剂 | 最大浓度%* | UVB | UVA Ⅱ | UVA Ⅰ |
|---|---|---|---|---|
| 氰双苯丙烯酸辛酯 | 10 | ■ | ■ | ■ |
| 水杨酸盐 - 胡莫柳酯 | 15 | ■ | | |
| 水杨酸三乙醇胺 | 12 | ■ | | |
| 二氧化钛 | 25 | ■ | ■ | ▨ |
| 氧化锌 | 25 | ■ | ■ | ▨ |

*FDA 批准的最大浓度 %　　■ 最大防护　　▨ 部分防护

## 紫外线的关联性 / 特性

| UVA | UVB | UVA 和 UVB |
|---|---|---|
| 立即晒黑 | 延迟晒黑 | 光化性角化病 |
| 光老化（UVA>UVB） | 光致癌（UVB>UVA） | 细小皱纹 |
| 种痘样水疱病 | 持续光反应 | 日光性荨麻疹 |
| 植物性光皮炎 | 晒伤 | （或可见光） |
| 光敏性药疹 | 干皮病 | |
| 多形日光疹（UVA>UVB、 | Cockayne 综合征 | |
| UVC 或可见光） | 红斑狼疮 光敏性 | |
| | （UVB>UVA） | |

## Glogau 皱纹分级

| Glogau 类型 | 1 无皱纹 | 2 动力性皱纹 | 3 静止性皱纹 | 4 皱纹 |
|---|---|---|---|---|
| 年龄（岁） | 20~39 | 30~49 | 50~69 | 60~79 |
| 光老化 | 早期光老化 | 早 - 中期光老化 | 进展期光老化 | 严重光老化 |
| 色素改变 | 轻微 / 早期色素改变 | 早期小痣 | 皮肤变色、毛细血管扩张 | 黄灰色变色 |
| 角化病或皮肤肿瘤 | 无角化病 | 可触及的角化病 | 肉眼可见的角化病 | 皮肤肿瘤 |
| 皱纹 | 极少皱纹 | 动力性皱纹 - 平行于笑纹 | 非动力性皱纹 | 皱纹遍及 |

# Fitzpatrick 皮肤类型

| 皮肤类型 | 颜色 | 晒黑反应 |
|---|---|---|
| I 型 | 白色 | 极易晒伤,不晒黑 |
| II 型 | 白色 | 易晒伤,有时晒黑 |
| III 型 | 白色 | 有时轻微晒伤,易晒黑 |
| IV 型 | 橄榄色 | 很少晒伤,易晒黑 |
| V 型 | 暗棕色 | 从不晒伤,极易晒黑 |
| VI 型 | 黑色 | 从不晒伤,极易晒黑 |

# 剥脱剂

| 剥脱深度 | 层次 | 剥脱剂 | 总量 | 成分 |
|---|---|---|---|---|
| 非常表浅 | 角质层或颗粒层 | 维甲酸类 | | 维甲酸 |
| | | 10%~25%TCA | 1 层 | 三氯乙酸(TCA) |
| | | 20%~30% 间苯二酚 | 5~10 分钟 | 间苯二酚 |
| | | 30%~50% 乙醇 | 1~2 分钟 | α 羟基酸 |
| | | 水杨酸 | | β 羟基酸 |
| | | Jessner 溶液 | 1~3 层 | 间苯二酚或水杨酸或乳酸或酒精 |
| 表浅 | 基底层或真皮乳头层 | 35%TCA | 1 层 | 三氯乙酰酸 |
| | | 50%~70% 乙醇 | 5~20 分钟 | α 羟基酸 |
| | | 50% 间苯二酚 | 30~60 分钟 | 间苯二酚 |
| 中度 | 真皮网状层上部 | 复合剥脱剂 | | Jessner+35%TCA |
| | | | | $CO_2$+35%TCA |
| | | | | 70% 乙醇 +35%TCA |

続表

| 剥脱深度 | 层次 | 剥脱剂 | 总量 | 成分 |
|---|---|---|---|---|
| 中度 | | | | 50%TCA |
| 深层 | 真皮网状层中部 | Baker-Gordon 溶液 | | 苯酚或消毒液体肥皂或巴豆油 |
| | | 88% 苯酚 | | 石碳酸 |

## TCA 剥脱

● 治疗终点为结霜(自我中和)
● 深度取决于应用的次数和量(每次应用后等待 3~4 分钟以评估起霜剂量)
● 出现轻度结霜后可使用冷敷以减轻不适

## TCA 剥脱结霜程度

| 程度 | 结霜 | 剥脱深度 | 愈合时间 |
|---|---|---|---|
| 0 | 无霜,少量红斑 | 去除角质层 | |
| 1 | 部分轻度结霜,部分红斑 | 浅表剥脱 | 2~4 天 |
| 2 | 白霜,隐约可见红斑 | 表皮全层剥脱 | 5 天 |
| 3 | 固体白霜,不红 | 真皮乳头层 | 5~7 天 |

## Jessner 溶液

间苯二酚(14g);水杨酸(14g);乳酸(14g),95% 乙醇(100ml)
- 水杨酸盐毒性:耳鸣、头痛、恶心
- 间苯二酚毒性:高铁血红蛋白血症、晕厥、甲状腺抑制。

## Baker-Gordon 苯酚

88% 苯酚(3ml);蒸馏水(2ml);消毒液体肥皂(8 滴);巴豆油(3 滴)
- 通过皮肤快速吸收,肝脏代谢,肾脏排泄
- 有肾衰竭、肝毒性和心律不齐的风险

## Cook 全身皮肤剥脱剂

在 70% 羟基乙酸凝胶后立即使用 35%~40% 三氯乙酸 - 一旦散在结霜出现立即使用 10% 碳酸氢钠中和。

## 剥脱前准备

- 用消毒液体肥皂清洗去除油脂。彻底清洗。
- 用酒精外擦治疗区域。
- 治疗部位用丙酮深层脱脂和去除角质层。
- 在眼角、口和鼻部使用白色凡士林保护。

## 剥脱后伤口护理

- 每天醋浸泡 3~4 次,使用 0.25% 乙酸敷料(1 汤匙白醋加入 1 品脱温水中)。(译者注:1 品脱 =473ml)
- 面颈部使用白色凡士林或润滑剂。可使用保鲜膜覆盖颈部。

## 肉毒素(Botulinum Toxin,BTX)

- 由肉毒杆菌(革兰氏阴性厌氧菌)产生
- FDA 于 2002 年 4 月批准用于眉间区域。其他部位为超说明书使用。
- 作用机制
  - 通过裂解 SNARE 复合体阻断神经末梢突触前的乙酰胆碱释放
    - BTX-A:裂解 SNAR-25
    - BTX-B:裂解小突触泡蛋白或 VAMP
- 重构
  - 效价可维持多达 6 周
  - 带有防腐剂(0.9% 苯甲醇)的无菌盐水的重构可有局部麻醉效应
- 反应
  - 在注射后 1~3 天起效,2 周时达到疗效高峰

| 添加稀释剂(0.9% NaCl) | 1.0ml | 2.0ml | 2.5ml | 4.0ml | 8.0ml |
|---|---|---|---|---|---|
| 最终剂量 U/0.1ml | 10.0U | 5.0U | 4.0U | 2.5U | 1.25U |

- 疗效持续 3~4 个月
- 不良反应或并发症
  - *常见*:潮红、瘀斑、头痛、擦伤、水肿、炎症、红斑
  - *上睑下垂*:仔细选择注射部位(距眼眶边缘 1~1.5cm)可减少发生
- 如果出现上睑下垂,使用爱必定(阿可乐宁)滴眼液。α2 肾上腺素能激动剂可刺激 Muller 肌使上睑上抬 1~3mm。
- 禁忌证:注射部位存在炎症,对制剂具有高敏性。
- 注意:
  - 周围运动神经疾病、神经肌肉障碍(重症肌无力、Eaton-Lambert 综合征有增加系统不良反应的危险)
  - 氨基糖苷类、青霉胺和钙通道抑制剂可能增强肉毒素的作用
  - 妊娠安全分级为 C 级
  - 哺乳期:毒素是否通过乳汁排泄目前未知

## 肉毒素注射部位

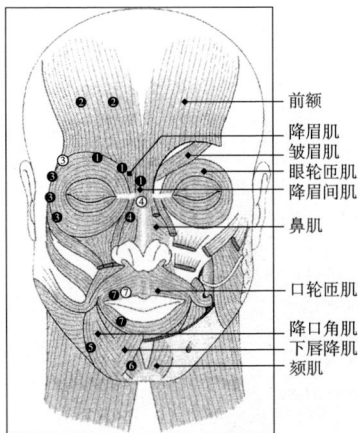

前额
降眉肌
皱眉肌
眼轮匝肌
降眉间肌
鼻肌
口轮匝肌
降口角肌
下唇降肌
颏肌

带黑圈数字处为推荐部位,带白圈数字处为可选择部位。

## 肉毒素注射部位

| 部位 | 肌肉 | 推荐剂量 | 注释 |
| --- | --- | --- | --- |
| ❶ 眉间纹 | 皱眉肌、降眉间肌、眼轮匝肌、降眉肌 | 女性 20~30U<br>男性 30~40U | 保持高出眼眶边缘 1cm 以上 |
| ❷ 额前皱纹 | 额肌 | 女性 10~20U<br>男性 20~30U<br>注射 2~8 个位点，间距 1cm | 避免治疗额两侧下 1/3 处以避免眉毛下垂 |
| ❸ 鱼尾纹 | 眼轮匝肌侧面纤维 | 每侧 6~15U，皮下平面 | 保持距离眼眶边缘外侧 >1~1.5cm |
| ❹ 鼻皱纹 | 鼻上部降眉间肌 | 每侧 2~4U | 必要时在降眉间肌中线注射 1U |
| ❺ 木偶纹和口角纹 | 降口角肌 | 5~10U | 在口角侧面 1cm 和下 1~2cm 注射 |
| ❻ 颏纹 | 颏肌 | 5~10U | 深部注射 |
| ❼ 口周纹 | 口轮匝肌 | 每象限 1~2U | 在唇红上浅表注射 |
| ❽ 颈阔肌带 | 颈阔肌 | 女性 10~30U<br>男性 10~40U | 抓住颈阔肌带，注射进肌腹 |

第二部分 皮肤外科学

# 填充剂

| 商品名（公司） | 成分 | 规格 | 近似价格（美元） | 疗效持续时间 | FDA 批准 / CE 标记 | 注射部位 | 副作用 / 不良反应 |
|---|---|---|---|---|---|---|---|
| **胶原** | | | | | | | |
| Zyderm Ⅰ（医诺美爱力根分部） | 35mg/ml 牛胶原。含 0.3% 利多卡因 | 0.5ml、1.0ml、1.5ml | 145（1ml） | 3~4 个月 | 1981 年 FDA 批准，1995 年 CE 标记 | 真皮浅层——表浅皱纹、瘢痕 | 牛胶原超敏反应。需要两次皮肤测试（间隔 2~4 周）。治疗前 4 周测试利多卡因敏感性 |
| Zyderm Ⅱ（医诺美） | 65mg/ml 牛胶原。含 0.3% 利多卡因 | 0.5ml、1.0ml | 150（1ml） | 3~4 个月 | 1983 年 FDA 批准，1995 年 CE 标记 | 真皮中部——中度皱纹 | |
| Zyplast（医诺美） | 35mg/ml 牛胶原与戊二醛交联 | 1.0ml、1.5ml、2.0ml、2.5ml | 165（1ml） | 3~5 个月 | 1985 年 FDA 批准，1995 年 CE 标记 | 真皮深部——深部皱纹、丰唇 | |
| Cosmoderm Ⅰ（医诺美） | 35mg/ml 人胶原。含 0.3% 利多卡因 | 1.0ml | 175~205（1ml） | 3~4 个月 | 2003 年 FDA 批准 | 真皮浅层——浅表皱纹、瘢痕 | 利多卡因过敏 |

| 商品名（公司） | 成分 | 规格 | 近似价格（美元） | 疗效持续时间 | FDA 批准/CE 标记 | 注射部位 | 副作用/不良反应 |
|---|---|---|---|---|---|---|---|
| Cosmoderm II（医多美） | 65mg/ml 人胶原。含 0.3% 利多卡因 | 1.0ml | 200（1ml） | 3~4 个月 | 2003 年 FDA 批准 | 真皮中部——中度皱纹 | |
| Cosmoplast（医诺美） | 人 35mg/ml 胶原与戊二醛交联。含 0.3% 利多卡因 | 1.0ml、1.5ml | 235（1ml） | 3~4 个月 | 2003 年 FDA 批准 | 真皮深部——深部皱纹、丰唇 | |
| Evolence（ColBar LifeScience 或奥素-纽特洛杰纳） | 35mg/ml 猪胶原。采用 Glymatrix 技术使 I 型胶原与核糖交联一模拟人胶原。分散在磷酸盐缓冲盐水中 | 1.0ml | 250+（1ml） | 达 12 个月 | 2008 年 FDA 批准 | 真皮中部上份 | 非人类胶原，存在过敏反应，但不需预测试 |
| **透明质酸** | | | | | | | |
| 瑞蓝细线（梅迪西斯） | 20mg/ml 透明质酸。凝胶微球大小为 100μ。来源于链球菌细菌发酵 | 0.4ml | 250~500（0.4ml） | 3~6 个月 | 非 FDA 批准。CE 标记 | 真皮浅层——浅表皱纹、瘢痕 | |

续表

| 商品名(公司) | 成分 | 规格 | 近似价格(美元) | 疗效持续时间 | FDA批准/CE标记 | 注射部位 | 副作用/不良反应 |
|---|---|---|---|---|---|---|---|
| 瑞蓝(梅迪西斯) | 20mg/ml透明质酸。凝胶微球大小为250µ。来源于链球菌细菌发酵 | 0.4ml、1.0ml | 200(1ml) | 4~6个月 | 2003年FDA批准。CE标记 | 真皮中部——中或重度皱纹,глаб眉,唇 | 罕见过敏或高敏反应,肉芽肿 |
| 玻丽明(梅迪西斯) | 20mg/ml透明质酸。凝胶微球大小为1000µ。来源于链球菌细菌发酵 | 1.0ml | 250(1ml) | 3~9个月 | 2007年FDA批准 | 真皮深部——重度皱纹,皱眉 | 罕见过敏或高敏反应,肉芽肿 |
| Hylaform(医诺美) | 5.5mg/ml透明质酸,20%交联。来源于鸡冠 | 0.4ml、0.75ml | 175(0.7ml) | 3~6个月 | 2004年FDA批准,1995年CE标记 | 真皮中部或深部——中或中度皱纹,唇 | 若禽类产品过敏则禁用。罕见过敏或高敏反应,肉芽肿 |
| Hylaform plus(医诺美) | 5.5mg/ml透明质酸,20%交联。大颗粒。来源于鸡冠 | 0.4ml、0.75ml | 200(0.7ml) | 3~6个月 | 2004年FDA批准,1995年CE标记 | 真皮深部——重度皱纹 | 若禽类产品过敏则禁用。罕见过敏或高敏反应,肉芽肿 |
| Juvederm ultra(爱力根) | 24mg/ml透明质酸,由马链球菌产生 | 0.8ml | 200(0.8ml) | 6~12个月 | 2006年FDA批准 | 真皮中部或深部——中重度皱纹,皱眉,唇 | |

| 商品名（公司）| 成分 | 规格 | 近似价格（美元）| FDA批准/CE标记 | 疗效持续时间 | 注射部位 | 副作用/不良反应 |
|---|---|---|---|---|---|---|---|
| Juvederm ultra plus（爱力根）| 30mg/ml透明质酸，由马链球菌产生 | 0.8ml | 250（0.8ml）| 2006年FDA批准 | 6~12个月 | 真皮深部—重度皱纹、皱褶 | |
| Captique（爱力根）| 5.5mg/ml透明质酸 | 0.75ml | 200（0.75ml）| 2004年FDA批准 | 3~5个月 | 真皮中部或深部—中重度皱纹、皱褶、唇 | |
| **合成填充剂** | | | | | | | |
| Radiesse formerly Radiance（Bioform Medical）| 55.7%羟基磷灰石微球（25~45μ）| 0.3ml、1.3ml | 500（1.3ml）| 2006年FDA批准 | 12个月以上 | 皮下组织—深部皱纹、皱褶、脂肪萎缩 | 罕见过敏反应。有肉芽肿和肿块的报道 |
| Artefill（Artes Medical）| 20%聚甲基丙烯酸甲酯微球（32~40μ）悬浮于3.5%牛胶原和0.3%利多卡因悬液 | 0.4ml、0.8ml | 700~800 | 2006年FDA批准，1994年CE标记 | 永久性填充剂，达5年以上 | 真皮深部—深皱纹、皱褶 | 利多卡因过敏。可能对牛胶原过敏，需在使用前4周行皮肤测试。有过敏反应报道，异物肉芽肿发生率0.01%。|

续表

| 商品名 (公司) | 成分 | 规格 | 近似价格 (美元) | 疗效持续时间 | FDA 批准 / CE 标记 | 注射部位 | 副作用 / 不良反应 |
|---|---|---|---|---|---|---|---|
| Sculptra 或 New-Fill (德美克实验室) | 聚左旋乳酸混合 5ml 蒸馏水 +1ml 1% 利多卡因, 共 6ml | 1 瓶 (150μg) 再造成 6ml | 480 | 第一次治疗后可达 2 年。需治疗 3~6 次, 间隔 2~4 周 | 2004 年 FDA 批准 | 真皮深部或皮下平面——修复或修正面部脂肪缺失 (HIV 脂肪萎缩) | 可能形成肿块——需在治疗后按摩注射区域 |
| Silikon (爱尔康) AdatoSil (博士伦) | 硅胶, 硅氧烷的单纯聚合物 | 1 瓶 8.5ml (每次治疗最大剂量 2ml) | — | 永久 | 超适应证使用。FDA 批准用于视网膜填塞 | 皮下平面——深皱纹、皱褶 | 肉芽肿形成、移位、炎症反应 |
| 同源物质 | | | | | | | |
| 自体胶原 (Collagenesis) | 人自体胶原、弹性蛋白、黏多糖和 fibronectic, 由人体组织制备 | 不再使用 | — | 4 个月至 2 年 | 不再使用 | 真皮中部——中重度皱纹、皱褶、唇 | |

续表

| 商品名（公司） | 成分 | 规格 | 近似价格（美元） | 疗效持续时间 | FDA批准/CE标记 | 注射部位 | 副作用/不良反应 |
|---|---|---|---|---|---|---|---|
| Dermalogen (Collagenesis) | 来源于人类尸体蛋白，主要为I型和III型胶原 | 不再使用 | — | 3~6个月 | 不再使用 | 皱纹和皮肤中部、深部填充物 | |
| Fascian (Fascia Biosystems) | 被辐射的冻干尸体阔筋膜与生理盐水0.5%利多卡因再造而成 | 3ml各种大小颗粒 | 125 | 3~8个月 | 未获FDA批准，组织银行执行法规 | 根据微粒大小用于真皮浅、中深部 | 可能存在硫酸多黏菌素B、杆菌肽、庆大霉素高敏性 |
| Isolagen (Isolagen Technologies) | 自体成纤维细胞，来源于3mm钻孔活检人体标本 | 3ml | 1 000~1 500 | 未知 | III期临床试验 | 真皮中部或深部 | 需要在治疗前2周进行剂量测试 |

Adapted from Injectables at Glance. The American Society for Aesthetic Plastic Surgery. http://www.surgery.org/download/injectablechart. pdf, 11/25/07.
Sengelmann RD et al. Softtissue augmentation. In Robinson JK et al (eds). Surgery of the Skin. Philadelphia: Mosby, 2005.

第二部分 皮肤外科学

277

# 硬化剂疗法

| 作用机制 | 商品名 | 硬化剂 | FDA批准 | 最大剂量 | 疼痛 | 坏死 | 色素沉着 | 其他 |
|---|---|---|---|---|---|---|---|---|
| 去垢剂或乳化剂 | Sotradecol Fibro-vein | 十四烷硫酸钠 | 是1946年 | 3%溶液,10ml | 轻微或最小 | 偶尔,浓度>1%时 | +++ | 0.1%~0.3%过敏 |
| | Sclero-vein Aethoxysklerol | 聚多卡醇 | 仅被欧洲批准 | 3%溶液 20ml | 最小 | 罕见 | 高浓度时 ++ | 0.2%过敏 |
| | Scleromate | 鱼肝油酸钠 | 是,1930年 | 10ml | 中等 | 经常 | +++ | 3%~10%病例发生过敏(高敏) |
| | Etholamin | 乙醇胺油酸酯 | 超适应证使用;仅用于食管静脉曲张 | 10ml | 轻微 | 偶尔 | +++ | 存在红细胞溶血和肾衰竭的风险 |
| 高渗剂 | 高渗生理盐水 | 23.4%高渗生理盐水(NaCl) | 超适应证使用 | 10~20ml | 疼痛、肌肉抽筋 | 有渗出时明显 | ++ | 无过敏反应 |
| | Sclerodex | 10%生理盐水+无5%葡萄糖 | 无 | 10~20ml | 疼痛 | 有渗出时明显 | + | 过敏反应风险低 |

| 作用机制 | 商品名 | 硬化剂 | FDA 批准 | 最大剂量 | 疼痛 | 坏死 | 色素沉着 | 其他 |
|---|---|---|---|---|---|---|---|---|
| 化学刺激物 | Chromex Scleremo | 72% 甘油 | 无 | 5~10ml | 中度 | 罕见 | 最少的 | 黏稠液体,罕见过敏反应 |
| | Varigloban, Variglobin, Sclerodine | 聚维酮碘 | 无 | 6% 3ml | 疼痛 | 偶尔 | ++ | 黏稠溶液,罕见对碘过敏,肾功能不全 |

Adapted from Sadick N, Li C. Small Vessel Sclerotherapy. Dermatol Clin. 2001;19:475-81; Duffy DM. Cutaneous necrosis following sclerotherapy. J Aesthetic Dermatol Cosmetic Surgery. 1999;1;157-68.

第二部分 皮肤外科学

## 用针头规格估计血管大小

| 用针头规格估计血管大小 | |
|---|---|
| 针头规格 | 血管大小 |
| 30 G | 0.32mm |
| 25 G | 0.50mm |
| 18 G | 1.25mm |

## 推荐使用硬化剂的最大有效浓度以降低不良反应

| 血管大小（mm） | 推荐最大有效浓度（%） | | | |
|---|---|---|---|---|
| | 十二烷基硫酸钠注射液 | 聚多卡醇 | 高渗生理盐水 | 甘油 |
| 0.1~0.5 | 0.1~0.2 | 0.25~0.5 | 11.7 | 50~72 |
| 0.6~0.9 | 0.2~0.3 | 0.25~0.75 | 11.7~23.4 | — |
| 1.0~3.0 | 0.2~0.5 | 0.5~2.0 | 23.4 | — |
| >4 | 0.5~1.0 | 2.0~5.0 | — | — |

# 第三部分
## 药物和治疗

# 用药快速参考

## 外用激素类药物

### 1 级——超强效

| | | | | |
|---|---|---|---|---|
| 二丙酸倍他米松 | Diprolene | 软膏 / 凝胶 | 0.05% | 15g、50g |
| 丙酸氯倍他索 | Temovate | 软膏 / 乳膏 | 0.05% | 15g、30g、45g |
| | Temovate | 溶液 | 0.05% | 25ml、50ml |
| | Cormax | 溶液 | 0.05% | 25ml、50ml |
| | Olux | 泡沫剂 | 0.05% | 100g |
| 醋酸双氟拉松 | Psorcon | 软膏 | 0.05% | 15g、30g、60g |
| 丙酸氯倍他索 | Ultravate | 软膏 / 乳膏 | 0.05% | 15g、50g |

### 2 级——强效

| | | | | |
|---|---|---|---|---|
| 安西奈德 | Cyclocort | 软膏 | 0.1% | 15g、30g、60g |
| 二丙酸倍他米松 | Diprosone | 软膏 | 0.05% | 15g、50g |
| 去羟米松 | Topicort | 软膏 / 乳膏 | 0.25% | 15g、60g |
| | Topicort | 凝胶 | 0.05% | 15g、60g |
| 醋酸双氟拉松 | Florone | 凝胶 | 0.05% | 15g、60g |
| | Maxiflor | 软膏 | 0.05% | 15g |
| 醋酸氟轻松 | Lidex | 软膏 / 乳膏凝胶 | 0.05% | 15g、30g、60g、120g |
| 哈西奈德 | Halog | 软膏 / 乳膏 | 0.1% | 15g、30g、60g、240g |

### 3 级——中强效

| | | | | |
|---|---|---|---|---|
| 二丙酸倍他米松 | Diprosone | 乳膏 | 0.05% | 15g、50g |
| 戊酸倍他米松 | Valisone | 软膏 | 0.1% | 15g、45g |
| 醋酸双氟拉松 | Florone, Maxiflor | 乳膏 | 0.05% | 15g |

| 丙酸氟替卡松 | Cutivate | 软膏 | 0.005% | 15g、30g、60g |
|---|---|---|---|---|
| 糠酸莫米松 | Elocon | 软膏 | 0.1% | 15g、45g |
| 曲安奈德 | Aristocort | 乳膏 | 0.5% | 15g |

### 4级——中效

| 戊酸倍他米松 | Luxiq | 泡沫剂 | 0.12% | 100g |
|---|---|---|---|---|
| 去羟米松 | Topicort LP | 乳膏 | 0.05% | 15g、60g |
| 醋酸氟轻松 | Synalar-HP | 乳膏 | 0.2% | 15g、60g |
| | Synalar | 软膏 | 0.025% | 60g |
| 氟氢缩松 | Cordran | 软膏 | 0.05% | 15g、30g、60g |
| 曲安奈德 | Aristocort,Kenalog | 软膏 | 0.1% | 15g、60g、240g、454g |

### 5级——中低效

| 二丙酸倍他米松 | Diprosone | 洗剂 | 0.05% | 20g、60g |
|---|---|---|---|---|
| 戊酸倍他米松 | Valisone | 乳膏/洗剂 | 0.1% | 15g、45g |
| 氯可托龙 | Cloderm | 乳膏 | 0.1% | 15g、45g、90g |
| 醋酸氟轻松 | Synalar | 乳膏 | 0.025% | 15g、60g |
| 醋酸氟轻松 | Dermasmooth/FS | 油剂 | 0.01% | 120g(4oz) |
| 氟氢缩松 | Cordran | 乳膏 | 0.05% | 15g、30g、60g |
| 丙酸氟替卡松 | Cutivate | 乳膏 | 0.05% | 15g、30g、60g |
| 丁酸氢化可的松 | Locoid | 乳膏 | 0.1% | 15g、45g |
| 戊酸氢化可的松 | Westcort | 乳膏 | 0.2% | 15g、45g、60g |
| 泼尼卡酯 | Dermatop | 乳膏 | 0.1% | 15g、60g |
| 曲安奈德 | Kenalog | 乳膏/洗剂 | 0.25% | 15g、60g、80g |

### 6级——弱效

| 二丙酸阿氯米松 | Aclovate | 软膏/乳膏 | 0.05% | 15g、45g、60g |
|---|---|---|---|---|
| 戊酸倍他米松 | Valisone | 洗剂 | 0.1% | 60g |
| 地奈德 | DesOwen | 乳膏 | 0.05% | 15g、60g、90g |
| | Tridesilon | 乳膏 | 0.05% | 5g、15g、60g |

| | | | | |
|---|---|---|---|---|
| 地奈德 | Desonate | 凝胶 | 0.05% | 60g |
| | Verdeso | 泡沫剂 | 0.05% | 50g、100g |
| 醋酸氟轻松 | Synalar | 乳膏/溶液 | 0.01% | 15g、60g |
| 曲安奈德 | Aristocort | 乳膏/洗剂 | 0.1% | 15g、60g、240g |

**7级——最弱效**

外用氢化可的松 0.5%、1.0%、2.5%（Cortisporin、Hytone、U-cort、Vytone），地塞米松，氟米松，甲泼尼龙和泼尼松龙

## 外用非激素类药物

| | | | | |
|---|---|---|---|---|
| 他克莫司 | Protopic（普特彼） | 软膏 | 0.03、0.1% | 30、60g |
| 吡美莫司 | Elidel（爱宁达） | 乳膏 | 0.1% | 15、30、100g |

## 皮肤科常用药物

### 寻常痤疮/酒渣鼻

Accutane（异维 A 酸），0.5~1mg/（kg·d），每天分为 1~2 次服用（总量 =120~150mg/kg）10mg、20mg、30mg、40mg。

Azelex（壬二酸）乳膏 20%——30g、50g。

过氧化苯甲酰液——2.5%、5%、10%；皂——5%、10%；洗剂和乳膏：5%、10%；凝胶——2.4%、4%、5%、6%、10%、20%。

Cleocin T（磷酸克林霉素）溶液剂——1%；洗剂——60ml；凝胶 1%——30g、60g；拭抹剂：1%——60 根/盒。

Differin（达芙文/阿达帕林）乳膏 0.1%；凝胶——15g、45g。

红霉素软膏 2%——25g；凝胶 2%——27g、50g。

Evoclin（克林霉素磷酸酯）泡沫剂 1%——50g、100g。

Finacea（壬二酸）凝胶 15%——30g。

Klaron（磺胺醋酰钠）洗剂——59ml。

甲硝唑乳膏 1%-30g；乳膏 0.75%——30g、45g；凝胶 0.75%——29g；洗剂 0.75%——59ml。

Retin-A Micro 凝胶 0.04%、0.1%——20g、45g；仿制药乳膏 0.025%、0.05%、0.1%——20g、45g；仿制药凝胶 0.025%、0.1%——15g、45g。

Sulfacet R（磺胺醋酰钠）洗剂 25ml。

他扎罗汀乳膏 0.05%、0.1%——15g、30g、60g。

## 外用抗生素

莫匹罗星 / 百多邦乳膏、软膏 2%——15g、30g；2~3 次 /d。

Polysporin（杆菌肽锌 + 多黏菌素 B）：非处方药

Silcadene（磺胺嘧啶银）乳膏：1%——20g、50g、400g、1 000g

## 口服抗生素

复方新诺明双效剂：2 次 /d

头孢氨苄片剂：250mg、500mg；500mg/ 次，2~4 次 /d。

四环素片剂：250mg、500mg；500mg/ 次，2 次 /d。

多西环素片剂：50mg、100mg；100mg/ 次，2 次 /d。

米诺环素片剂：50mg、100mg；100mg/ 次，2 次 /d。

## 术前预防性抗生素

术前 1 小时使用

阿莫西林：片剂：500mg；2g/ 次。

头孢氨苄：片剂：500mg；2g/ 次。

**如果对青霉素过敏：**

克林霉素片剂 300mg；600mg/ 次。

阿奇霉素 / 克拉霉素片剂：500mg；500mg/ 次。

## 抗真菌药物

环吡酮（Penlac）指甲涂剂 8%；6.6ml。

大扶康 / 氟康唑片剂 150mg；150~300mg/ 次，每周 1 次。

灰黄霉素片剂 250mg、500mg；20mg/（kg·d），125mg/5ml。

兰美抒 / 特比萘芬片剂 250mg。口服，250mg/ 次，1 次 /d；乳膏，溶液，喷雾剂 1%，为非处方药

Loprox（环吡酮）乳膏，洗剂 1%——15g、30g、90g。

Mentax/ 布替萘芬乳膏 1%——15g、30g。

Micatin/ 咪康唑乳膏 2%——15g、30g、90g。

Nizoral/ 酮康唑片剂：200mg。服用 400mg 并适量出汗；2% 乳膏：15g、30g、60g；2% 洗涤剂：120ml。

Specatazole/ 益康唑乳膏 1%——15g、30g、85g。

斯皮仁诺 / 伊曲康唑 200mg/ 次，1 次 /d；或间断服药 200mg/ 次，2 次 /d，每个月服药 7 天。

麝香草酚 4% 酊剂：30ml；配合滴管使用。

Naftin（盐酸萘替芬）凝胶，乳膏：1%——15g、30g、60g。

Zeasorb-AF 粉剂 / 咪康唑：2%。

## 抗寄生虫药物

Elimite/ 扑灭司林——乳膏：5%；60g。

伊维菌素片剂：6mg，0.2mg/kg × 1。

## 抗病毒药物

艾达乐 / 咪喹莫特乳膏 5%——1 盒包含 12 个一次性独立小包；每周 3 次，每次临睡前服用。

Abreva/ 二十二烷醇乳膏：10%——2g；5 次 /d，非处方药。

Denavir/ 喷昔洛韦乳膏：1%——2g；每 2 小时 1 次，疗程 4 天。

维德思（盐酸伐昔洛韦）片剂：500mg、1 000mg；2g/ 次，2 次 /d，疗程 1 天。

Zovirax/ 阿昔洛韦软膏；5%——2g、10g；每 3 小时 1 次，疗程 5~7 天。

## 抗组胺药物

Allegra/ 非索非那定片剂：60mg、180mg；60mg/ 次，2 次 /d 或 180mg/ 次，1 次 /d。

Atarax/ 羟嗪；10mg、25mg、10mg/5ml；每 4~6 小时 1 次，10~50mg/ 次。

Clarinex/ 地氯雷他定片剂：5mg；5mg/ 次，1 次 /d。

Claritin（开瑞坦）/ 氯雷他定 10mg/ 次，1 次 /d；非处方药物 10mg、5mg/5ml。

Doxepin（多塞平）片剂：10mg、25mg、50mg；10~75mg/ 次，每晚临睡前服用。

Zyrtec（仙特明）/ 西替利嗪片剂：5~10mg/ 次；5mg、10mg、5mg/5ml。

## 脱色药

壬二酸乳膏：20% ；30g、50g。

氢醌（Epiqqin Micro，Lustra，Triluma，及其他药品）乳膏：4%——30g、60g；2 次 /d。

## 化疗药物

Aldara（艾达乐）/ 咪喹莫特乳膏：5%——1 盒含有 12 个每次性独立小包（250mg/ 包）。对于于治疗日光角化病和基底细胞癌患者,每晚临睡前使用,8~12周为一疗程。

Efudex/氟尿嘧啶乳膏 5%,25g;溶液:2%、5%——10ml。对于治疗日光角化病患者,1~2 次 /d,2~6 周为一疗程。

Solaraze/双氯芬酸钠乳膏:5%——30g、45g。2 次 /d,3 个月为一疗程。

## 皮肤 T 淋巴细胞瘤

贝沙罗汀片剂:75mg,200~300mg/m$^2$;1 次 /d。

Aquaphor 每两磅含 10mg% 的氮芥:2 次 /d。

Targretin/贝沙罗汀凝胶:1%,60g,1~2 次 /d。

## 银屑病

Dovonex(达力士)/钙泊三醇软膏、乳膏:0.005%,30g、60g、100g;头皮搽剂 60ml;2 次 /d。

含氯倍他索的吡硫翁锌喷雾 4oz(113g);吡硫翁锌配伍 50μg 氯倍他索微粉使用。

煤焦油溶液(LCD)喷雾:三甲基壳聚糖(TMC)0.1% 软膏与 10% LCD 必须配伍使用;454g。

甲氧沙林片剂 10mg;光化学疗法前 1~2 小时使用,0.4~0.6mg/kg。

Tazorac/他扎罗汀乳膏 0.05%、0.1%;15g、30g、60g;凝胶 0.05%、0.1%;30g、100g,1 次 /d。

## 其他

生物素 2.5mg/ 次,1 次 /d。

秋水仙碱片剂:0.6mg;0.3mg/ 次,逐步加量至出现腹泻症状。

Drysol(氧化铝)溶液:20%;35ml、37.5ml、60ml。每晚临睡前使用,起效后间隔使用。

Elidel(爱宁达)/吡美莫司软膏 1%——15g、30g、100g;2 次 /d。

叶酸片剂:1mg;1mg/d。

乳酸乳膏:12%;140g、385g;洗剂:12%;150ml、360ml;2 次 /d。

烟酰胺片剂:500mg;500mg/ 次,3 次 /d。

Propecia(保法止)/ 非那雄胺片剂:1mg;1mg/ 次,1 次 /d。

Protopic/ 他克莫司乳膏:0.03%、0.1%;10g;2 次 /d。

甘罗溴铵片剂:1mg;1mg/ 次,1 次 /d,逐渐加量至有效。

Trental(己酮可可碱)片剂:400mg/ 片;400mg/ 次,3 次 /d。

Vaniqa/ 依氟鸟氨酸乳膏:13.9%;30g;2 次 /d。

# 全身治疗

## 抗疟疾药物

| 药物(商品名)规格 | 剂量 | 机制 | 实验室检查 | 副作用 | 相互作用 | 妊娠安全等级 |
|---|---|---|---|---|---|---|
| 二氯苯酰(氨苯砜)25mg/100mg | 50mg/d 然后加量至 100~200mg/d(与食物同服) | 抑菌剂(作用于二氢叶酸合成酶,干扰叶酸的合成)及抗炎(抑制多核细胞趋化,抑制过氧化物酶) | 基线检查:全血细胞计数,葡萄糖-6-磷酸脱氢酶,综合代谢水平,小便常规,神经系统检查(反射检查) 随诊:全血细胞计数:每周1次,共4次,每月1次,共6次,然后每6月1次;神经系统检查每3~4月1次 | 溶血(与剂量相关),高铁血红蛋白症(与剂量相关;与二氯苯酰丁合用会减少其发生),氨苯砜缺乏症(特异体质者可发生),过敏反应综合征-单核细胞增多症,精神疾病(运动性),肝炎 | 氯法拉明,抗疟疾药,碘胺类药物,丙磺舒,叶酸拮抗剂,甲氧苄啶 | C |
| 羟氯喹(Plaquenil) | 200~400mg/d [6.5mg/(kg·d)] | 同所有抗疟疾药物;DNA形成复合物,抑制 | 基线检查:眼科检查,全血细胞计数;葡萄糖-6-磷酸脱氢酶 | 蓝染,胃肠道不适(品牌药的胃肠道不适反应较轻) | 西咪替丁,地高辛,高龄;土,三硅酸镁;避免与 | C |

第三部分　药物治疗

| 药物（商品名）规格 | 剂量 | 实验室检查 | 机制 | 副作用 | 相互作用 | 妊娠安全等级 |
|---|---|---|---|---|---|---|
| 200mg | | 随诊：每1~5年眼科检查；每个月1次阿姆斯勒方格表自测；全血细胞计数，每个月1次（→每6个月1次） | DNA转录；干扰紫外线照射时氧自由基的形成；抑制白介素-2合成；抑制血小板聚集；抑制核内体酸化 | 角膜混浊、溶血、**视网膜病变（边缘视野）、银屑病发生皮肤卟啉病**，超剂量导致心脏毒性（2~6g），中枢神经系统兴奋 | 氯喹及羟氯喹同类药物合用 | |
| 氯喹（Aralen）250/500mg | 250mg/d [4mg/（kg·d）] | 同羟氯喹 | | 同羟氯喹，此外引起头发褪色素减退，增加眼部病变风险 | *吸烟降低药物有效性，加重潜在性银屑病 | C |
| 喹纳克林（Atabrine）100mg | 100mg/d | 同羟氯喹，但无需眼科及葡萄糖-6-磷酸脱氢酶检查 | | 同羟氯喹，**没有眼毒性；黄染及溶血反应** | 同上。但同氯喹及羟氯喹同类药物合用安全 | C |

## 免疫抑制剂

| 药物 | 剂量 | 实验室检查 | 机制 | 副作用 | 相互作用 | 妊娠安全等级 |
|---|---|---|---|---|---|---|
| 泼尼松<br>(1mg、2.5mg、5mg、10mg、20mg、50mg) | 可变剂量 | 如果进行长期治疗(>20mg/d超过3个月):血压、结核菌素试验、骨密度扫描;补充钙(1 000mg)或维生素 D(800IU)及双膦酸盐 | 降低 AP-1,环氧合酶,NF-κB,减少炎性细胞因子(特别是 IL-2) | 高血糖,失眠,高血压,感染,骨质疏松症,股骨头缺血性坏死,伤口愈合不佳,消化性溃疡,水钠潴留,肾上腺皮质功能不全,库欣氏症,青光眼,肌病,电解质紊乱(低钾,高钠) | 通过 CYP3A4 代谢 | C |
| 甲氨蝶呤<br>(Rheumatrex)<br>2.5mg | 起始剂量 5mg,至多 25mg,口服或肌注,1次/周。<br>** 配合 1mg/(次/d)叶酸使用 | 基线检查:全血细胞计数,综合代谢水平,肝功能检查,肝炎;<br>随诊:全血细胞计数/肝功能,每周 1 次,共 4 次;以后每 3 个月 1 次<br>肝活检:每次最多取 1~1.5g;I/II级:继续服药; | 抑制二氢叶酸还原酶,特异性作用于细胞周期(S 期);抑制胸腺核苷酸合成酶,蛋氨酸合成酶及 5-氨基咪唑-4-甲酰胺 | 肝毒性,癌症,骨髓抑制,头痛,肺纤维化/肺炎,脱发,光敏反应,紫外线记忆反应,胃肠不适;增加同型半胱氨酸(增加心血管危险),有报道过敏反应(试验剂量为 5mg),甲 | 乙醇,非甾体抗炎药,四环素,维 A 酸,磺胺甲噁唑,甲氧苄啶,氨苯砜,环孢素,丙磺舒,非甾体抗炎药,潘生丁,氯霉 | X |

| 药物 | 剂量 | 实验室检查 | 机制 | 副作用 | 相互作用 | 妊娠安全等级 |
|---|---|---|---|---|---|---|
| | | ⅢA级(轻度纤维化),继续服药;6个月后重新进行肝活检;ⅢB级(严重)/Ⅳ级(肝硬化),即停止用药 | 核糖核苷(AICAR)增加局部腺苷水平(腺苷具有抗炎作用) | 酰四氢叶酸补充无治疗 | 素酚噻嗪 | |
| 硫唑嘌呤(依木兰)50mg | 1~3mg/(kg·d),每4周增加0.5mg/(kg·d) | 硫嘌呤甲基转移酶;基线检查:全血细胞计数,肝功能。随诊:全血细胞计数,肝功能。每个月1次,共3次。以后考虑每2个月1次给结核菌素试验。 | 6-巯基嘌呤(次黄嘌呤-鸟嘌呤磷酸核糖转移酶的活性代谢产物)与DNA整合(抑制淋巴细胞的嘌呤从头合成) | 恶心呕吐,**骨髓抑制**,肿瘤(淋巴细胞瘤、鳞状细胞癌),感染,头发卷曲,第14天出现过敏综合征(发热/休克) | 别嘌呤醇(减少75%的剂量),华法林,血管紧张素转换酶抑制剂,磺胺甲噁唑/甲氧苄啶,柳氮磺胺吡啶,宫内节育器 | D |
| 麦考酚酸酯(骁悉,500mg;米芬,180/360mg) | 0.5~2g/次2次/d(Cellcept 1 000=Myfortic 720) | 基线检查:全血细胞计数,肝功能。随诊:全血细胞计数,肝功能。每周1次,共4次。以后每个月1次,每个月1次肝功能检查 | **抑制肌苷单磷酸脱氢酶**,进而抑制淋巴细胞从头合成嘌呤 | 胃肠综合征(麦考酚钠肠溶片胃肠道副作用较轻),骨髓抑制,肝毒性 | 消胆胺,铁剂,氢氧化镁/氢氧化铝,阿昔洛韦 | D |

| 药物 | 剂量 | 实验室检查 | 机制 | 副作用 | 相互作用 | 妊娠安全等级 |
|------|------|-----------|------|--------|---------|------------|
| 酞咪哌啶酮（沙利度胺）50mg | 50-300mg/h | 基线检查：人绒毛膜促性腺激素、神经系统检查、感觉神经运动电位（SNAP）；随诊：人绒毛膜促性腺激素：每周1次，共4次，然后每2-4周1次；神经系统检查每3个月1次；必要时检查感觉神经运动电位。 | 降低肿瘤坏死因子-α，抑制新生血管；抑制中性粒细胞的吞噬功能；抑制细胞核细胞钙化 | 出生缺陷，镇静作用，便秘，外周神经病变（感觉神经），白细胞减少症 | 镇静剂，组胺5-羟色胺，前列腺素 | X |
| 环孢素（新山地明）25/100mg | 起始剂量2.5mg/（kg·d），最大剂量5mg/（kg·d）（不与食物同服） | 基线检查：全血细胞计数、基础代谢水平、肝功能、空腹血脂水平、镁、尿酸、血压；每2周1次（减轻后每个月1次）；随诊：如果肌酐清除率检查：如果剂量>5mg/（kg·d）检查环孢素被谷水平 | 结合亲环蛋白，抑制钙调磷酸酶激活的NF-AT；抑制白介素-2、干扰素-γ合成 | 肾毒性，高血压（使用药有道阻滞剂，不用钙通道阻滞剂及药通道阻滞剂）利尿剂，高脂血症，感染，癌症、头痛、痉挛、高钾/高尿酸血症、多毛症、高镁血症，主观觉感障碍、牙龈增生 | 唑类、大环内酯类，这些药物在肝脏和肠道分别通过CYP3A4和P-糖蛋白代谢的药物。葡萄柚汁，甲氧咪吟，选择性5-羟色 | C |

续表

| 药物 | 剂量 | 机制 | 副作用 | 相互作用 | 妊娠安全等级 |
|---|---|---|---|---|---|
| | | | | 胺再摄取抑制药(SSRI),噻氯匹定;有肾毒性的药物 | |
| 环磷酰胺(Cytoxan)25mg/50mg | 1~3mg/(kg·d),或每个月 1 次静脉同断注射。1g/m²;增加输液量(>3L/d) | 细胞周期非特异性:抑制 DNA 交叉联结;抑制 B 细胞 | 骨髓抑制,出血性膀胱炎(丙烯醛代谢产物),致癌(特别是膀胱移行细胞癌),肝毒性;生殖毒性:生长期脱发,黏膜炎,抗利尿激素分泌异常综合征(SIADH),肺炎/纤维化,感染,甲纵嵴,牙齿色素带沉着,弥漫性色素沉着 | 别嘌呤醇,氯霉素,琥珀胆碱,地尔硫䓬,多柔比星,巴比妥类药物,西咪替丁,氟胞嘧啶,氧化亚氮 | D |

实验室检查:
基线检查:全血细胞计数,综合代谢水平,小便常规
随诊:全血细胞计数:每周 1 次,共 8 次,然后每个月 1 次;综合代谢水平:每个月 1 次;小便常规:每周 1 次共 12 次,然后每 2~4 周 1 次并一直监测下去;膀胱镜检查:每年检查一次,或镜下血尿时检查:尿液细胞学检查 >50gm

# 口服维A酸类

| 药物 | 剂量 | 实验室检查 | 机制 | 副作用 | 相互作用 | 妊娠安全分级 |
|---|---|---|---|---|---|---|
| 异维A酸 (Accutane) 10mg/20mg/30mg/40mg | 0.5~1mg/(kg·d)。总剂量取决于体重=120~150mg/kg 与食物同服。 | 基线检查:人绒毛膜促性腺素。肝功能和空腹血脂:每个月1次。随诊:人绒毛膜促性腺素。肝功能和空腹血脂:每个月1次。能。空腹血脂:10~20h。半衰期30天。避孕30天 | 所有维A酸类药物:影响细胞的生长/分化,形态,抑制恶性肿瘤细胞的生长,改变细胞黏附力,抑制AP-1,NF-κB,乌苷酸脱旋酶,TLR-2,增加真皮I型胶原蛋白、透明质酸、弹性纤维、纤维接触蛋白,转谷氨酰胺酶和Th1偏移 | 干燥,肌痛/关节痛,肌腱炎,骨质增生(长期服用),假性脑瘤、头痛,抑郁症,转氨酶升高,夜间视力下降,前列腺炎,光敏反应,金黄色葡萄球菌感染、炎症性肠病 | 四环素(假性脑瘤的风险),甲氨蝶呤(肝毒性),维生素A,大环内酯类,抗生素唑类,利福平,酒精,苯妥英,迷你避孕丸,光敏剂,卡马西平 | X |
| 阿维A (Soriatane) 10mg/25mg | 25~50mg/d 与食物同服 | 基线检查:全血细胞计数,肝功能,空腹血脂,人绒毛膜促性腺素、血尿素氮/肌酐。随诊:人绒毛膜促性腺素、全血 | 异维A酸:没有特定的受体;阿维A:所有视黄醛酸受体亚型; | 与维A酸相同,区别在于治疗的疗程。长期避孕(3年),脱发及骨质增生更常见。酒精会将阿维A | | X |

续表

| 药物 | 剂量 | 实验室检查 | 机制 | 副作用 | 相互作用 | 妊娠安全分级 |
|---|---|---|---|---|---|---|
| | | 细胞计数:每个月1次;肝功能、空腹血脂每2周1次→每个月1次→每3个月1次;半衰期:50小时;避孕3年 | 贝沙罗汀:所有视黄醛X受体亚型 | 转换为阿维A酯(沉积在脂肪) | | |
| 贝沙罗汀(Targretin)10mg/75mg | 300mg/(m²·d)与食物同服(高脂食物会促进维A酸生物利用度) | 基线检查:空腹血脂、全血细胞计数,肝功能,促甲状腺/甲状腺素、人绒毛膜促性腺激素;随诊:空腹血脂每周1次直到稳定,然后每1~2个月1次;全血细胞计数、肝功能,人绒毛膜促性腺激素,每个月1次;甲状腺/甲状腺素:每8周1次;半衰期:7小时;避孕30天 | | 同其他维A酸类药物:更易引起明显的高甘油三酯血症,中枢性甲状腺功能减退,白细胞减少,白内障,低血糖 | 同上:吉非贝齐 | X |

生物制剂

| 药物 | 剂量 | 实验室检查 | 机制 | 副作用 | 相互作用 | 妊娠安全分级 |
|---|---|---|---|---|---|---|
| 阿法赛特 (Amevive) 15mg | 15mg 肌肉注射，每周 1 次，共 12 次 | 基线检查：白细胞，CD4，结核菌素实验；随诊：CD4 每周（如果 <250 细胞/μl 维持原剂量） | 由人型淋巴细胞功能相关抗原 -3 (LFA-3) 的 Fc 段与 Ig G1 段结合的融合蛋白；与 T 细胞（CD45RO+）CD2 结合，导致活化的 T 细胞凋亡 | 白细胞减少症，感染，癌症，寒战，肝损伤（转氨酶升高） | 无 | B |
| 依法珠 (Raptiva) | 1mg/kg 皮下注射每周 1 次 | 基线检查：结核菌素试验，全血细胞计数（包括血小板）；随诊：全血细胞计数：每个月 1 次，共 3 次；以后每 3 个月 1 次 | 人源抗 CD11a 单克隆抗体（人抗原，通过与 T 细胞上人型淋巴细胞功能相关抗原 -1 (CD11a) 的 α 亚基结合，抑制人型淋巴细胞功能相关抗原 1 (LFA1) 与细胞黏附因子 1 (ICAM) 的相互作用；阻止 T 细胞活化与增出 | 停药后反弹，治疗期间突然爆发，感染，癌症，注射部位的同形反应，血小板减少 | 无 | C |
| 依那西普 (Enbrel) | 25-50mg 皮下注射每周 2 次，共 3 个月；然后 | 基线检查：结核菌素试验和/或胸部 X 线检查 | TNF-α 受体与免疫球蛋白 IgG1 的 Fc 片段融合的重组融合蛋白；与可 | 注射部位同形反应引起部感染（结核再激活）， | 无 | B |

| 药物 | 剂量 | 实验室检查 | 机制 | 副作用 | 相互作用 | 妊娠安全分级 |
|---|---|---|---|---|---|---|
| 25mg/50mg | 50mg/次,每周1次 | 考虑检测:综合代谢水平,乙型肝炎病毒,丙型肝炎病毒,全血细胞计数,人类免疫缺陷病毒 | 与可溶性TNF-α结合 | 癌症,充血性心衰,脱髓鞘疾病,狼疮样综合征,反常性脓疱型银屑病 | | |
| 英夫利昔 (Remicade) | 第0,2,6周3~10mg/kg,静脉注射;然后每8周1次 | 基线检查:结核菌素试验和/或胸部X线检查 考虑检测:综合代谢水平,乙型肝炎病毒,丙型肝炎病毒,全血细胞计数,人类免疫缺陷病毒 | 抗TNF-α的人鼠嵌合单克隆抗体:能与可溶及跨膜形式TNF-α结合 | 与依那普两者相同,但风险高;输液反应 | 无 | B |
| 阿达木单抗 (Humira) | 40mg皮下注射:隔周1次 | 基线检查:结核菌素试验和/或胸部X线检查 考虑检测:综合代谢水平,乙型肝炎病毒,丙型肝炎病毒,全血细胞计数,人类免疫缺陷病毒 | 抗TNF-α人型单克隆抗体:能与可溶及跨膜形式TNF-α结合 | 同依那普 | 无 | B |

| 药物 | 剂量 | 实验室检查 | 机制 | 副作用 | 相互作用 | 妊娠安全分级 |
|---|---|---|---|---|---|---|
| 利妥昔单抗 (Rituxan) | 化疗:375mg/m², 每周 4 次; 类风湿性关节炎:1g/ 次,隔周 2 次 | 基线检查: 全血细胞计数 随诊:CD19 每 6-12 个月 1 次 | 抗 CD20 单克隆抗体 | 输液反应(首次最严重),JC 病毒感染导致进行性多处灶性脑白质病(PML),严重的黏膜反应 | 无 | C |
| Kineret (Anakinra) | 类风湿性关节炎剂量: 100mg/ 次,皮下注射,适用于周期性发热综合征患者 | 基线检查:结核菌素试验和/或胸部 X 线检查。考虑检测:综合代谢水平,乙肝病毒,丙肝病毒;随诊:全血细胞计数 类免疫缺陷病毒 | 白介素-1 受体拮抗剂 | 与依那普昔相同 | 无 | C |
| 静脉注射免疫球蛋白 | 2g/kg,疗程 2~5 天。也见于中毒性表皮坏死松解症(285 页) | 基线检查:免疫球蛋白 A 水平(用 Gammagard 治疗 IgA 缺乏);基础代谢水平;用于评估心脏衰竭 | 免疫调节 | 液体超负荷,过敏性休克(IgA 缺乏症),罕见报道溶血性贫血,急性肾衰竭,无菌性脑膜炎 | 无 | C |

生物制剂术语:mab(单克隆抗体);Ximab(嵌合单克隆抗体);Zumab(人源化单克隆抗体);umab(全人源多克隆抗体);cept(受体抗体融合蛋白)。

第三部分 药物和治疗

## 常规用药参考

### 度量单位换算

15ml=15cc=1 茶匙
5ml=5cc=1 茶匙
250ml=8 盎司
454g=16 盎司
30g=1 盎司

### 剂量换算

1%=1g/100ml=10mg/cc
0.1%=0.1g/100ml=1mg/cc

### 药物调剂与吸收

1g 乳膏（或者 ~0.95g 软膏）→覆盖 100cm²
1 指尖单位（FTU）= 指尖上涂布 2cm 厚乳膏 =0.5g

|  | 1 次应用（G） | 2 次 /d×1 周（G） |
|---|---|---|
| 成人全身 | 10~30 | 170 |
| 头颈部 | 2 | 10 |
| 手足 | 2 | 10 |
| 单个上臂 | 3 | 15 |
| 单个小腿 | 4 | 30 |
| 躯干 | 8 | 60 |

解剖部位透皮吸收：阴囊 > 脸颊 > 腹部和胸部 > 头皮和腋下 > 背部 > 前臂 > 手掌 > 脚踝 > 足底。

## 皮质激素

|  | 等效剂量（mg） | 糖皮质激素效力 | 盐皮质激素效力 | 半衰期（h） |
|---|---|---|---|---|
| 氢化可的松 | 4 | 1 | 1 | 8~12 |

|  | 等效剂量（mg） | 糖皮质激素效力 | 盐皮质激素效力 | 半衰期（h） |
|---|---|---|---|---|
| 醋酸可的松 | 5 | 0.8 | 0.8 | 8~12 |
| 泼尼松 | 1 | 3.5~5 | 0.8 | 18~36 |
| 泼尼松龙 | 1 | 4 | 0.8 | 18~36 |
| 曲安奈德 | 0.8 | 5 | 0 | 18~36 |
| 甲泼尼龙 | 0.8 | 5~7.5 | 0.5 | 18~36 |
| 地塞米松 | 0.15 | 25~80 | 0 | 36~54 |
| 倍他米松 | 0.12~0.15 | 25~30 | 0 | 36~54 |

| 药名（商品名称）* | 规格 | ♀ |
|---|---|---|
| - 配方，剂量 | | |

\* 有仿制药。♀：妊娠安全分级

# 痤疮外用药物

## 抗生素

| 过氧化苯甲酰 5%/ 克林霉素 1% | | |
|---|---|---|
| Duac 凝胶 | 45g | C |
| Benzaclin 凝胶 | 25g、50g | C |
| **过氧化苯甲酰 5%/ 红霉素 3%\*** | | |
| 仿制药凝胶 | 23g、46g | C |
| 必麦森 | 46g、60/ 盒 | C |
| **克林霉素 \*** | | |
| Cleocin T 1% 溶液（丽迅欧）、洗剂 | 60ml | B |
| 1% 凝胶 | 30g、60g | B |
| 1% 拭抹剂 | 60 支 / 盒 | B |
| Evoclin 1% 泡沫剂 | 50g、100g | B |
| **红霉素 \*** | | |
| Akne-Mycin 2% 软膏 | 25g | B |
| Emgel 2% 凝胶 | 27g、50g | B |

| 甲硝唑 | | |
|---|---|---|
| Noritate 1% 乳膏 | 30g | B |
| MetroCream 0.75% | 30g、45g | B |
| MetroGel 0.75% 凝胶 | 29g | B |
| MetroLotion 0.75% 洗剂 | 59ml | B |
| 磺胺醋酰钠 10% | | |
| Klaron(磺胺醋酰钠)洗剂 | 59ml | C |
| 磺胺 5% 磺胺醋酰钠 *10% | | |
| Generic 洗剂 | 25ml | C |
| Novacet 洗剂 | 30ml、60ml | C |
| Plexion TS 乳膏 | 30g、90g | C |
| Avar Gel；Avar Green 凝胶 | 45g | C |
| Clenia 润肤霜 | 28g | C |
| Sulfacet R 洗剂 | 25ml | C |
| Rosula 凝胶 | 45ml | C |

## 角质剥脱药

| 壬二酸 | | |
|---|---|---|
| Azelex 20% 乳膏 | 30g、50g | B |
| Finacea 15% 凝胶 | 30g | B |
| 过氧化苯甲酰(BP)治疗粉刺性痤疮时具有抗菌、剥离角质的作用；可漂白衣物 | | |
| 处方药：Benzac AC 2.5%、5%、10% 润肤凝胶 | 60g、90g | C |
| Benzagel 5%、10% 凝胶 | 45g | C |
| Brevoxyl 4%、8% 凝胶、洗剂／清洁剂 | 42.5g、90g | C |
| Generic BP 2.5%、5%、10% 凝胶，洗液 | | C |
| Triaz 3%、6%、10% 凝胶 | 42.5g | C |
| 非处方药：Clearasil 10% 乳膏、洗剂 | | C |
| Oxy balance 10% 凝胶 | | C |

**维 A 酸类：**

**阿达帕林（特异性结合视黄醛酸 β 和
γ 受体 -）**

| | | |
|---|---|---|
| 达芙文 0.1% 乳膏、凝胶 | 15g、45g | C |
| 达芙文 0.3% 凝胶 | 45g | C |

**维 A 酸 \*（均与视黄醛酸受体结合、不与视黄醛 X 受体结合）**

| | | |
|---|---|---|
| 维生素 A 0.025% 乳膏、凝胶 | 20g、45g | C |
| Retin-A Micro 0.04%、0.1% 凝胶 | 20g、45g | C |
| 仿制药 0.025%、0.05%、0.1% 乳膏 | 20g、45g | C |
| 仿制药 0.025%、0.1% 凝胶 | 15g、45g | C |
| Renova 0.02%、0.05% 乳膏 | 40g、60g | C |
| Ziana 0.025%（+ 克林霉素 1.2%）凝胶 | 30g、60g | C |

**他扎罗汀（特异性结合视黄醛酸 β 和 γ 受体）**

| | | |
|---|---|---|
| Avage 0.1% 乳膏 | 15g、30g | X |
| Tazorac 0.05%、0.1% 乳膏 | 15g、30g、60g | X |
| Tazorac 0.05%、0.1% 凝胶 | 30g、100g | X |

# 痤疮口服药物

## 抗生素

| | | |
|---|---|---|
| **四环素 \*（Sumycin）** | 250mg、500mg | D |
| 250~500mg/ 次，2~4 次 /d | 混悬液 125/5ml | |
| 8 岁以下禁用 | | |
| **多西环素 \*（Adoxa、Doryx、伟霸霉素）口服，1~2 次 /d** | 50mg、100mg | D |
| （Periostat）口服，2 次 /d | 20mg | |
| （Oracea）口服，1 次 /d | 40mg | |
| 副作用：光敏反应、眩晕、食管炎
用 8 盎司（约 236ml）水服下。不
与钙剂同服。
8 岁以下禁用 | | |
| **米诺环素 \*（Dynacin、美满霉素）** | 50mg、75mg、100mg | D |

| | | |
|---|---|---|
| 50~100mg 口服,1~2 次 /d | 50mg/5ml | |
| 副作用:皮肤或牙齿色素沉着、狼疮样综合征、假性脑瘤 8 岁以下禁用 | | |
| **红霉素** *(E-mycin、Erytab) | 250mg、333mg、500mg | B |
| 250~500mg 口服,4 次 /d 或 333mg 口服,3 次 /d 或 500mg 口服,2 次 /d | 混悬液 200mg/5ml、400mg/5ml | |
| 儿童:50mg/(kg·d)分 4 次服用 | | |
| 副作用:恶心、腹泻 | | |

## 维 A 酸类

| | | |
|---|---|---|
| **异维 A 酸** *(Accutane、Amnesteem、Sotret、Claravis) 13- 顺式维 A 酸(受体亲和力不明) 0.5~1mg/(kg·d)分 1~2 次服用 | 10mg、20mg、40mg | X |
| 实验室检查:β- 人绒毛膜促性腺激素(2 次均为阴性)、血脂、肝功能(若加入医疗补助计划,补充检查全血细胞计数,血糖);每个月检查一次 β- 人绒毛膜促性腺激素,血脂,肝功能 | | |
| 副作用:干燥、致畸、头痛、关节痛 / 肌肉痛、夜间视力下降、抑郁、血脂异常 | | |

## 其他

| | | |
|---|---|---|
| **螺内酯** *(安体舒通;Aldactone) 25~200mg 1 次 /d,起始剂量 25~50mg 对多囊卵巢综合征患者有弱抗雄性激素作用 | 25mg、50mg、100mg | X |
| 副作用:高钾血症、男性乳腺发育、低血压 | | |

## 秃发

| | | |
|---|---|---|
| **非那雄胺**(Propecia;保法止) 用于治疗男性雄激素性脱发:1mg 口服,1 次 /d | 1mg | X |

| 米诺地尔 * (Rogaine) | | 2% 女性; | C |
| 治疗男性或女性脱发: 通常将 5% 溶液 | | 5% 男性 | |
| 1ml 涂于干燥头皮上, 2 次 /d | | 60ml | |

# 镇痛药

剂量: 1~2 片, 口服, 4~6 小时 / 次, 疼痛时服用 (镇痛强度依次增加)

| Darvocet | 右丙氧芬 + 对乙酰氨基酚<br>N-50 (50mg/325mg); N-100<br>(100mg/325mg) | 50mg/325mg<br>100mg/325mg | C |
| 氨酚待因<br>(Tylenol #3) | 可待因 + 对乙酰氨基酚<br>* 可能导致便秘 - 可与<br>Colace (多库酯钠) 同服:<br>100mg/ 次, 2 次 /d | 15mg/300mg (#2)<br>30mg/300mg (#3)<br>60mg/300mg (#4) | C |
| 维柯丁<br>(Vicodin) | 氢可酮 + 对乙酰氨基酚 | 5mg/500mg<br>7.5mg/500mg | C |
| Percoet | 羟考酮 + 对乙酰氨基酚<br>* 非常强, 几乎不在皮肤科<br>使用. 主要用于外科手术后;<br>用 5mg/325mg 这种规格 | 2.5mg/325mg<br>5mg/325mg<br>7.5mg/325mg | C |

# 外用麻醉药

| 利丙双卡因乳膏 (恩纳) 利多卡因 2.5%+<br>丙胺卡因 2.5% | | 5g、30g | B |

| 年龄范围 | 体重<br>(kg) | 最大剂<br>量 (g) | 最大使用<br>面积 (cm²) |
| --- | --- | --- | --- |
| 1~3 个月 | <5 | 1 | 10 |
| 4~12 个月 | 5~10 | 2 | 20 |
| 1~6 岁 | 10~20 | 10 | 100 |
| 7~12 岁 | >20 | 20 | 200 |

可能导致幼儿高铁血红蛋白血症

| | | |
|---|---|---|
| LMX4 利多卡因 4% 乳膏 | 30g | B |
| LMX 5 利多卡因 5% 乳膏 | 15g、30g | B |
| Lida-Mantle 利多卡因 3% 乳膏 | 28g、85g | C |
| Lida-Mantle HC 利多卡因 3%+0.5% 氢化可的松 | 28g、85g | C |
| Pramosone 普莫卡因 +1% 或 2.5% 氢化可的松——外用止痒 | 60ml、120ml 溶液；30g、60g 乳膏；30g 软膏 | C |

# 抗生素

## 外用抗生素 / 消毒剂

| | | |
|---|---|---|
| 莫匹罗星 *（百多邦 /Centany）2% 乳膏,软膏<br>2~3 次 /d,用于治疗脓疱疮和伤口感染,治疗鼻部耐甲氧苯青霉素金黄色葡萄球菌感染。<br>每个鼻孔 0.5g,2 次 /d,共 5 天 | 15g、30g | B |
| 杆菌肽 + 多黏菌素 *（Polysporin） | 非处方药 | C |
| 磺胺嘧啶银 *（Silvadene）1% 乳膏 | 20g、50g、400g、1 000g | B |
| 瑞他莫林（Altabax）1% 软膏,2 次 /d,共 5 天<br>用于甲氧西林敏感的金黄色葡萄球菌或化脓性链球菌 | 5g、10g、15g | B |
| 氯己定 *（Hibiclens（葡萄糖酸氯己定）4% 清洁剂）<br>具有良好的抗细菌、真菌和酵母等微生物的作用,用于耐甲氧苯青霉素金黄色葡萄球菌感染 | 120ml、240ml、480ml、960ml、3 840ml | B |
| 庆大霉素 *（Garamycin 乳膏 / 软膏:0.1%）<br>用于铜绿假单胞菌指(趾)甲、伤口感染 | 15g | D |

## 口服药物

| | | |
|---|---|---|
| **阿莫西林** *(奥纳欣;Amoxil) | 250mg、500mg | B |
| 250~500mg 口服 3 次 / 天 | 混悬液<br>125mg/5ml、 | |
| 儿童:20~40mg/(kg·d)口服,分 3 次服用 | 250mg/5ml | |
| **安灭菌** *(阿莫西林 + 克拉维酸) | 250mg、500mg、875mg | B |
| 500~875mg 口服,2 次 /d;250~500mg 口服,3 次 /d | 混悬液<br>200mg/5ml | |
| 儿童:20~40mg/(kg·d),分为 2~3 次服用 | 400mg/5ml | |
| **阿奇霉素** *(希舒美;Zithromax)大环类酯类 | | B |
| 500mg 口服 1 次;然后 250mg/ 次,1 次 /d,共 5 天 | Zpak:250mg | |
| 500mg 口服,1 次 /d,共 3 天 | TriPak:500mg | |
| **头孢克洛**(希刻劳;Ceclor)第 2 代头孢菌素 | 250mg、500mg | B |
| 250~500mg 口服,3 次 /d。250mg/5ml | 混悬液 125mg/5ml | |
| 儿童:20~40mg/(kg·d)口服,分 3 次服用 | 250mg/5ml | |
| **头孢氨苄** *(先锋霉素 IV;Keflex)第 1 代头孢菌素 | 250mg、500mg | B |
| 250~500mg 口服,4 次 /d | 混悬液 | |
| 儿童:40mg/(kg·day)口服,每日分 2 次服药 | 250mg/5ml | |
| **环丙沙星** *(Cipro)第 2 代喹诺酮类 | 250mg、500mg | C |
| 250~750mg 口服,2 次 /d | 750mg | |
| 药物相互作用:抗酸药、硫糖铝、铁、锌、茶碱、华法林、环孢素 | | |
| **克拉霉素** *(Biaxin) | 250mg、500mg | C |
| 250~500mg 口服,2 次 /d | 混悬液<br>125mg/5ml、 | |
| 儿童:7.5mg/kg 口服,2 次 /d | 250mg/5ml | |
| **克林霉素** *(Cleocin) | 75mg、150mg、300mg | B |

| | |
|---|---|
| 150~450mg 口服, 2 次 /d | 混悬液 |
| 儿童:8~25mg/(kg·d),分为 3~4 次服用 | 75mg/5ml |
| 可能导致假膜性肠炎 | |

| | | |
|---|---|---|
| **多西环素** *(Adoxa、Doryx、Vibramycin) | 50mg、100mg | D |
| 50~100mg 口服, 1~4 次 /d | | |
| 副作用:光敏反应、眩晕、食管炎<br>用 250ml 水服下。不能与钙剂同服<br>8 岁以下禁用 | | |
| **红霉素** * | | B |
| 副作用:恶心、腹泻 | | |
| E-mycin、Erytab | 250mg、333mg、500mg | B |
| 250~500mg 口服, 4 次 /d 或 333mg 口服,<br>3 次 /d 或 500mg 口服, 2 次 /d | | |
| 琥乙红霉素<br>-EES、EryPed 400mg 口服, 4 次 /d | 400mg | B |
| 儿童:50mg/(kg·d),每日分 4 次服用 | 200mg/5ml<br>400mg/5ml | B |
| **米诺环素** *(Dynacin、美满霉素) | 50mg/5ml | D |
| 50~100mg 口服, 1~2 次 /d | 50mg、75mg | |
| 副作用:皮肤或牙齿蓝灰色沉着、狼疮样<br>综合征、假性脑瘤<br>8 岁以下禁用 | 100mg | |
| **利福平** *10~20mg/(kg·d),最大 600mg/ 次,<br>1 次 /d | 150mg、300mg | C |
| 细胞色素 P450 相互作用药物:抗酸剂,<br>钙离子通道阻断剂,类固醇,环孢素,地<br>高辛,氨苯砜,喹诺酮类,华法林,左旋甲<br>状腺素 | | |
| **四环素** *(Sumycin) | 250mg、500mg | D |
| 250~500mg/ 次, 2~4 次 /d<br>8 岁以下禁用 | | |
| **复方新诺明** *(Septra、Bactrim) | 磺胺甲噁唑(mg)/ 甲<br>氧苄啶(mg) | C |
| 1 片(双效剂)口服, 2 次 /d | 400mg/80mg | |

| | |
|---|---|
| 儿童:0.5mg/kg 口服,2 次 /d | 800mg/160mg(双效剂) |
| 10kg——5ml/ 次,2 次 /d | 混悬液每 5ml 包含 |
| 20kg——10ml 次,2 次 /d | 200mg 磺胺甲噁唑, |
| 30kg——15ml/ 次,2 次 /d | 40mg 甲氧苄啶 |
| >40kg——20ml/ 次,2 次 /d 或双效剂 1 片 / 次,2 次 /d | |

## 术前预防性抗生素

心脏损伤高风险患者用药参见第 224 页,可指导心内膜炎患者感染部位手术治疗前的预防性抗生素用药。

## 抗生素用药方案

| | 一线用药 | 二线用药 |
|---|---|---|
| 痤疮、口周皮炎 | 米诺环素 50~100mg/ 次,1~2 次 /d<br>多西环素 50~100mg/ 次,1~2 次 /d<br>四环素 500mg/ 次,2 次 /d | 红霉素<br>复方新诺明 |
| 炭疽 | 环丙沙星 500mg/ 次,2 次 /d,疗程为 60 天<br>儿童:20~30mg/(kg·d)<br>每日分 12 次服用,疗程为 60 天 | 多西环素 100mg/ 次,2 次 /d,疗程为 60 天<br>大于 8 岁的儿童 2.2mg/kg,2 次 /d,疗程为 60 天 |
| 杆菌性血管瘤病 | 克拉霉素(Clarithro)500mg/ 次,2 次 /d<br>阿奇霉素 250mg/ 次,1 次 /d<br>环丙沙星 500~750mg/ 次,2 次 /d | 红霉素 500mg/ 次,4 次 /d<br>多西环素 100mg/ 次,2 次 /d |
| 咬伤:猫抓病 多杀性巴氏杆菌 | 安灭菌 875mg/125mg,2 次 /d 或 500mg/125mg/ 次,3 次 /d | 头孢呋辛 0.5g,12 小时 1 次<br>多西环素 100mg/ 次,2 次 /d |
| 咬伤:狂犬病 多杀性巴氏杆菌 | 安灭菌 875mg/125mg,2 次 /d 或 500mg/125mg,3 次 /d | 克林霉素 300mg/ 次,4 次 /d+ 复方新诺明 + 氟喹诺酮 |

第三部分 药物和治疗

| | 一线用药 | 二线用药 |
|---|---|---|
| 咬伤:人 | 安灭菌 875mg/125mg,2 次 /d,疗程为 5 天 | 如果感染:克林霉素 + 环丙沙星 |
| 咬伤:蜘蛛 (隐居褐蛛) | 氨苯砜 50mg/ 次,1 次 /d 可能有效 | |
| 回归热螺旋体 | 多西环素 | 红霉素 |
| 空肠弯曲杆菌 | 氟喹诺酮 | 红霉素 |
| 蜂窝组织炎 (四肢) | 萘夫西林 2g/ 次静滴,每 4 小时 1 次 双氯西林 500mg/ 次每 6 小时 1 次 头孢唑林 1g/ 次静滴,每 8 小时 1 次 | 红霉素,阿奇霉素 5 天疗法 安灭菌 875mg/125mg,2 次 /d |
| 蜂窝组织炎 (面部) | 万古霉素 1g/ 次静滴,每 12 小时 1 次 | 阿莫西林 / 青霉素 |
| 产气荚膜梭菌 | 克林霉素 + 青霉素 G | 多西环素 |
| 红癣 (Corynebact. minutissimum) | 红霉素 250mg/ 次,4 次 /d,疗程为 14 天 | 外用药 |
| 川崎病 | 静滴免疫球蛋白 2g/kg 12 小时以上 + 阿司匹林 80~100mg/(kg·d),分 4 次用药。然后 3~5mg/(kg·d),1 次 /d,疗程为 6~8 周 | |
| 脓疱病 | 双氯西林 125~500mg/ 次,4 次 /d 外用百多邦 | 阿奇霉素,克拉霉素,红霉素 |
| 莱姆病(伯氏疏螺旋体) | 多西环素 200mg/ 次,共 14~21 天 多西环素 100mg/ 次,2 次 /d 阿莫西林 500mg/ 次,3 次 /d 头孢呋辛 500mg/ 次,2 次 /d | 红霉素 250mg/ 次,4 次 /d |
| 脑膜炎球菌 (脑膜炎奈瑟菌) | 青霉素 G | 头孢呋辛 |
| 支原体 | 阿奇霉素,克拉霉素,红霉素,氟喹诺酮 | 多西环素 |
| 铜绿假单胞菌 | 环丙沙星 500~700mg/ 次,2 次 /d | 第三代头孢 亚胺培南,氨曲南 |
| 立克次体:落基山斑点热 | 多西环素 100mg/ 次,2 次 /d,疗程为 7 天 | 氯霉素 500mg/ 次,4 次 /d,疗程为 7 天 |

|  | 一线用药 | 二线用药 |
|---|---|---|
| 葡萄球菌 | 克林霉素<br>复方新诺明 | 红霉素 |
| 葡萄球菌烫伤样皮肤 | 萘夫西林或苯唑西林<br>2g/次静滴,每 4 小时 1 次,疗程为5~7 天<br>儿童:150mg/kg 分 4 次服用(每 6小时 1 次) |  |
| 链球菌 | 青霉素 G | 红霉素,<br>阿奇霉素,<br>克拉霉素 |

咬伤需要预防性注射破伤风疫苗
根据 2006 年 Sanford Guide 修订

## 性病用药

| 疾病 | 症状 | 一线治疗 | 二线治疗 |
|---|---|---|---|
| 淋病(以及治疗衣原体) | 男性:尿道炎,带脓性分泌物<br>女性:宫颈内膜炎,带脓性分泌物 | 头孢克肟 400mg<br>环丙沙星 500mg<br>氧氟沙星 400mg<br>阿奇霉素 1g<br>多西环素 100mg/次2 次/d,疗程为 7 天 | 加替沙星 400mg<br>依诺沙星 400mg<br>诺美沙星 400mg<br>阿奇霉素 1g<br>多西环素 100mg/次2 次/d,疗程为 7 天 |
| 软下疳(杜克雷嗜血杆菌) | 深溃疡,疼痛,50% 腺体病 | 阿奇霉素 1g/次,1 次<br>头孢曲松 250mg,肌肉注射,1 次 | 红霉素 500mg/次,4次/d,疗程 7 天<br>环丙沙星 500mg/次,2 次/d,疗程 3 天 |
| 淋巴肉芽肿(沙眼衣原体) | 疱疹样水疱,无疼痛感,淋巴结肿大/沟槽征 | 多西环素 100mg2 次/d,疗程为 21 天 | 红霉素 500mg/次,4次/d,疗程为 21 天 |
| 腹股沟肉芽肿(克雷伯氏菌,以前 | 溃疡基底可见颗粒状肉芽组织,没有疼痛,无淋巴 | 多西环素 100mg/次2 次/d,疗程为 21 天<br>复方新诺明双效剂,2 次/d,疗程为 21 天 | 红霉素<br>环丙沙星 |

| 疾病 | 症状 | 一线治疗 | 二线治疗 |
|------|------|----------|----------|
| 认为是肉芽肿莢膜杆菌) | 结肿大 + 杜诺凡小体 | | |
| 梅毒(梅毒螺旋体) | 硬下疳,没有疼痛,有淋巴结肿大 | 苄星青霉素 G240 万 U 肌肉注射 1 次,1 周后重复 1 次 | 多西环素 100mg/次,2 次 /d,疗程 14 天 |
| | | | 四环素 500mg/ 次,4 次 /d,疗程为 14 天 |

\* 对青霉素过敏的孕妇应该进行脱敏治疗后,再接受青霉素治疗。

# 抗真菌药物

## 外用药

分类:多烯类(与麦角固醇结合),唑类(抑制羊毛固醇 14-α 去甲基化酶),丙烯胺类(抑制角鲨烯环氧化酶)

| | | | |
|------|------|------|------|
| 处方药 | **布替萘芬** *(Mentax)1% 乳膏 | 15g,30g | B |
| | 环吡酮(Loprox)1% 乳膏,洗剂 | 15g,30g,90g | B |
| | 环吡酮(Penlac)8% 指甲的涂液 | 6.6ml | B |
| | **益康唑** *(Spectazole)1% 乳膏 | 15g、30g、85g | C |
| | **酮康唑** *(Nizoral)2% 乳膏 | 15g、30g、60g | C |
| | **酮康唑**(Nizoral)2% 香波 | 120ml | C |
| | **酮康唑**(Xolegel)2% 凝胶 | 15g | C |
| | **咪康唑** *(Micatin)2% 乳膏,粉剂,喷雾 | 15g、30g、90g | B |
| | **萘替芬** *(Naftin)1% 凝胶,乳膏 | 15g、30g、60g | B |
| | **奥昔康唑**(Oxistat)1% 乳膏 | 15g、30g、60g | B |
| | **舍他康唑**(Ertazco)2% 乳膏 | 30g | C |
| | 麝香草酚 4% 酊剂 | 30ml,带滴管 | |
| 非处方药物 | 克霉唑(Lotrimin, Mycelex)1% 乳膏,溶液,洗剂 | | B |
| | 酮康唑(Nizoral)1% 乳膏,洗发水 | | C |

| 非处方药物 | 硝酸咪康唑(Zeasorb-AF Powder) 2% 粉剂 | | C |
| --- | --- | --- | --- |
| | 硝酸咪康唑(Ministat)2% 乳膏 | | C |
| | 特比萘芬(兰美抒;Lamisil)1% 乳膏,溶液,喷雾 | | B |
| | 二硫化硒(Selsun,海飞丝)1%,2.5% 的洗发水 | | C |

## 全身给药

| 灰黄霉素 *(Grifulvin,Grisactin,Fulvcin) | | C |
| --- | --- | --- |
| 微粒:500~1 000mg 口服,1 次 /d | 250mg、500mg | |
| 儿童:20mg/(kg·d),分两次服用,最大剂量 1g/d,疗程为 6~8 周 | 125mg/5ml | |
| 与食物同服(脂肪膳食增加吸收) | | |
| 孕妇、肝衰竭、卟啉病、狼疮禁止服用 | | |
| 可能导致粒细胞缺乏症、口服避孕药失败、狼疮、光敏反应、双硫仑样反应 | | |
| CYP3A4 诱导剂:降低华法林、环孢素、口服避孕药水平 | | |
| 机制:抑制微管 | | |

| 氟康唑(大扶康)·Diflucan) | 50mg、100mg、150mg、200mg 10mg/ml 或 40mg/ml | C |
| --- | --- | --- |
| 甲真菌病:150~300mg/ 次 | | |
| 每次 1 个剂量,每周 1 次,疗程 3~12 个月 | | |
| 儿童:3~6mg/(kg·d) | | |
| 禁止同时服用西沙必利,导致致死性心律失常 | | |
| 协同作用:华法林、环孢素、齐多夫定、苯妥英、茶碱、特非那定(CYP2C9 及 3A4 抑制剂) | | |
| 利福平降低氟康唑血药水平,西咪替丁 / 双氢克尿噻升高氟康唑血药水平 | | |
| 机制:抑制羊毛甾醇 14-α 去甲基化酶 | | |

| 伊曲康唑 *(斯皮仁诺;Sporanox) | 100mg | C |
| --- | --- | --- |
| 甲真菌病:200mg/ 次,1 次 /d 或间断服用 200mg/次,2 次 /d,每个月服用 1 周 | 10mg/ml | |
| 儿童:间断用药,每个月服用 1 周 | | |

| | | |
|---|---|---|
| (10~20kg=50mg/次,1次/d;20~30kg=100mg/次, 1次/d;30~40kg=100mg/200mg交替用药;40~50kg= 200mg/次,1次/d;>50kg=200mg/次,2次/d<br>4周后检查肝功能<br>指甲治疗疗程6周,趾甲治疗疗程12周<br>花斑癣:200mg×1次,1周内重复用药<br>头癣:3~5mg/(kg·d),分为1~2次/d,疗程为1个月<br>与橙汁、碳酸饮料同服<br>禁止同时服用西沙必利(致心律失常)<br>禁忌证:心室功能不全<br>CYP3A4抑制剂:与非洛地平,环孢素,地高辛,华法林,他汀类药物,口服降糖药有协同作用。<br>机制:抑制羊毛甾醇14-α去甲基化酶 | | |
| **酮康唑** *(Nizoral)200mg/次,口服,1次/d<br>花斑癣:400mg×1次,1周内重复1次<br>2岁以上儿童:3.3~6.6mg/(kg·d),口服,1次/d<br>如果长期服用,需检测肝功能,每2周1次,疗程为2个月<br>与橙汁、碳酸饮料同服<br>CYP3A4抑制剂<br>禁止同时服用西沙,匹莫齐特,奎尼丁(致心律失常)<br>与华法林,环孢素,苯妥英,茶碱,利福平有协同作用,质子泵抑制剂能降低酮康唑的血药水平<br>机制:抑制羊毛固醇14-α去甲基化酶 | 200mg | C |
| **制霉菌素** *漱口及吞咽4~6ml/次,4次/d<br>治疗口腔念珠菌病<br>机制:与细胞膜麦角固醇结合,产生小孔,导致细胞内容物外漏 | 100 000units/ml | C |
| **特比萘芬**(兰美抒)<br>甲真菌病:250mg/次,口服,1次/d,疗程为12周,或者间断服用250mg/次,2次/d,每个月服用1周,疗程为3个月<br>头癣:儿童3~6mg/(kg·d),疗程1个月<br><20kg——1/4片/次,口服,1次/d<br>20~40kg——1/2片/次,口服,1次/d<br>>40kg——1片/次,口服,1次/d<br>检测肝功能基础值,每6周复查1次 | 250mg | B |

| | |
|---|---|
| 可能导致亚急性皮肤型红斑狼疮,味觉或视觉异常,头痛,腹泻<br>降低环孢素血药水平<br>CYP2D6 抑制剂:升高茶碱,三氯醋酸、麻醉药血药水平<br>利福平会降低,西咪替丁/特非那定会则会升高特比萘芬其血药水平<br>注意肝肾损害<br>机制:抑制角鲨烯环氧化酶 | |
| **两性霉素 B**(Amphocin)<br>治疗全身性真菌感染<br>0.3~1mg/(kg·d)静滴,起始剂量为 0.25mg/(kg·d),逐渐增加到 5~10mg/d,最大剂量 1.5mg/(kg·d)<br>检测肾功、镁、钾、肝功及全血细胞计数<br>机制:与细胞膜麦角固醇结合,产生小孔,导致细胞内容物外漏 | B |

\* 有仿制药

## 抗真菌用药方案

### 念珠菌感染

口角炎:酮康唑乳膏,咪康唑乳膏 2 次/d,直到治愈

间擦疹:克霉唑乳膏,咪康唑乳膏 2/d,直到治愈

然后使用咪康唑或 Zeasorb AF 粉剂以保持局部干燥

口腔念珠菌病/鹅口疮:制霉菌素漱口及吞服,4 次/d

克霉唑 5 次/d

慢性甲沟炎:麝香草酚溶液 2 次/d

**糠秕孢子菌毛囊炎:**(卵圆形**糠秕孢子菌**或圆形**糠秕孢子菌**引起)

外用:环吡酮乳膏、洗剂;酮康唑乳膏、香波;二硫化硒

口服:酮康唑 200~400mg/次,1 次/d

### 甲真菌病

还需要不定期使用局部抗真菌乳膏 2 次/d

| 外用 | 环吡酮（Penlac）： | 6.6ml | B |
| | 涂在感染的指（趾）甲处，1 次 /d；层层覆盖 | | |
| | 麝香草酚 4% 酊剂 | 30ml | |
| | 滴在受累的指（趾）上及周围，2 次 /d | 带滴管 | |
| 口服 | 治疗指甲疗程 6 周，趾甲疗程 12 周 | | |
| | 伊曲康唑（斯皮仁诺） | 100mg | C |
| | 200mg/ 次口服，1 次 /d；间断口服 200mg/次，2 次 /d，连续 7 天，停 21 天 | | |
| | 实验室检查：4 周左右查肝功能 | | |
| | 特比萘芬（Lamisil）250mg/ 次，口服，1 次 /d | 250mg | B |
| | 实验室检查：每 6 周查肝功能 | | |
| | 氟康唑（大扶康；Diflucan）150~300mg/ 周，不需要进行实验室检查 | 50mg、100mg、150mg、200mg | C |

## 花斑癣

轻度：外用酮康唑香波，酮康唑乳膏

严重：口服制剂

酮康唑（Nizoral）[ 200mg ]

200mg/ 次口服，1 次 /d，疗程 5 天

或 400mg×1 次，口服；运动前 1~2h 使用。自然风干，尽可能保留药物。1 周内重复用药。

伊曲康唑（斯皮仁诺）[ 100mg ]

200mg 口服 ×1 次，1 周内重复。

用酮康唑香波，酮康唑乳膏维持治疗。

### 头癣（多数累及儿童）

灰黄霉素 20mg/（kg·d），1 日分 2 次用药，疗程为 6~8 周 [ 250mg/5ml、500mg/5ml 或 125mg/5ml ]

伊曲康唑（斯皮仁诺）：3~5mg/（kg·d），疗程为 4~6 周 [ 100mg/ml 或 10mg/ml ]

### 体癣

处方药：硝酸益康唑，萘替芬乳膏，2 次 /d，直到治愈

非处方药：特比萘芬，克霉唑 2 次 /d，直到治愈

# 抗寄生虫药

| | | |
|---|---|---|
| **扑灭司林 \*（Elimite）治疗疥疮：**<br>从颈部擦向足底搽药并保留过夜，持续 8~12 小时，早晨洗掉。1 周内重复 1 次 | 5% 乳膏<br>60g | B |
| **扑灭司林 \*（Nix）治疗虱病：**<br>将乳膏涂抹在头发或头皮上并保留 10 分钟，用香波洗净，1 周内重复 1 次；使用密齿梳 | 1% 溶液剂<br>60ml | B |
| **伊维菌素（Stromectol）治疗疥疮** | 6mg | C |

**单次剂量 0.2mg/kg**

| 体重（千克） | 剂量 |
|---|---|
| 15~24 | 1/2 片（3mg） |
| 25~35 | 1 片（6mg） |
| 36~50 | 1 1/2 片（9mg） |
| 51~65 | 2 片（12mg） |
| 66~79 | 2 1/2 片（15mg） |
| ≥80 | 0.2mg/kg |

机制：阻断无脊椎动物谷氨酸门控氯离子通道，导致寄生虫麻痹或死亡

| | | |
|---|---|---|
| **沉降硫治疗疥疮**<br>涂满全身（头部以下）连续三晚，24 小时后洗净 | 6% 凡士林基质 | C |
| **林旦（Kwell）治疗疥疮**<br>成人：从下颌向脚趾涂满薄薄的一层，仅用于干燥皮肤，10 小时后洗净，1 周内重复使用<br><br>二线用药：具有神经毒性（不用于新生儿或婴儿） | 1% 洗剂或乳膏 | C |
| **马拉硫磷（Ovide）治疗虱病**<br>用于干燥头发 / 头皮，8~12 小时后洗净 | 0.5% 洗剂 | B |

1 周内重复使用。使用密齿梳(在化学
类灭虱剂中最为有效)。

\* 有仿制药

# 抗病毒药

## 唇单纯疱疹病毒外用药

| 喷昔洛韦<br>(Denavir) | 白天将乳膏涂于皮损处,<br>2 小时 1 次,疗程为 4 天 | 1% 乳膏:2g | B |
|---|---|---|---|
| 阿昔洛韦<br>(Zovirax) | 外用软膏涂于皮损处,5<br>次/d,疗程为 5 天 | 5% 软膏 2g、<br>10g | B |
| 二十二(烷)醇<br>(Abreva) | 外用涂于皮损处,5 次/d<br>疗程为 5~10 天(有效性<br>同安慰剂) | 非处方药 2g | B |

第三部分 药物和治疗

318

# 1型或2型单纯疱疹病毒口服药

| | 初发型 | 复发型 | 抑制用药 | 剂量 | |
|---|---|---|---|---|---|
| 伐昔洛韦<br>(Valtrex) | 唇部:<br>2g/次,每12小时1次,疗程为1天<br>或者500mg/次,2次/d,疗程为5天<br><br>生殖器:<br>1g/次,2次/d,疗程为10天 | 500mg/次,2次/d,疗程为5天 | 每年复发少于10次:500mg/次,1次/d<br><br>每年复发大于10次:1g/次,1次/d | 500mg、1g | B |
| 泛昔洛韦<br>(Famvir) | 唇部:<br>500mg/次,3次/d,疗程为5天<br><br>生殖器:<br>250mg/次,3次/d,疗程为7~10天 | 125mg/次,2次/d,疗程为5天 | 250mg/次,2次/d | 120mg、250mg、500mg | B |
| 阿昔洛韦<br>(Zovirax) | 400mg/次,3次/d,疗程为10天<br>200mg/次,5次/d,疗程为10天<br>5mg/(kg·d)静滴,每8小时1次 | 400mg/次,3次/d,疗程为5天,或800mg/次,2次/d,疗程为5天 | 400mg/次,2次/d | 200mg、400mg、800mg<br>200mg/5ml<br>250mg、500mg静滴 | B |

## 播散性单纯疱疹病毒疾病

| 阿昔洛韦 *<br>（Zovirax） | 12 岁以上：5~10mg/kg 静滴，<br>每 8 小时 1 次，疗程为 7 天 | 200mg、400mg、<br>800mg | B |
|---|---|---|---|
| | 新生儿：晚期妊娠 400mg/ 次，<br>3 次 /d | 250mg、500mg<br>静滴 | |

## 治疗带状疱疹 / 水痘 - 带状疱疹病毒

| 伐昔洛韦<br>（Valtrex） | 1g/ 次 口服，3 次 /d，疗<br>程为 7 天 | 500mg、1g | B |
|---|---|---|---|
| 泛昔洛韦<br>（Famvir） | 500mg/ 次口服，4 次 /d，<br>疗程为 7 天 | 125mg、250mg、500mg | B |
| 阿昔洛韦 *<br>（Zovirax） | 800mg/ 次，5 次，疗程为<br>7~10 天 | 200mg、400mg、800mg | B |

机制：这些核苷类似物被病毒的胸苷激酶磷酸化，形成一个核苷三磷酸酸，从而抑制单纯疱疹病毒 DNA 多聚酶。

## 生殖器疣

| 咪喹莫特<br>（艾达乐，Aldara） | 晚上外用于尖锐<br>湿疣处，每周 3 次 | 5% 乳膏 1 盒包含 12<br>或 24 个一次性独立<br>小包装（250mg/ 包） | C |
|---|---|---|---|
| 鬼臼毒素<br>（Condylox） | 外用于尖锐湿疣<br>处 2 次 /d，每周连<br>用 3 天 | 0.5% 凝胶，溶液 3.5g | C |
| 鬼臼根树脂 / 安<br>息香<br>（Podocon-25） | 停留患处 1~6 小<br>时然后洗净；由医<br>师操作 | 15ml | X |

## 寻常疣

| Compound W<br>贴 | 40% 水杨酸 | | 非处方药 | / |
|---|---|---|---|---|

| | | | |
|---|---|---|---|
| Compound W 凝胶 | 17% 水杨酸(火棉胶剂) | | |
| Canthacur-PS | 30% 水杨酸,5% 鬼臼酯,1% 斑蝥素 | 医师操作 | |
| Cidofovir (西多福韦) | 3% 外用溶液,2 次 /d,直到治愈 | 由药师配制 | C |
| 博来霉素 | 在疣体上涂抹 0.5~1mg/ml,然后用针刺入疣体 | | |
| 念珠菌皮试抗原 | 由医师操作疣体局部皮内注射。1:1 稀释 1% 利多卡因。每个疣体注射 0.1~0.2ml。总量不超过 0.3~0.5ml。每 3 周后重复 1 次,疗程为 3 次。如果有反应则拜访医师。 | | |

## 软疣

| | |
|---|---|
| Canthacur | 0.7% 斑蝥素由医师用牙签涂抹 |

# 抗组胺药

## 镇静类(通常晚上使用)

| | | | |
|---|---|---|---|
| **苯海拉明** (Benadryl) | 25~50mg,每 6~8 小时 1 次 儿童用法:5mg/(kg·d) 分次服用,每 4~6 小时 1 次 | 非处方药 25mg,50mg 12.5mg/5ml | B |
| **安泰乐** (Atarax, Vistaril) | 10~50mg 口服,每 4~6 小时 1 次 儿童用法(未满 6 岁) 2mg/(kg·d)分次服用,每 6 小时 1 次 | 10mg,25mg,50mg 混悬液 10mg/5ml | C |
| **赛庚啶** (periactin) | 4mg/ 次,3 次 /d,最大剂量 32mg/d 儿童用法(2~5 岁):2mg/ 次,2~3 次 /d 儿童用法(6~12 岁):4mg/ 次 2~3 次 /d | 4mg 混悬液 2mg/5ml | B |

## 非镇静类

| | | | |
|---|---|---|---|
| 氯雷他定<br>（开瑞坦） | 10mg/ 次口服 1 次 /d<br>儿童用法(2~5 岁):5mg/ 次,1 次 /d | 非处方药 10mg<br>混悬液 5mg/5ml | B |
| 地氯雷他定<br>（clarinex） | 5mg/ 次口服,1 次 /d | 5mg | C |
| 非索非那定<br>（Allegra） | 60mg/ 次口服,2 次 /d<br>或者 180mg/ 次,口服 1 次 /d<br>儿童用法(6~12 岁):30mg/ 次,<br>2 次 /d | 30mg、60mg、<br>180mg | C |
| 西替利嗪<br>（Zyrtec） | 每小时 5~10mg,<br>儿童用法(2~6 岁)<br>每小时 2.5mg<br>最大剂量 5mg/ 次,1 次 /d<br>（可能有镇静作用） | 5mg、10mg<br>混悬液 5mg/5ml | B |

## $H_2$ 受体阻滞剂

治疗血管性水肿,系统性肥大细胞增生症

| | | | |
|---|---|---|---|
| 法莫替丁<br>（Pepcid） | 20mg/ 次,1~2 次 /d | 20mg、40mg<br>40mg/5ml | B |
| 西咪替丁<br>（泰胃美;Tagamet） | 400mg/ 次,1~4 次 /d | 300mg、400mg、<br>800mg | B |
| 雷尼替丁<br>（Zantac） | 150mg/ 次,1~2 次 /d | 150mg、300mg<br>15mg/ml | B |

# 止痒药

## 外用药

| | | |
|---|---|---|
| 普莫卡因（Pramosone）- 外用麻醉剂 +<br>1% 或 2.5% 氢化可的松 | 30g 软膏<br>30g、60g 乳膏<br>60ml、120ml 溶液 | C |

| | | | |
|---|---|---|---|
| **盐酸多塞平(多虑平)**(Zonalon)5%乳膏-每3~4小时1次,疗程至多为1周 如果使用范围大于10%体表面积,可能导致全身性影响 | | 30g、45g乳膏 | B |
| Sarna洗液(薄荷醇0.5%,樟脑0.5%) | | 非处方药 | |
| Aveeno止痒乳膏(炉甘石3%、樟脑0.47%、普莫卡因1%) | | | |
| 炉甘石洗剂 | | 非处方药 | |
| Gold bond cream(薄荷醇1%、普莫卡因1%) | | 非处方药 | |

## 口服药

| | | | |
|---|---|---|---|
| **多塞平(多虑平)**(Sinequan) | 每小时10~75mg 与H1受体高度结合的三环类抗抑郁药;不与单胺氧化酶抑制剂联用 | 10mg、25mg、50mg | B |
| **异丙嗪**(Phenergan,非那根) | 12.5mg/次,4次/d,每小时25mg 中枢神经系统抑制剂,止吐药,抗胆碱药,镇静类,抗组胺药(H1受体阻断剂) | 12.5mg、25mg、50mg | C |
| **阿米替林**(Elavil) | 10~25mg到150mg/次,1次/d。治疗焦虑,神经痛,三环类抗抑郁药 | 10mg、25mg、50mg | D |
| **纳曲酮**(RevVia,Depade) | 25~50mg/次,1次/d 阿片类拮抗剂 | 25mg、50mg | C |
| **恩丹西酮**(枢复宁;Zofran) | 8mg/次,2次/d 阻断5-羟色胺(5-HT3)及阿片类受体 | 4mg、8mg、24mg | B |
| **考来烯胺(消胆胺;**Questran) | 4~16mg/次,1次/d 治疗胆源性瘙痒。胆汁酸交换树脂。4小时内不要服用其他药物 | 4g、378g | B |
| **利福平(利福平)** | 300~600mg/次,1次/d[10mg/(kg·d)] 治疗原发性胆汁性肝硬化导致的瘙 | 150mg、300mg | C |

| | | | | |
|---|---|---|---|---|
| | 痒;提高胆汁酸的代谢及排泄 | | | |
| 匹莫齐特<br>（Orap） | 从 1mg/ 次，1 次 /d 起，<br>至 0.2mg/（kg·d）<br>治疗寄生虫妄想症<br>提高单胺氧化酶抑制剂及中枢神经<br>系统抑制剂的毒性<br>可能导致椎体外系反应<br>可能导致长 QT，应检查心电图 | | 1mg、<br>2mg | C |

## 漂白剂 / 脱色剂

这些药物都含有氢醌(能抑制酪氨酸酶催化酪氨酸氧化成 3,4 二羟基苯丙氨酸，即多巴)。一些药物还含有外用激素、维 A 酸、遮光剂及乙醇酸。

| | | | | |
|---|---|---|---|---|
| 氢醌 *4% 乳膏 | | $30,60 | 30g、60g | C |
| EpQuin Micro 氢醌 | | $80~100 | 30g | C |
| Lustra4% 乳膏 | 乙醇酸 | $80,140 | 28.4g、56.8g | C |
| Lustra AF4% 乳膏 | 乙醇酸、遮光剂 | $80,140 | 28.4g、56.8g | C |
| Claripel4% 乳膏 | 遮光剂 | $100~150 | 28g、45g | C |
| Glyquin4% 乳膏 | 10% 乙醇酸、遮光剂 | $80~100 | 30g | C |
| Triluma4% 乳膏 | 0.01% 氟轻松<br>0.05% 全反式维 A 酸 | $120 | 30g | C |
| Benoquin20% 乳膏 -<br>终极脱色剂 | 莫诺苯宗(氢醌单甲<br>醚)20%<br>外用 2 次 /d，直到起<br>效(2~4 个月) | $50~70 | 35.4g | C |

### 其他

| | | | |
|---|---|---|---|
| 20% 壬二酸乳膏 | 每日 2 次，用于患处 | 30g、50g | B |

# 局部化疗

## 光化性角化病（AK）

| | | | |
|---|---|---|---|
| 氟尿嘧啶<br>（Efudex） | 1~2 次 /d×2~6 周（有<br>刺激反应即停用） | 5% 乳膏 25g | X |
| 氟尿嘧啶<br>（Carac） | 1~2 次 /d×2~6 周（有<br>刺激反应即停用） | 0.5% 溶液 10ml | X |
| 双氯芬酸钠<br>（Solaraze） | 2 次 /d×8~12 周<br>非甾体抗炎药 | 3% 凝胶<br>50g、100g | B |
| 咪喹莫特<br>（艾达乐；Aldara） | 每小时 1 次 ×8~12 周 | 5% 乳膏<br>1 盒含有 12 个一<br>次性独立小包装<br>（250mg/ 袋） | C |

## 基底细胞癌 - 浅表型

| | | | |
|---|---|---|---|
| 咪喹莫特<br>（艾达乐；Aldara） | 每小时 1 次 ×<br>8~12 周 | 5% 乳膏<br>1 盒含有 12 个一次性<br>独立小包装（250mg/ 袋） | C |

# 皮肤 T 细胞淋巴瘤

## 外用药（也见于分级 1 外用激素章节及在系统性皮肤病治疗章节—皮肤 T 淋巴细胞瘤）

| | | | |
|---|---|---|---|
| 贝沙罗汀<br>（Targretin Gel） | 1~2 次 /d，用于患处<br>（根据自身耐受程度<br>调整剂量） | 1% 凝胶<br>60g/ 管 | X |
| 氮芥 | 外用皮肤 T 淋巴细胞<br>瘤的斑块处，2 次 /d | 10mg% 混入<br>Aquaphor（优<br>色林） | D |
| 二氯甲基二乙胺<br>（Mustargen） | | 907g（2 lb） | D |

## 口服药

| | | | |
|---|---|---|---|
| 贝沙罗汀<br>（Targretin） | 200~300mg/m$^2$，1 次 /d，用<br>餐时服用 | 75mg | X |

## 其他药物

| | | | |
|---|---|---|---|
| 干扰素 α2a<br>（Roferon A） | 皮下注射 6~9 百万国际<br>单位，每周 3 次。结合光<br>化学疗法（PUVA） | 3、6、9 百万国际<br>单位<br>预装注射器 | C |

# 银屑病

## 外用药（也见外用激素章节）

| | | | |
|---|---|---|---|
| 吡硫翁锌及氯<br>倍他索喷雾 | 吡硫翁锌 114g（4oz）联<br>用 50μg 氯倍他索微粒 | 114g（4oz） | C |
| 钙泊三醇（达力<br>士；Dovonex） | 0.005% 软膏<br>0.005% 乳膏<br>头皮洗液 | 30g、60g、100g<br>30g、60g、100g<br>60ml | C |
| 他扎罗汀<br>（乐为；Tazorac） | 0.05%，0.1% 乳膏<br>0.05%，0.1% 凝胶 | 15g、30g、60g<br>30g、100g | X |
| 倍他米松 / 钙泊<br>三醇（Taclonex） | 0.064%/0.005% 软膏 | 60g、100g | C |

## 煤焦油（顺着头发生长的方向涂抹）

| | | | |
|---|---|---|---|
| 粗制煤焦油（CCT） | 1%~10% 混入石蜡油<br>基质 | | C |
| 焦油凝胶（Estar 5%，<br>Psorigel 7.5%） | 用凡士林覆盖抹药处<br>以防干燥 | 90ml、120ml | C |
| 20% 煤焦油乙醇溶<br>液（LCD） | 0.1% 曲安奈德软膏<br>联用 20% 煤焦油乙<br>醇溶液 | 453.9g（1 lb） | C |

| 煤焦油香波<br>露得清 T-Gel | 用于头皮,停留 5~10<br>分钟,冲洗干净 | 非处方药 | C |

## 全身给药

| 甲氧沙林<br>(Oxsoralen Ultra) | 光化学疗法 1~2 小时前口服<br>0.4~0.6mg/kg | 10mg | C |

| 体重(kg) | 剂量(mg) |
| --- | --- |
| <30 | 10 |
| 30~65 | 20 |
| 65~90 | 30 |
| >90 | 40 |

**见毒性药物表**

维 A 酸: **阿 维 A**(Soriatane); 生 物 制 剂: **阿 法 赛 特**(Amevive),**依法利珠**(Raptiva),**依那西普**(Enbrel),**英利昔单抗**(Remicade)。

# 脂溢性皮炎

(见外用糖皮质激素及角质剥脱药章节)

| Carmol 头部治疗 | 磺胺醋酰钠 10% 洗剂 | 90ml 洗剂 | B |
| --- | --- | --- | --- |
| Derma-smoothe/FS | 氟轻松 0.1%,花生油,<br>矿物油 | 120ml 油剂 | C |
| Ovace | 磺胺醋酰钠 10% 洗液 | 180ml、360ml | B |
| Nizoral | 酮康唑 2% 乳膏 | 15g、30g、60g | C |
| | 酮康唑 2% 香波 | 120ml | C |
| | 酮康唑 1% 香波 | 非处方药 | C |
| Selsun,Head and Shoulders | 二硫化硒 1%,2.5% 香波 | 非处方药 | C |

## 多毛症

| 依氟鸟氨酸 13.9%（凡尼卡； Vaniqa） | 2 次 /d 用于患处 | 30g | C |
|---|---|---|---|

## 多汗症

| 氯化铝<br>（Drysol 20%<br>CertainDry 12.5%<br>Xerac-AC 6.25%） | 每小时腋下使用，直至达到预期的效果，然后间隔使用。与汗腺导管内的角质结合产生功能性关闭 | 35ml、37.5ml、60ml | / |
|---|---|---|---|
| 甘罗溴铵<br>（Robinul） | 从 1mg 起，逐渐增量至起效。抑制胆碱能自主神经中的乙酰胆碱（毒蕈型胆碱）<br>副作用：无汗 / 高热，便秘，心动过速 | 1mg | B |
| A 型肉毒毒素<br>（保妥适；Botox） | 每侧腋下注射 50 单位，每 4~6 个月 1 次<br>通过抑制突触小体相关蛋白 25（SNAP-25），阻断乙酰胆碱的释放 | | C |

其他治疗包括电离子透入疗法及抽脂。

## 伤口护理

| **醋酸** | | 35ml、37.5ml、60ml | C |
|---|---|---|---|
| Burow's solution/<br>Domeboro<br>醋酸铝 | 取 1 包溶于 473ml（1 品脱）水中 | 12 片 / 盒、100 片 / 盒、1 000 片 / 盒 | / |
| Dakin's solution<br>（达金式溶液） | 0.25% 溶液 | 480ml、3 840ml | C |
| 次氯酸钠 | 0.5% 溶液 | 480ml | |

# 维生素 / 营养补充品

| | | | |
|---|---|---|---|
| **生物素**<br>（Appearex 2.5mg） | 1 片 / 次，1 次 /d- 用于指（趾）<br>甲 / 维生素 H 缺乏 | 30 片 | / |
| **叶酸**（维生素 B9） | 1mg/ 次，1 次 /d<br>预防甲氨蝶呤毒性 | 100 片 | A |
| **烟酰胺**<br>（烟酸 Niacin；维生<br>素 B3，Vitamin B3） | 500mg/ 次，3 次 /d<br>抑制抗原 / 丝裂原诱导的淋巴<br>细胞转化；用于大疱性类天疱<br>疮（BP） | 500mg | C |
| **Nicomide**<br>（非烟酸） | 包含烟酰胺 750mg+ 铜 1.5mg,<br>叶酸 0.5mg, 锌 25mg<br>治疗酒渣鼻 | 60 片 | A |

# 其他药物

| | | | |
|---|---|---|---|
| **秋水仙碱** | 起始剂量 0.3mg/ 次，1 次 /d，逐<br>步加量至出现腹泻。0.6mg/ 次<br>口服，2~3 次 /d<br>预防微管聚合<br>每 3 个月检查 1 次全血细胞计<br>数，小便常规，基础代谢水平 | 0.6mg | C |
| **己酮可可碱**<br>（Trental） | 400mg/ 次，3 次 /d<br>治疗外周血管性疾病、痛性糖尿<br>病神经病变<br>检查血清肌酐 / 血尿素氮基础<br>水平 | 400mg | C |
| **碘化钾**<br>（SSKI，Potassium<br>Iodide） | 5~15 滴 / 次，3 次 /d<br>改变宿主的免疫 / 非免疫反应，<br>用于多形红斑、结节性红斑、孢<br>子丝菌病。检查促甲状腺激<br>素，甲状腺素 T4, 监测 Wolff-<br>Chaikoff 效应 - 过量的碘化钾能<br>与甲状腺中的碘结合，阻断甲状<br>腺激素的合成 | 30ml、<br>240ml | D |

# 药物与细胞色素 P-450 的相互作用

| CYP2D6 | 底物 | 胺碘酮,抗精神病药物,β受体阻滞剂,抗抑郁药(三环类,选择性 5-HT 再摄取抑制药类药,文拉法辛),麻醉药(可待因,曲马多) |
|---|---|---|
| | **诱导剂** | **利福平、地塞米松** |
| | 抑制剂 | 强效:胺碘酮,选择性 5-HT 再摄取抑制药,利托那韦<br>抗精神病药物,塞来昔布,<br>H1- 受体拮抗剂:西咪替丁,羟嗪(安太乐) |
| CYP3A4 | 底物 | 抗心律失常药(安律酮,地高辛,奎尼丁)<br>抗惊厥药(卡马西平,维拉帕米)<br>抗抑郁药(阿米替林,选择性 5-HT 再摄取抑制药)<br>免疫抑制剂(激素,氨苯砜,他克莫司,环磷酰胺,环孢素)<br>其他:抗组胺药,苯二氮䓬,钙通道阻滞剂,雌激素,红霉素,奥美拉唑,他汀类药物,蛋白酶抑制剂,茶碱 |
| | **诱导剂** | **抗惊厥药(苯巴比妥,苯妥英钠,卡马西平)**<br>**抗结核药(异烟肼,利福平),糖皮质激素类,贯叶金丝桃,依非韦伦,奈韦拉平,格列酮类,灰黄霉素** |
| | 抑制剂 | 抗生素(红霉素,克拉霉素,氟喹诺酮),唑类,钙通道阻滞剂,西咪替丁,蛋白酶抑制剂,选择性 5-HT 再摄取抑制药,葡萄柚汁 |
| CYP1A2 | 底物 | 三环类抗抑郁药,茶碱,氟哌啶醇,普萘洛尔,维拉帕米,右旋华法林,雌二醇,他克林,氯氮平,萘普生,齐留通,佐米曲普坦 |
| | **诱导剂** | **奥美拉唑,利福平,利托那韦**<br>**萘夫西林,苯巴比妥,苯妥英,吸烟,烤肉,西蓝花,芽甘蓝,卷心菜** |
| | 抑制剂 | 氟喹诺酮,氟伏沙明,帕罗西汀,胺碘酮,西咪替丁,噻氯匹定,葡萄柚汁 |
| CYP2C9 | 底物 | 苯妥英,左旋华法林,非甾体抗炎药,血管紧张素 II 受体阻断剂(洛沙坦),磺脲类,三环抗抑郁药,丙戊酸 |

续表

| CYP2C9 | 诱导剂 | 利福平,司可巴比妥,乙醇 |
| | 抑制剂 | 唑类,利托那韦,异烟肼,复方新诺明,他汀类药物,氟伏沙明,扎鲁司特,胺碘酮 |

## 皮肤科常用药的妊娠分级

| 分级 B | 分级 C |
|---|---|
| 阿昔洛韦 | 阿达帕林(Differin) |
| 阿法赛特(Amevive) | 枯草杆菌肽(Polysporin) |
| 阿莫西林 | Benzaclin(红霉素 - 过氧苯甲酰凝胶)& Benzamycin(克林霉素 - 过氧苯甲酰凝胶) |
| 外用两性霉素 | 过氧化苯甲酰 |
| 安灭菌 | 卡泊三醇(达力士;Dovonex) |
| 阿奇霉素(希舒美;Zithromax) | 磺胺醋酰钠(Carmol) |
| 壬二酸(壬二酸乳膏,Finevin) | 环丙沙星 |
| 布替萘芬(Mentax) | 克拉霉素 |
| 头孢氨苄(先锋菌素 IV;Keflex) | 环孢素 |
| 西替利嗪(仙特明;Zyrtec) | 地氯雷他定(Clarinex) |
| 氯己定(洗必泰;Hibiclens) | 益康唑(Spectazole) |
| 环吡酮(Loprox,Penlac) | 依氟鸟氨酸(凡尼卡,Vaniqa) |
| 克林霉素 | 非索非那定(Allegra) |
| 外用克霉唑 | 氟康唑(大扶康;Diflucan) |
| 西咪替丁 | 口服灰黄霉素 |
| 赛庚啶 | 外用氢醌 |
| 双氯芬酸钠(Solaraze) | 羟氯喹(Plaquenil) |
| 苯海拉明 | 羟嗪 |
| 二十二(烷)醇(Abreva) | 咪喹莫特 |
| 盐酸多塞平(多虑平) | 伊曲康唑(斯皮仁诺;Sporanox) |
| 口服 / 外用红霉素 | 阿美汀 |
| 依那西普(Enbrel) | 酮康唑(Nizoral) |
| 泛昔洛韦 | 左氧氟沙星 |

第三部分 药物和治疗

| 分级 B | 分级 C |
|---|---|
| 法莫替丁（Pepcid） | 甲氧沙林 |
| 甘罗溴铵（Robinul） | 咪康唑（Micatin，Zeasorb） |
| 咪喹莫特 | 米诺地尔 |
| 英利昔单抗（类克；Remicade） | 新霉素（Neosporin） |
| 利多卡因乳膏（LMX） | 制霉菌素 |
| 氯雷他定（开瑞坦；Claritin） | 吡美莫司 |
| 外用甲硝唑 | 利福平 |
| 莫匹罗星（百多邦；Bactroban） | 舍他康唑（Ertaczo） |
| 萘替芬（Naftin） | 西罗莫司（Rapamune） |
| 奥昔康唑（Oxistat） | 磺胺醋酰/硫磺（Avar，Plexion.，Rosula） |
| 外用喷昔洛韦 | 磺胺醋酰钠（Klaron） |
| 青霉素 | 外用及口服使用激素 |
| 扑灭司林（Elimite. Nix） | 磺胺类药物 |
| 磺胺嘧啶银 | 外用及口服他克莫司 |
| 双氯芬酸钠 | 维 A 酸（Renova） |
| 口服/外用特比萘芬 | 复方新诺明 |
| 泛昔洛韦 | |
| 阿奇霉素 | |

| 分级 D | 分级 X |
|---|---|
| 硫唑嘌呤（依木兰；Imuran） | 阿维 A |
| 多西环素 | 非那雄胺（保法止；Propecia） |
| 外用庆大霉素 | 氟尿嘧啶（Efudex，Carac） |
| 米诺环素 | 异维 A 酸（Accutane，Amnesteem） |
| 麦考酚酸酯（骁悉；Cellcept） | 甲氨蝶呤 |
| 氮芥 | 他扎罗汀（乐为） |
| 四环素 | 沙利度胺 |

B：一般认为使用安全。
C：无证据表明对胎儿有危害。
D：存在显著的风险，仅在利大于弊的情况下使用。
X：有致畸的证据。在怀孕期间不应使用。

## 皮肤科常用药与致畸

| | 药物 | 致畸作用 |
|---|---|---|
| 镇痛药 | 对乙酰氨基酚 | 用于镇痛,整个孕期小剂量使用未显示明显的风险 |
| | 非甾体抗炎药 | 晚期妊娠时需注意:胎儿/新生儿出血和动脉导管早闭 |
| | 阿片类药物 | 呼吸抑制,戒断症状 |
| 抗菌药 | 四环素 | 牙齿变色和牙釉质发育不全(米诺环素和多西环素这方面数据较少) |
| | 伏立康唑 | 已知可致畸 |
| | 林旦 马拉硫磷 扑灭司林 | 虽然美国食品和药品管理局定为 B 级,但是低风险,耐受性好,考虑到理论毒力,首选沉淀硫 |
| 其他 | 泼尼松 | 低致唇腭裂风险 |
| | 利多卡因和肾上腺素 | 对于小的切除活检没有明显的风险 |

From Leachman and Reed. The use of dermatologic drugs in pregnancy and lactation. *Dermatol Clin.* 2006 24:167–97.

## 皮肤科用药导致避孕药失效

| 药物 | 避孕药 | 可能机制 |
|---|---|---|
| 硫唑嘌呤 | 宫内节育器 | 不可知 |
| 非甾体抗炎药 | 宫内节育器 | 不可知 |
| 灰黄霉素 | 口服避孕药 | 通过诱导肝药酶,增加雌激素的代谢 |
| 利福平 | 口服避孕药 | 通过诱导肝药酶,增加雌激素的代谢或者减少其肝肠循环 |
| 四环素 | 口服避孕药(不是导致避孕失败的主要因素) | 减少雌激素的肝肠循环 |

| 药物 | 避孕药 | 可能机制 |
|------|--------|----------|
| 磺胺类 | 口服避孕药<br>(不是导致避孕失败<br>的主要因素) | 减少雌激素的肝肠循环 |

# 药疹

下列是能导致皮肤科疾病的常见药物。当这些疾病起病迅速,突然加重或常规治疗无法控制,应对诊断重新评估,考虑更为复杂的因素,如用药清单。

| 疾病 | 药物 |
|------|------|
| 痤疮 | 皮质激素,口服避孕药,雄激素,促肾上腺皮质激素,锂,苯妥英,卤素,异烟肼,氟哌啶醇,辐射,西罗莫司 |
| 急性泛发性发疹样脓疱病(AGEP) | β-内酰胺类抗生素(最常见),大环内酯类抗生素,汞(应用于棕色隐遁蛛中毒),地尔硫草,羟氯喹,特比萘芬,伊马替尼 |
| 脱发症 | 血管紧张素酶抑制剂,别嘌呤醇,抗凝血剂,抗抑郁药,抗癫痫药物,硫唑嘌呤,溴隐亭,β-受体阻滞剂,环磷酰胺,去羟肌苷,体外膜肺氧合,激素,英地那韦,干扰素,非甾体抗炎药,口服避孕药,甲氨蝶呤,维A酸,他克莫司 |
| 博氏线/甲剥离 | 卡马西平,头孢噻啶,化疗(紫杉醇类),氯唑西林,氨苯砜,氟,伊曲康唑,锂,美托洛尔,酚酞,补骨脂素,维A酸,射线,磺胺,四环素 |
| 大疱性类天疱疮 | 氨苄西林,卡托普利,氯喹,环丙沙星,依那普利,呋塞米,安定药,青霉胺,青霉素,非那西丁,光化学疗法,柳氮磺胺吡啶,磺胺,特比萘芬 |
| 皮肌炎样 | 羟基脲(最常见),洛伐他汀,辛伐他汀,奥美拉唑,卡介苗,青霉胺,替加氟,他莫昔芬 |
| 超敏反应/DRESS | 苯巴比妥,苯妥英,卡马西平,米诺环素,磺胺,氨苯砜,别嘌呤醇,金制剂,奈韦拉平,阿巴卡韦,拉莫三嗪 |
| 结节性红斑 | 口服避孕药(最常见),紫雏菊,卤素,青霉素,磺胺,四环素 |
| 固定型药疹 | 复方新诺明,酚酞,非甾体抗炎药,抗惊厥药,四环素 |
| 环状肉芽肿样 | 金制剂治疗,双氯芬酸,别嘌呤醇,奎尼丁,降钙素鼻喷剂,氨氯地平 |

| 疾病 | 药物 |
|---|---|
| 头发卷曲/扭结发 | 维 A 酸,英地那韦,抗肿瘤药物,丙戊酸钠,硫唑嘌呤 |
| 头发直变 | 干扰素,锂 |
| 多毛症 | 乙酰唑胺,环孢霉素,米诺地尔,苯妥英,补骨脂素,激素药物,链霉素,齐多夫定 |
| 间质性肉芽肿性药物反应 | 降压药(血管紧张素酶抑制剂,钙离子通道阻滞剂,β-受体阻断剂),抗抑郁药,抗惊厥药,抗组胺药,降脂药 |
| 白细胞碎裂性血管炎 | 别嘌呤醇,青霉素,磺胺,抗肿瘤坏死因子药物,喹诺酮,乙内酰脲类,胰岛素,他莫昔芬,口服避孕药,呋噻嗪,噻嗪类,维 A 酸,抗流感疫苗,干扰素,非法拟交感胺活性药物[抗中性粒细胞胞质抗体(ANCA)相关性血管炎:肼苯达嗪,丙硫氧嘧啶,米诺环素,白三烯抑制剂],硼替佐米导致坏死性) |
| 扁平苔藓样药疹(通常是光暴露部位,可相互融合) | 抗疟药,噻嗪类利尿剂,地美环素,非诺贝特,依那普利,奎宁,奎尼丁 |
| 线状 lgA 皮肤病 | 万古霉素,阿托伐他汀,卡托普利,卡马西平,双氯芬酸钠,格列本脲,锂,苯妥英,胺碘酮,吡罗昔康 |
| 与红斑狼疮明确相关药物 | 米诺环素,甲基多巴,氯丙嗪,普鲁卡因,肼苯哒嗪,奎尼丁,异烟肼 |
| 与红斑狼疮可能相关药物 | β-受体阻滞剂,甲硫咪唑,卡托普利,呋喃妥英卡马西平,青霉素,西咪替丁,苯妥英乙琥胺,丙硫氧嘧啶,柳氮磺胺吡啶,左旋多巴,磺胺,锂,三甲双酮 |
| 可能与红斑狼疮不相关 | 别嘌呤醇,青霉素,氯噻酮,苯基丁氮酮,金制剂,盐,利血平,灰黄霉素,链霉素,麦角新碱,口服避孕药 |
| 亚急性皮肤型红斑狼疮 | 噻嗪类 > 特比萘芬,维拉帕米,地尔硫草,安非他酮,依那普利,硝苯地平,英夫利昔单抗,依那西普,他汀类药物,干扰素 -α,来氟米特,醋丁洛尔 |
| 甲黑线 | 化疗,羟基脲,补骨脂素,齐多夫定 |
| 脆甲症 | 抗反转录病毒药物,化疗,维 A 酸 |

| 疾病 | 药物 |
|------|------|
| 甲生长减缓 | 环孢素,肝素,锂剂,甲氨蝶呤,齐多夫定 |
| 甲过快生长 | 唑类,左旋多巴,口服避孕药 |
| 甲色素沉着 | 抗疟药(蓝-褐色),二羟基蒽酚(棕-黑色),氯苯吩嗪(深-褐色),金制剂(黄),米诺环素(蓝-灰色),焦油(棕-黑色),四环素(黄色) |
| 甲沟炎 | 抗反转录病毒药物,环磷酰胺,表皮生长因子受体拮抗剂,氟尿嘧啶,甲氨蝶呤,维A酸 |
| 天疱疮 | 硫醇类:血管紧张素酶抑制剂,青霉胺,硫代苹果酸金钠,巯基丙酰甘氨酸,吡硫醇,甲硫咪唑,硫普罗宁<br>非硫醇类:氨基非那宗,氨基比林,阿扎丙酮,头孢菌素,海洛因,乙内酰脲,咪喹莫特,吲达帕胺,左旋多巴,赖氨酸,乙酰水杨酸,孟鲁司特,保泰松,青霉素,苯巴比妥,苯基丁氮酮,吡罗昔康,黄体酮,普萘洛尔,利福平 |
| 光照性甲剥离 | 喹诺酮类,四环素,补骨脂素,奎宁,卡托普利,氯丙嗪,噻嗪类,紫杉类药物 |
| 光敏反应 | 血管紧张素酶抑制剂,胺碘酮,氨氯地平,塞来昔布,氯丙嗪,地尔硫䓬,呋塞米,灰黄霉素,洛伐他汀,硝苯地平,吩噻嗪,吡罗昔康,喹诺酮类,磺胺类,四环素,噻嗪类 |
| 假性淋巴瘤 | 苯妥英,血管紧张素酶抑制剂,青霉胺 |
| 假性卟啉病 | 胺碘酮,布美他尼,氯噻酮,环孢素,氨苯砜,阿维A酯,氟尿嘧啶,氟他胺,呋塞米,氢氯噻嗪,氨苯蝶啶,异维A酸,非甾体抗炎药,口服避孕药,四环素 |
| 假性脑瘤 | 米诺环素,四环素,多西环素(按药序排列,多西环素是报道得最多的四环素),维生素A类似物,皮质激素(特别是在停药时),萘啶酸,磺胺类,锂剂,甲状腺素,生长激素,胺碘酮,他莫昔芬 |
| 银屑病 | 抗疟药,β-受体阻滞剂,非甾体抗炎药,青霉素,四环素,血管紧张素酶抑制剂,粒细胞集落刺激因子,干扰素,锂剂,皮质类固醇激素停药,抗肿瘤坏死因子抑制剂 |
| 化脓性肉芽肿 | 环孢素,表皮生长因子受体拮抗剂,英地那韦,维A酸, |
| 雷诺现象 | 麦角类化合物(美西麦角),口服避孕药(包含雌激素与黄体酮),非选择性β-受体阻滞剂(普萘诺尔),化疗,聚氯乙烯 |
| 血清病 | 抗胸腺细胞球蛋白,青霉素,疫苗(肺炎,狂犬病,马血清衍生物) |

| 疾病 | 药物 |
|------|------|
| 血清病样 | 头孢克洛(最常见),其他 β- 内酰胺类,米诺环素,普萘洛尔,链激酶,磺胺类,非甾体抗炎药,利妥昔单抗,安非他酮,英夫利昔 |
| 重症多形红斑 / 中毒性大疱表皮坏死松解型药疹 | 磺胺类药物,抗癫痫药物,别嘌呤醇,非甾体抗炎药,抗反转录病毒药物 |
| 急性发热性嗜中性皮病 | 全反式维 A 酸,塞来昔布,粒细胞集落刺激因子,呋喃妥因,口服避孕药,四环素,复方新诺明 |
| 血栓性微血管病 | 环孢素,丝裂霉素 C,他克莫司 |
| 荨麻疹 | 鸦片类药物,布洛芬,阿司匹林,多黏菌素 B,柠檬黄,β- 内酰胺(免疫反应),右旋糖酐 |

Adapted from Knowles and Shear. Recognition and management of severe cutaneous drug reactions. *Dermatol Clin*. 2007;25:245-253; Callen JP. Newly recognized cutaneous drug eruptions. *Dermatol Clin*. 2007;25:255-261;Piraccini and Iorizzo,Drug reactions affecting the nail unit:diagnosis and management. *Dermatol Clin*. 2007;25:215-221; Bolognia,Jorizzo and Rapini. *Dermatology*. St. Louis:Mosby,2003.

## 化疗药物与皮肤改变

| 临床表现 | 化疗药物 |
|----------|----------|
| **脱发(最常见的化疗反应,通常生长期脱发)** | |
| 不可逆性脱发 | 环磷酰胺,二甲磺酸丁酯(白消安) |
| 再生的头发发质改变(干燥,失去光泽) | 多柔比星 |
| **色素过度沉着** | |
| 蛇纹状色素沉着 | 氟尿嘧啶,福莫司汀,长春瑞滨,多西他赛,有时联合化疗 |
| 头发颜色由浅变黑 | 环磷酰胺 |

| 临床表现 | 化疗药物 |
|---|---|
| "旗杆症"（头发颜色明暗交替） | 甲氨蝶呤 |
| 伴瘙痒的鞭毛虫线性红斑 | 博来霉素 |
| 类似阿狄森氏病的暗色色素沉着，但是没有黏膜受累 | 二甲磺酸丁酯（白消安）—白消安引起皮肤色素沉着 |
| 受压部位 | 顺铂 |
| 肢端 | 替加氟 |
| 阻塞部位 | 塞替派，卡莫司汀 |
| 甲带状色素沉着 | 博来霉素，环磷酰胺，道诺霉素，氟尿嘧啶，氟尿嘧啶，长春新碱 |
| 口腔色素沉着：黏膜 | 多柔比星，氟尿嘧啶 |
| 口腔色素沉着：牙龈 | 顺铂（一过性线状色素沉积） |
| 口腔色素沉着：牙齿 | 环磷酰胺 |
| 黄染 | 舒尼替尼 |
| **与紫外线相互作用** | |
| 多具有光毒性 | 氟尿嘧啶，达卡巴嗪，甲氨蝶呤 |
| 光变态反应 | 氟他胺，替加氟 |
| 光照性甲剥离 | 巯基嘌呤，紫杉类 |
| 紫外线再活化 | 甲氨蝶呤，苏拉明 |
| 反向紫外线再活化（愈合的渗出性溃疡再次复发） | 丝裂霉素 |
| 鳞状细胞癌 | 氟达拉滨 |
| **炎症性角化病** | |
| 光化性角化病 | 氟尿嘧啶，多柔比星，索拉非尼，卡培他滨 |
| 脂溢性角化病 | 阿糖胞苷 |
| **超敏反应** | |
| Ⅰ型超敏反应（如荨麻疹，过敏反应）——最常见 | L-门冬酰胺，紫杉醇，多西赛，丝裂霉素 C |
| Ⅰ型超敏反应（如荨麻疹，过敏反应）——严重 | 甲氨蝶呤 |

| 临床表现 | 化疗药物 |
|---|---|
| IV型变态反应(如接触性皮炎) | 丝裂霉素-C(腹股沟),氮芥,卡莫司汀 |
| 服用环磷酰胺的系统性红斑狼疮患者出现固定型药疹 | 美司那 |
| 面部发红(导致皮肤增厚,色素沉着,停止治疗) | 光神霉素,丝裂霉素,普卡霉素 |
| **甲营养不良** | |
| 甲下积脓 | 多西他赛(甲下出血—多西他赛,舒尼替尼) |
| 甲床改变 | 表皮生长因子受体抑制剂(线状出血—舒尼替尼,索拉非尼) |
| 甲剥离 | 博莱霉素,环磷酰胺,氟尿嘧啶,甲氨蝶呤,米托蒽醌,多柔比星,紫杉醇 |
| 白甲 | 蒽环类药物,顺铂,环磷酰胺,长春新碱 |
| **其他** | |
| 雷诺现象(血管收缩) | 博莱霉素,长春新碱,顺铂,吉西他滨,利妥昔单抗 |
| 面部发红(血管扩张) | 蒽环类抗生素,天门冬酰胺酶,博莱霉素,顺铂,达卡巴嗪,紫杉类 |
| 毛细血管渗漏综合征—水肿(皮肤和肺部),红斑,瘙痒,血管塌陷 | 紫杉类,吉西他滨,白介素-2,西罗莫司,多西他赛,粒细胞集落刺激因子 |
| 硬皮病样反应 | 博来霉素,多西他赛,紫杉醇,美法仑,吉西他滨 |
| 溃疡 | 羟基脲(小腿),甲氨蝶呤,干扰素,博来霉素 |
| 黑棘皮病 | 己烯雌酚 |
| 疣病 | 氟甲睾酮,甲氨蝶呤 |
| 脓疱型银屑病 | 氨鲁米特 |
| 黏滞皮肤(获得性皮肤粘着症) | 多柔比星,酮康唑 |

第三部分 药物和治疗

| 临床表现 | 化疗药物 |
|---|---|
| 急性间歇性卟啉病 | 苯丁酸氮芥,环磷酰胺 |
| 皮肌炎样反应 | 羟基脲,他莫昔芬,替加氟 |
| 盘状红斑 | 氟尿嘧啶,替加氟(亚急性皮肤型红斑狼疮——紫杉类) |
| 大疱性类天疱疮 | 放线菌素 D,甲氨蝶呤 |
| 银屑病及自身免疫性疾病的恶化(也包括注射部位同形反应) | 干扰素,白介素 -2 |
| 急性发热性嗜中性皮病 | 粒细胞集落刺激因子 |
| 结节性红斑 | 硫唑嘌呤 |
| 皮肤肿瘤增多 | 羟基脲,苏拉明 |
| 毛囊炎 | 放线菌素 D |
| 扁平苔藓 | 羟基脲,替加氟 |
| 白斑病 | 外用塞替派 |
| 痤疮样药疹 | 表皮生长因子受体抑制剂(例如,西妥昔单抗),放线菌素 D,多西他赛 |
| 水肿(多见于眼睛及踝),色素沉着 | 伊马替尼(水肿通过血小板衍生生长因子受体介导引起) |
| 关节炎 | 阿糖胞苷 |
| 流泪过度 | 多西他赛 |
| 巩膜蓝染 | 米托蒽醌 |
| 假性淋巴瘤 | 吉西他滨(也可见丹毒样的反应) |
| 狒狒综合征 | 羟基脲(还有氨苄青霉素,阿莫西林,镍,肝素,汞) |
| 嗜中性外分泌汗腺炎 | 阿糖胞苷,博莱霉素,粒细胞集落刺激因子 |
| 肢端红斑(手和足综合征);Burgdorf's 综合征 = 手足红斑触痛症 | 阿糖胞苷,多柔比星,氟尿嘧啶,索拉非尼(大疱性:阿糖胞苷,甲氨蝶呤,替加氟(PPK)) |
| 辐射再活化 | 放线菌素 D,多柔比星,多西他赛,依托泊苷,吉西他滨,甲氨蝶呤 |
| 辐射增强 | 多柔比星,放线菌素 D,5- 溴脱氧尿苷 |

续表

| 临床表现 | 化疗药物 |
|---|---|
| **外渗** | |
| 坏死（发泡）<br>处方：吸引术，冰袋冷敷，除了长春花生物碱需要热敷。其他特定的解毒剂见下表 | 多柔比星，柔红霉素（大溃疡），博莱霉素，多柔比星，长春碱，长春新碱 |

## 化疗药物外渗的解药

| 解药 | 特定药物 |
|---|---|
| 硫代硫酸钠（中和发泡剂） | 氮芥顺铂 |
| 二甲基亚砜（自由基清除剂），右雷佐生 | 蒽环类，丝裂霉素 C |
| 长春花生物碱 | 透明质酸酶 |

Adapted from Sanborn and Sauer. Cutaneous reaction to chemotherapy: commonly seen, less described, little understood. *Dermatol Clin.* 2008; 26:103-119; Guillot et al. Mucocutaneous side effects of antineoplastic therapy. *Expert Opin Drug Saf.* 2004; 579-587; Bolognia, Jorizzo, and Rapini. *Dermatology.* St. Louis: 2003.

# 紫外光治疗

## UVA/UVB 剂量

| 皮肤类型 | UVA | | | UVB | |
| | 初始剂量（J/cm$^2$） | 增加剂量（J/cm$^2$） | 最大剂量（J/cm$^2$） | 初始剂量（J/cm$^2$） | 增加剂量（J/cm$^2$） |
|---|---|---|---|---|---|
| I | 0.5 | 0.5 | 5 | 20 | 5 |
| II | 1.0 | 0.5 | 8 | 25 | 10 |
| III | 2.0 | 0.5~1.0 | 12 | 30 | 15 |
| IV | 3.0 | 0.5~1.0 | 14 | 40 | 20 |

| 皮肤类型 | UVA | | | UVB | |
|---|---|---|---|---|---|
| | 初始剂量 ($J/cm^2$) | 增加剂量 ($J/cm^2$) | 最大剂量 ($J/cm^2$) | 初始剂量 ($J/cm^2$) | 增加剂量 ($J/cm^2$) |
| V | 4.0 | 1.0~1.5 | 16 | 50 | 25 |
| VI | 5.0 | 1.0~1.5 | 20 | 60 | 30 |

红皮病患者归入 I 型皮肤。

## NBUVB 剂量

| 皮肤类型 | 初始剂量(mJ) | 增加剂量(mJ) | 预计总量 ~ 4 倍初始剂量 |
|---|---|---|---|
| I | 130 | 15 | 520 |
| II | 220 | 25 | 880 |
| III | 260 | 40 | 1 040 |
| IV | 330 | 45 | 1 320 |
| V | 350 | 60 | 1 400 |
| VI | 400 | 65 | 1 600 |
| 白癜风 | 170 | 30 | 未知 |

# PUVA

- 绝对禁忌证:光敏性疾病(狼疮,白化病,着色性干皮病),卟啉症,怀孕,哺乳期。
- 相对禁忌证:恶性黑色素瘤或有恶性黑色素瘤家族史,非黑色素瘤皮肤癌病史,放射疗法前,砷,光敏性药物(记录用药时间,并遵循"起始低剂量,增量缓慢"原则),严重的心脏/肝脏/肾脏疾病,天疱疮/类天疱疮,免疫抑制剂,无法理解药物毒性的患者。
- 光敏性药物:灰黄霉素,吩噻嗪,萘啶酸,水杨酰苯胺,磺胺类,四环素,噻嗪类,甲氨蝶呤,维 A 酸。

## 选择合适的患者
- 通常适用于严重疾病或对 UVB 治疗无反应者。

- 对于需要维持治疗的患者是不错的选择（比如长期患有严重银屑病或皮肤 T 淋巴细胞瘤的患者）。
- 对于较厚的斑块，手掌或足底病变，或者红斑性/脓疱性疾病有更好的渗透力。
- 更适合较深的肤色（Ⅲ型或以上）。

## 注意事项

- 保护眼睛：这在治疗过程中是绝对必要的。
- 日常防晒：在阳光暴露下，患者应更注意防晒，以避免灼伤、加重光老化、自然光导致皮肤变"硬"，从而对光疗不敏感。
- 男性生殖器部位覆盖：生殖器上覆盖运动防护或者短裤。由于多数银屑病及皮肤 T 细胞淋巴瘤患者的臀部会受累，内衣不需完全覆盖。

**8- 甲氧补骨脂** = 甲氧沙林胶囊 10mg

**剂量 0.6mg/kg**

治疗 1.5~2 小时前，用食物或牛奶送服。

副作用：恶心，厌食，头晕，头痛，全身乏力，光毒性反应

恶心：减少 10mg 剂量，与食物同服，极少需用止吐药。治疗恶心：减一半剂量，与食物同服。

PUVA 灼伤：UVB 灼伤一般在 12~24 小时内出现，可延迟至 48 小时，甚至 96 小时。光疗护士应告诫患者避免重复灼伤，对患者进行教育；并隔天治疗（如周一，周三，周五），以恢复灼伤。

PUVA 瘙痒：比较顽固，可持续数周。保持患者皮肤湿润，只要患者感到不适，迅速离开光源，止痒药对这种瘙痒效果不佳。

**长期副作用**：光老化，非恶性黑色素瘤的皮肤癌，增加恶性黑色素瘤的风险，白内障（眼睛保护可预防），生殖器癌（应遮盖生殖器）。

### 皮损恢复时间

- 通常需要 10 次治疗来判断是否有效
- 如果无效，每次治疗增加 0.5J
- 如果 15 次治疗后仍没有效果，剂量增加 10mg
- 可纠正的无效原因包括：遗漏治疗，皮肤内补骨脂浓度不足（患者不着色），患者未服药，或者服用可升高肝药酶的药物（如卡马西平，苯妥英）
- 控制病情需要 25~30 次治疗（疗程 3 个月）

### 维持时间

● 一旦皮损清除,维持该剂量,间断随诊(每周 1 次,4 次为 1 疗程;然后隔周 1 次,4 次为 1 疗程;然后每个月 1 次)

#### 错过治疗

错过 1 次　　维持原剂量

错过 >1 次　　每错过 1 次治疗剂量降低 0.5J

错过 >3 次　　需要返回起始剂量

### 治疗瘙痒方案(例如 PUVA 致瘙痒)

轻度　使用保湿剂,UVA 剂量增加 0.5J

严重　停止 UVA 治疗一段时间,看瘙痒是否由光疗导致。(如果是,剂量减少 2~3J)

顽固性　局部瘙痒:遮盖瘙痒区域,UVA 剂量不变

　　　　泛发性瘙痒:停止治疗直到瘙痒症状消除,然后按致瘙痒剂量减少 2~3J 重新开始。

### 治疗红斑方案

没有　每种类型皮肤剂量都增加

很少　(出现红斑,下次治疗前红斑消除)

　　　维持 UVA 剂量,红斑消除前不增加剂量

明显　(出现红斑,下次治疗前红斑不消除)

　　　停止治疗,直到红斑消除

水肿　停止治疗

# 华盛顿大学皮肤科中毒性表皮坏死松解症(TEN)的诊疗方案

基于目前已发表的关于中毒性表皮坏死松解症治疗的数据和综述。承蒙 Amy Cheng 博士和 Grace Bandow 博士的协助工作。

## TEN 患者的诊断

### 病史

● 发烧,咳嗽,喉咙痛,全身症状在皮疹发生前 1~3 天出现。

● 眼睛灼痛,畏光,躯干 / 面部皮肤开始灼热 / 疼痛。

● 1~3 周前有用药史。

**体检**

- 初发皮损为边界不清的斑点,中央灰暗或水疱,周围绕以红斑。有两个颜色带,而不是典型的靶样三色同心带损害。
- 全层坏死导致 Nikolsky(尼氏)征阳性(侧推)和皱纹纸样皮肤。
- 受压部位皮肤分离(手掌/脚底)。裸露部位为渗出性深红色糜烂。
- 黏膜受累:尿道,胃肠道,外阴,肛门,眼,口,气管和支气管。

**常见致敏药物**:磺胺类,青霉素,喹诺酮类,头孢菌素类,卡马西平,苯巴比妥,苯妥英,丙戊酸,非甾体抗炎药,别嘌呤醇,拉莫三嗪,鸡尾酒疗法。

## TEN 疑似患者应进行的检查

- 全血细胞计数,综合代谢水平,肝功能,电解质及胸部 X 线检查基础水平
- 皮肤活检用于冰冻切片,HE 及 IgA
- 无需对皮肤组织进行培养,除非你认为存在感染

## TEN 患者的分诊方案

1. 受累总面积

A. <10% 体表面积(包括红斑部分)——跳至步骤 2

B. >10% 体表面积——跳至步骤 4

2. 如果这名患者年龄:

A. 小于 10 岁或者大于 50 岁——跳至步骤 4

B. 在 11 岁至 49 岁之间——跳至步骤 3

3. 患者是否有潜在用药风险?

A. 是 (心衰、肾病、肺部疾病、糖尿病及其他)——跳至步骤 4

B. 不是 每日由伤口护理咨询师对皮损重新评估;如果恶化或需要进行进一步的护理,应转往重症监护室(ICU)。根据伤口护理状况即可决定是否转往 ICU

4. ICU 护理:如果没有烧伤科护理单元,根据潜在的病症担忧转往以下的医疗单元

A. 明显的医疗并发症:

- 内科加护病房

- 伤口护理咨询

B. 没有明显的医疗并发症:

- 外科重症监护病房

- 伤口护理咨询

## TEN 患者的治疗方案

1. 立即进行静脉免疫球蛋白冲击治疗。首先检测 IgA 水平,无需等结果就可以开始治疗,因为结果出来需要几天时间。参考附录 I 开始进行免疫球蛋白治疗。

2. 确认并停止所有非必要用药。

3. 如果是晚期肾病的患者,必要时考虑增加透析。

4. 咨询:

a. 眼科:40%TEN 患者愈后存在眼部残疾,包括瘢痕及失明。

b. 营养科:大量蛋白质的损失可能需要肠内或肠外补充。

c. 系统受累时,咨询其他科室[呼吸内科、消化内科、泌尿科、妇产科(有黏膜受累时)]。

5. 每天评估受累面积占总体表面积的百分比。

6. 每天评估黏膜受累程度:眼,胃,肺部。

7. 皮损护理

a. 每天用生理盐水擦拭口、鼻,包括鼻孔。外用莫匹罗星软膏。通常眼科建议每天使用非磺胺类抗生素软膏及眼药水,以防止粘连。

b. 外用凡士林纱布于裸露部位(替代品:Exudry,Telfa,或者纳米银敷料 Acticoat,用灭菌生理盐水保持湿润)。凡士林用于完整的水疱处。保留破溃的水疱表皮。不触碰正常皮肤。不要使用磺胺嘧啶银(含有磺胺)。

8. 监测电解质、白蛋白、体液量(虽然患者经皮丢失较多体液,但患者若存在心衰或肾衰竭,高容量静脉注射免疫球蛋白仍可能导致超负荷)。

9. 保暖以应对大量热量的流失。

10. 避免粘贴、清创术或皮肤创伤。

11. 不建议预防性使用抗生素:可能加重药物反应和增加耐药性。

12. 泼尼松的使用存在争议。可能的好处在于 TEN 早期应用可缩短病程,但多数不主张应用,因为可能增加患者感染败血症的风险和病死率。

13. 院外随诊:根据受累部位评估结果在眼科,胃肠科,妇科,泌尿科等科随访,治疗尿道狭窄、包皮过长及粘连等。

## 附录 I:美国烧伤学会烧伤中心转诊标准

1. 二度或三度烧伤 >10% 体表面积,患者年龄 <10 岁或 >50 岁。

2. 二度及三度烧伤 >20% 体表面积,任何年龄组。

3. 面部、手、足、生殖器的严重烧伤。

4. 全层烧伤 >5% 体表面积,任何年龄组。

5. 严重的电击伤,包括闪电伤。

6. 严重的化学烧伤。

7. 合并吸入性损伤的较轻烧伤,伴机械损伤或已存在的严重疾病。

8. 需要特殊的社会、情感方面支持或长期康复治疗的烧伤患者。

## 附录 II:评分(SJS 或 TEN 致死性风险因素)

每个危险因子 1 分:

年龄 >40 岁

恶性肿瘤

心率 >120 次 /min

血尿素氮 >10mmol/L

血糖 >250mg/dl

碳酸氢根浓度 <20mmol/L

初发皮肤剥离面积占体表面积 >10%

致死率如下:

分数 0~1=3.2%

分数 2=12.1%

分数 3=35.3%

分数 4=58.3%

分数 5=90%

## 附录 III:静脉注射免疫球蛋白

避免在 IgA 缺乏症或对免疫球蛋白有过敏史的患者中应用。

需要住院用药(特别是 IgA 尚未得出结果时,通常很多医院在周末不开展检查)。

对于 IgA 缺乏或未知者,需要特别订购 Gammagard。(译

者注:百特公司免疫球蛋白注射液)

总剂量 3g/kg,根据个人耐受程度分 3~4 天静脉滴注(对于晚期肾病或心衰的患者,需缓慢输入。一些病例显示 2g/kg 或 1.5g/kg 也有效)

以医嘱形式规定输入速度:

30ml/ 小时 × 第 1 小时

60ml/ 小时 × 第 2 小时

以后 120ml/ 小时

举例:70kg 患者需要输入 70g/d,分 3 天用药。

1 600cc of Gammar P 大约含 70g 免疫球蛋白

整个静脉滴注需要约 12.5 小时。

## 附录Ⅳ:参考文献

1. Magina S,Lisboa C,Leal V *et al*. Dermatological and ophthalmological sequels in toxic epidermal necrolysis. *Dermatology* 2003;207:33-36.

2. Freedberg IM,Eisen A *et al*. *Fitzpatrick's Dermatology in General Medicine*. 2003.

3. Bologna JL,Jorizzo JL *et al*. *Dermatology*. 2003.

4. Townsend C,Evers MB. *Sabiston Textbook of Surgery*. 2004.

5. Lissia M,Figus A,Rubino C. Intravenous immunoglobulins and plasmapheresis combined treatment in patients with severe toxic epidermal necrolysis:preliminary report. *Br J Plast Surg*. 2005;58:504-510.

6. Tan AW,Thong BY *et al*. High-dose immunoglobulins in the treatment to toxic epidermal necrolysis:an Asian series. *J Dermatol*. 2005;32:1-6.

7. Nassif A,Moslehi H *et al*. Evaluation of the potential role of cytokines in toxic epidermal necrolysis. *J Invest Dermatol*. 2004;123:850-855.

8. Chave TA,Mortimer MJ,Sladden MJ *et al*. Toxic epidermal necrolysis:current evidence,practical management and future directions. *Brit J Dermatol*. 2005;153:241-245.

第三部分 药物和治疗

# 索引

## A

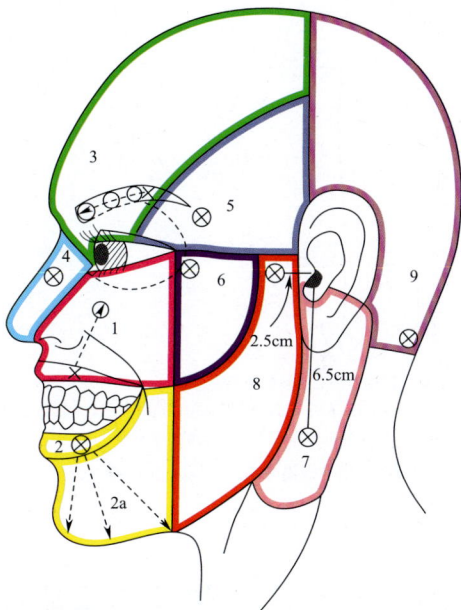

1. **眶下神经阻滞**（30g,1",2cc）：鼻、颊、上唇、下眼睑
   口腔内：龈唇沟内，第一前磨牙上方（第三侧）进针，朝向眶下孔，在眶下缘瞳孔中线下方
   1cm

2. **颏神经阻滞**（30g,1",2cc）：下唇
   口腔内：以第二尖牙为基准，沿龈唇沟进针

2a. **颏神经进一步阻滞**（30g,1.5",2~4cc）：下颏
   颏神经阻滞后，朝下颌下缘各个方向进针1cm

3. **滑车上神经阻滞**：前额中内部，前头皮（30g,1.5",3cc）
   滑车上神经：前额中部
   滑车下神经：内侧上睑，鼻上缘
   在眉上缘眉毛内侧 1/3 处沿眶上孔切迹进针。分别向眶上孔侧、内各注射药物 1cc，并当
   针触及鼻骨时再注射药物 1cc

4. **鼻背神经阻滞**（30g,1",1~2cc）：鼻软骨背面和鼻尖
   鼻骨下端处注射药物 ~1cc。

5. **颧颞神经阻滞**（30g,1.5",1~2cc）：眶外侧缘 / 眶外侧太阳穴。
   于颧额缝上刺入，在外眦水平线上约 1cm 处注入药物。对于上眼睑外侧神经阻滞术（泪腺
   神经），于泪腺上方注入1cc 药物

6. **颧面神经阻滞**（30g,1.5",1~2cc）：上颊 / 侧颊部。
   于眶下外、下缘交界侧注入药物

7. **耳大神经阻滞**（30g,1",1~2cc）：耳 1/3 下方，耳廓后下方
   于外耳道下方 6.5cm，胸锁乳突肌中部注入药物

8. **三叉神经的下颌神经阻滞**（22~23g,脊椎穿刺针,3~4cc）：颊大部分，至耳前凹上方
   进针点位于耳屏前 2.5cm 处，自下颌切迹垂直刺入至翼板（b/n 髁状突和冠状突），前进至
   翼板，标记针的位置，回撤至皮肤，向后1cm 处注入标记点，回抽无血后注药

9. **枕神经阻滞**：后侧头皮区
   沿枕动脉内侧刺入（上项线可触及）或从枕骨隆突和乳突间沿上内项线刺入

**彩图 1　面部神经阻滞术**（由 Stacey Tull 医生提供）

1

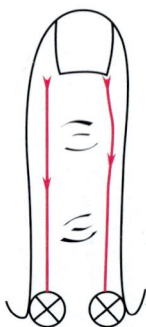

- 2 条背侧神经和 2 条掌侧神经
- 沿指根两侧在掌指(趾)关节远端注入 1~2cc 2% 利多卡因
- 最多不超过 6~8cc,以避免引发血液循环受损

**彩图 2　指神经阻滞术**(由 Stacey Tull 医生提供)

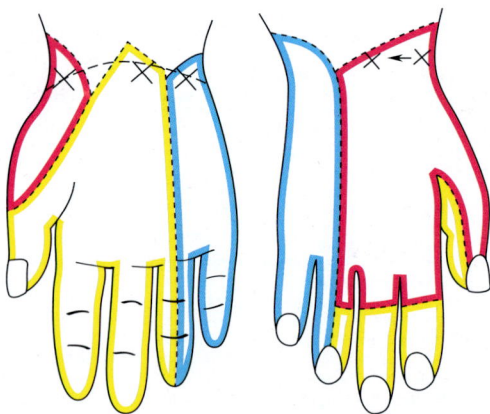

腕部

■ **桡神经阻滞:**在腕横纹近端,桡动脉外侧,向腕背中点方向给药

■ **尺神经阻滞:**在腕横纹近端,尺侧腕屈肌的中部(无名指)刺入给药

■ **正中神经阻滞:**在腕横纹近端,在掌长肌和桡侧腕屈肌间进针(中指)

**彩图 3　手神经阻滞术**(由 Stacey Tull 医生提供)

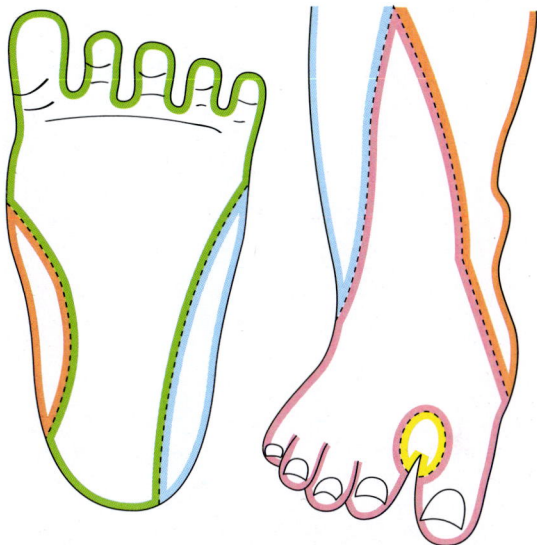

**脚踝**

- 🟦 **腓神经阻滞**：在踝外侧与足跟连线中点注入 5cc 药物
- 🟩 **胫后神经阻滞**：在胫后动脉后侧、内踝下方注入 3~5cc 药物
- 🟧 **隐神经阻滞**：沿长隐静脉在内踝上方 1cm 处注入 5cc 药物
- 🟥 **腓浅神经阻滞**：从踝外侧上方注入 5cc 药物至胫骨前肌
- 🟡 **腓深神经阻滞**：可略过（通常用于深组织）——这里指用于局部皮肤麻醉

**彩图 4　足神经阻滞术**（由 Stacey Tull 医生提供）

3